中国人
常见眼睑肿瘤图谱

由德勃　王　薇　著

科学技术文献出版社
SCIENTIFIC AND TECHNICAL DOCUMENTATION PRESS
·北京·

图书在版编目(CIP)数据

中国人常见眼睑肿瘤图谱 / 由德勃，王薇著. -- 北京 ：科学技术文献出版社，2024. 7. -- ISBN 978-7-5235-1428-3

Ⅰ. R739.7-64

中国国家版本馆 CIP 数据核字第 2024L0G931 号

中国人常见眼睑肿瘤图谱

策划编辑：王黛君 吕海茹 责任编辑：王黛君 吕海茹 责任校对：张永霞 责任出版：张志平

出 版 者 科学技术文献出版社
地 址 北京市复兴路15号 邮编 100038
编 务 部 （010）58882938，58882087（传真）
发 行 部 （010）58882905，58882868
邮 购 部 （010）58882873
官方网址 www.stdp.com.cn
发 行 者 科学技术文献出版社发行 全国各地新华书店经销
印 刷 者 北京地大彩印有限公司
版 次 2024年7月第1版 2024年7月第1次印刷
开 本 850×1168 1/32
字 数 289千
印 张 10.375
书 号 ISBN 978-7-5235-1428-3
定 价 128.00元

自序 Foreword

在临床工作中，我们经常会看到一些眼部肿物被误认为是良性病变，切除术后没有送病理检查，导致恶性肿瘤被延误诊治，甚至导致全身转移的病例。所以对于肿瘤患者来说，医生能够在手术前做出尽可能准确的诊断非常重要，特别是在肿瘤早期、病变特征不是很典型的时候。

经验丰富的医生，更懂得正确的临床诊断对治疗方案的选择和疾病预后至关重要。及时对所有切除的组织病变做病理检查，目前仍旧是确保临床诊断准确的金标准。

眼科教科书中，眼睑肿瘤的章节仅用文字描述比较困难。为了能使读者更直观、更准确地理解，本书采用图谱的形式，结合病理知识，从一个临床医生的视角，对眼睑的占位性病变做了系统的介绍。希望本书内容能帮助到初入临床的住院医师们，同时也希望从事眼整形专业的医生们能从本书中获益。

王 薇

自序

Foreword

眼睑肿瘤是全身皮肤肿瘤的一部分，但因为眼睑在解剖上有其特别之处，而且大部分眼睑肿瘤的患者首诊在眼科，所以眼科医生应当掌握眼睑肿瘤的相关知识。相对于其他眼科疾病，眼睑肿瘤较为直观，大部分仅通过肉眼观察而不需其他特殊设备检查即可做出临床诊断。

国外关于眼睑肿瘤的图谱较多，但中国人的部分眼睑肿瘤在发病和临床表现上具有一些特殊性，而目前并没有一本专门针对国人的眼睑肿瘤的图谱出版。本书选取了笔者从事眼科工作 20 年来诊治过的比较有代表性的一些眼睑肿瘤病例，以常见病变为主，尽量展现这些病变的不同类型和在不同时期的表现，但为了全书内容的完整性，也介绍了一小部分相对较为少见的病例。

为了方便读者携带和阅读，我们选择了以口袋书的形式出版。书中共收集整理 52 种疾病，340 个病例，近 600 张图片，为了方便阅读，又将这些疾病大致分为 11 类。除了急性炎症病例，其他病例均有病理诊断证实，极个别未手术但笔者认为较典型的病例也在图示里特别予以标明。

书中的图片，绝大部分是笔者使用单反相机在诊室内或手术室内拍摄的，还有一部分图片是采用了裂隙灯数码相机拍摄的，两者各有优势，有时也有些互补的作用。由于多种原因，照片质量难免参差不齐，但对于一些比较重要和相对少见的疾病，为了能展现病变的不同特征，个别病例不得不放低了对图片质量的要求，请读者见谅。

本书内容的呈现以图片为主、文字为辅，以期更直观地将病例展现在读者面前。

病理诊断对眼睑肿瘤有着极其重要的意义，但由于本书侧重于对常见眼睑肿瘤进行术前临床诊断和鉴别诊断，未对病理相关的内容展开论述。为了保证内容的完整性，书中也选取了一小部分与眼睑疾病密切相关的结膜病和眼眶病。另外，治疗也不是本书的重点，所以全书仅在最后一章简单附了几个手术案例，主要对一些不同类型睑缘缺损的眼睑重建介绍了一点个人的治疗经验，仅供大家参考。

由德勃

致谢
Thanks

北京大学第三医院眼科赵素焱、王毅、周吉超、宋一帆、洪颖、吴玲玲医生和天津市眼科医院魏树瑾医生为本书补充了很多特别好的病例，有了这些病例，本书的内容才变得更加完整。

北京大学第三医院眼科病理室林锦镛老师、李映昱医生和病理科苏静医生不厌其烦地为我们复核病理诊断，并帮助我们厘清了很多既往认识不足的病理概念。

通辽市第二人民医院温翠芳医生、北京大学第三医院眼科马佰凯、柳小珍医生和信息中心王浩老师在病历检索和患者随访中做了很多工作。

北京大学第三医院张纯教授对本书的出版给予了极大的支持。

没有他们的帮助，我们的工作无法这么顺利地完成，在此一并表示感谢！

目录

CONTENTS

第七章　血管性肿瘤

第八章　其他累及眼睑的间叶组织肿瘤

第九章　眼睑囊性病变

第十章　眼睑炎性肿物

第十一章　类似肿瘤的其他眼睑病变

第十二章　几种常用的睑缘缺损修复方法

第一章

表皮来源的肿瘤

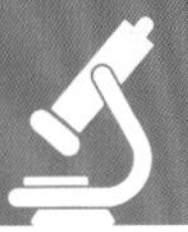

第一节　鳞状细胞乳头状瘤

鳞状细胞乳头状瘤（squamous cell papilloma）临床常见，多发生于青年人或中老年人，可以单发或者多发，外观呈疣状突起，颜色多与周围肤色相近，部分有蒂，表面呈较为尖锐的粗糙角化，也有部分为宽基底，表面角化不明显。瘤体一般增长缓慢，受到刺激后可以增长较快或充血破溃。鳞状细胞乳头状瘤极少发展成为恶性，所以可以门诊定期随诊，不用治疗。如果病变表现不典型、短期内增长较快或者出于美观需要可以手术切除，或采用二氧化碳激光、氩激光等方法予以切除。

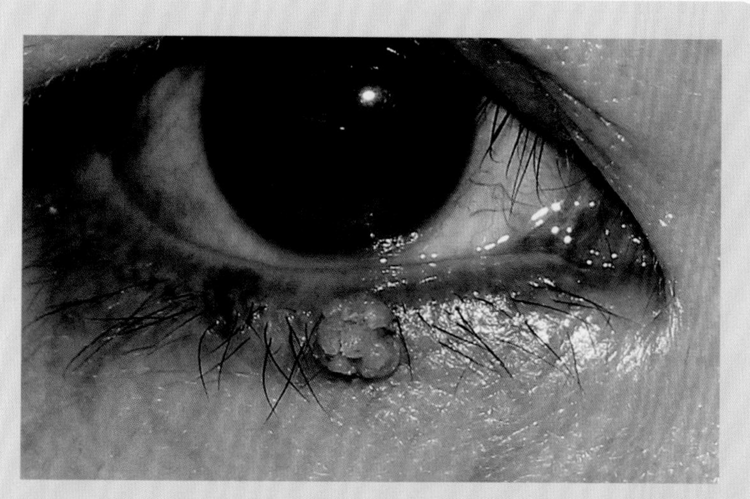

患者女，50岁，右下睑睫毛根部肿物8年。病变与肤色接近，菜花状，边界清楚，表面呈尖锐角化。

图1-1-1　鳞状细胞乳头状瘤

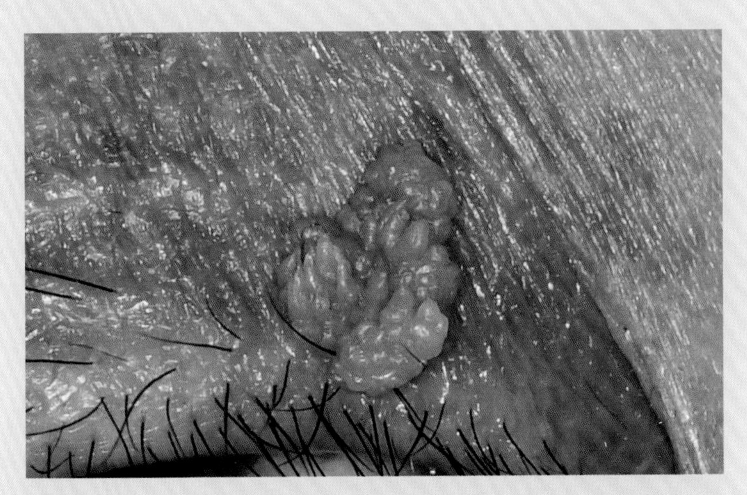

患者女，77 岁，右眼上睑睫毛根部肿物 5 年，有蒂，分叶状，与肤色接近。

图 1-1-2　鳞状细胞乳头状瘤

小贴士

鳞状细胞乳头状瘤有时与脂溢性角化难以鉴别，前者一般隆起较高，多有蒂，表面呈较为尖锐的角化突起，色泽偏肤色；后者较为扁平，多无蒂，表面感觉较油腻，常呈黑色或黑褐色。

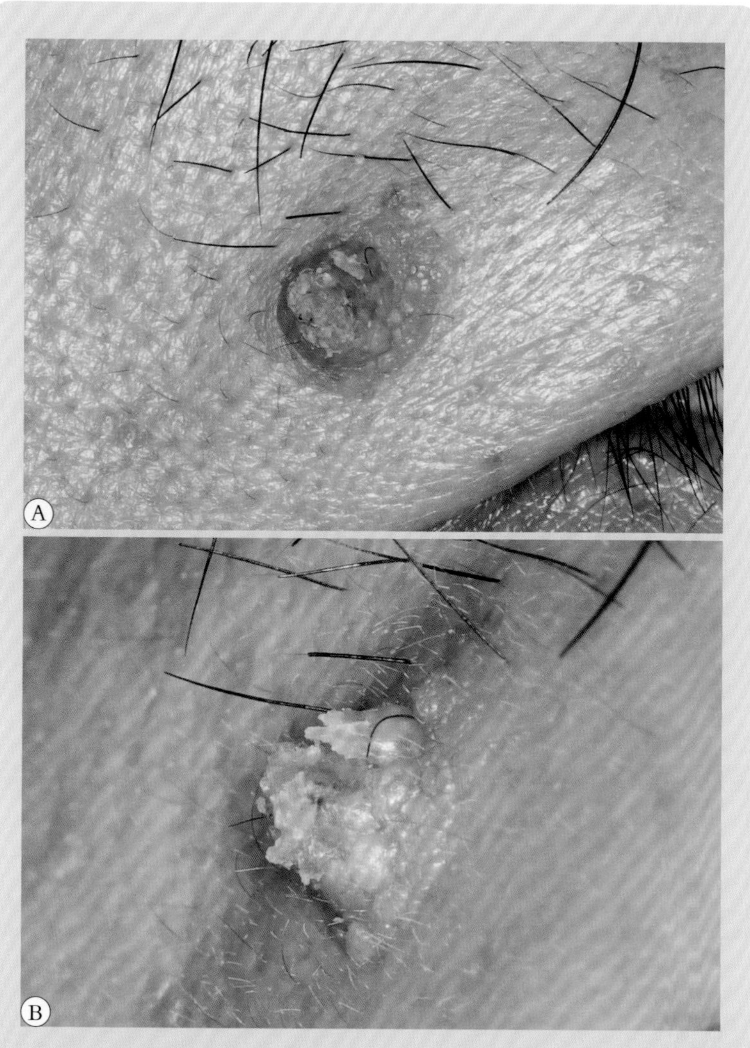

患者男，50 岁，右眼眉弓外侧皮肤肿物 1 年。图 A 肿物基底较宽，黯红色，突起于皮肤表面；图 B 侧面观可以看到中央的多个尖锐突起及表面灰白色角化物。

图 1-1-3　鳞状细胞乳头状瘤

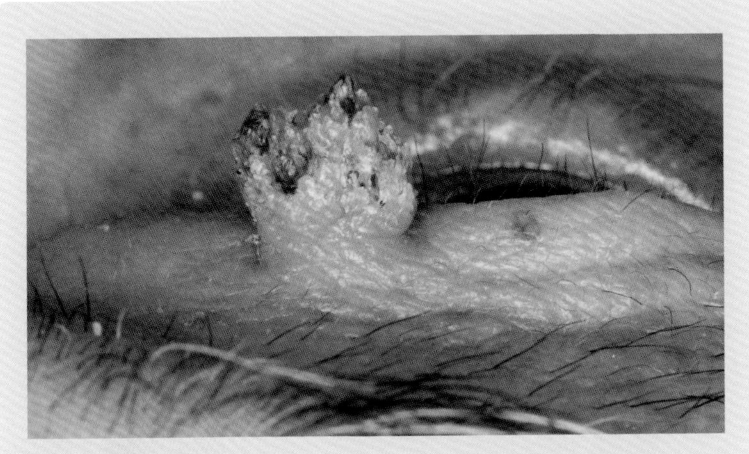

患者男，75岁，左眼上睑中部皮肤肿物2年，有蒂，表面可见分叶状粗糙角化。

图 1-1-4　鳞状细胞乳头状瘤

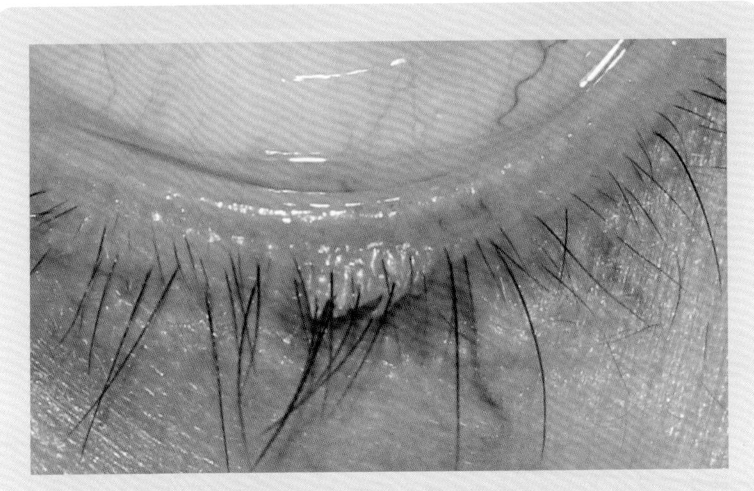

患者女，42岁，病变位于睫毛根部，无蒂，表面呈尖锐角化。

图 1-1-5　鳞状细胞乳头状瘤

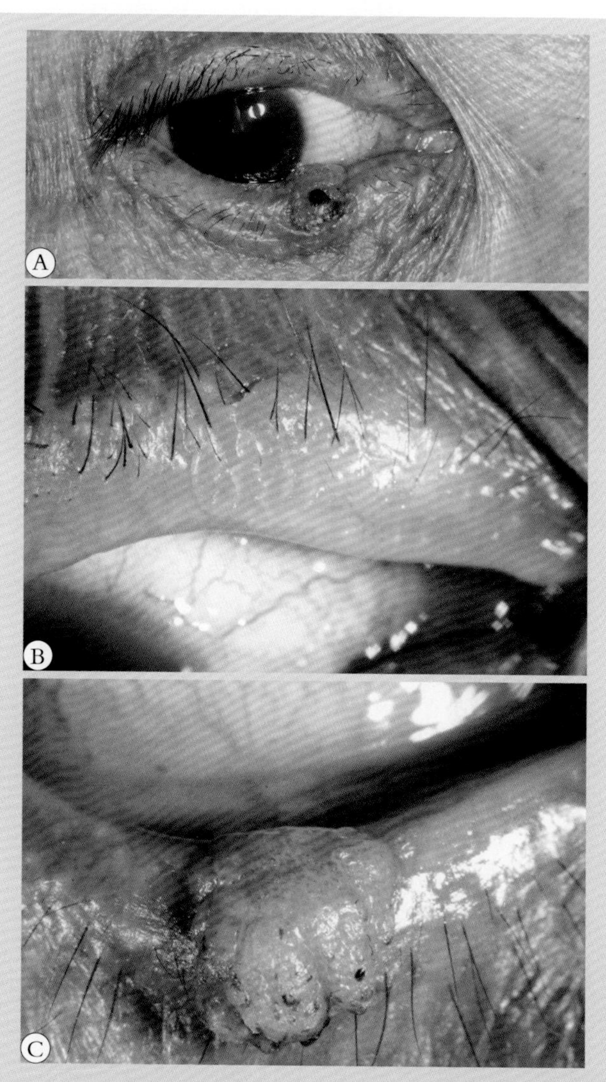

患者女，68岁，右眼肿物3个月。图A上下睑缘对应生长的睑缘肿物；图B上睑病变扁平；图C下睑病变呈菜花样明显隆起，无蒂，表面可见角化。

图1-1-6　鳞状细胞乳头状瘤

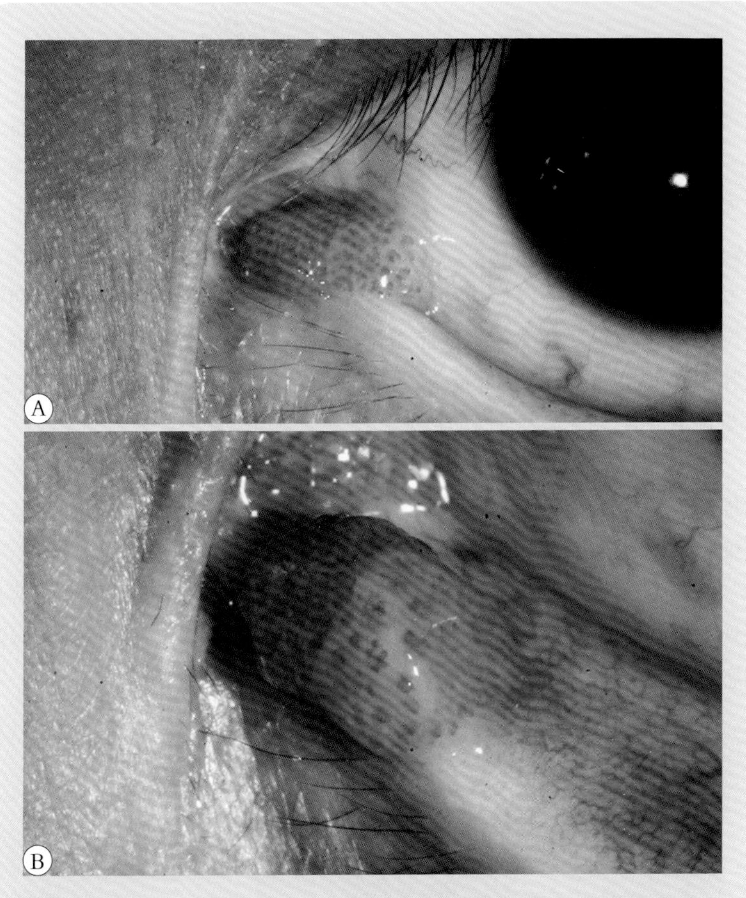

患者男，25 岁，左眼肿物 3 个月。图 A 肿物突出于内侧睑结膜，粉红色；图 B 局部放大后可见病变包绕泪小点生长，呈草莓状。

图 1-1-7　鳞状细胞乳头状瘤

小贴士

发生于结膜的鳞状细胞乳头状瘤常与 HPV 感染有关，易于传染和复发，而发生于眼睑的鳞状细胞乳头状瘤一般认为与 HPV 无关。

第二节　脂溢性角化

脂溢性角化（seborrheic keratosis）又称为基底细胞乳头状瘤（basal cell papilloma）或老年疣（senile wart），是一种常见的皮肤良性病变，其发生与年龄有一定相关性，主要见于老年人，但年轻人也可以发生。眼睑及面部是脂溢性角化好发部位，但很少累及结膜。病变多较孤立，单发或多发，部分多发的病变可能有常染色体显性遗传的特征。短期内多发的或原有病变突然增大的脂溢性角化还需要注意除外是否有内脏恶性肿瘤的可能（Leser-Trélat 征）。脂溢性角化病变形态多样，但一般认为，病变几乎没有发展成为恶性的可能。

病变受到刺激或增长过快时，表面可能出现糜烂或溃疡，导致形态不规则，称为激惹型脂溢性角化（irritated seborrheic keratosis），易与基底细胞癌等眼睑恶性肿瘤混淆。

能够明确诊断的病变可以随诊观察，若为美观需求，可以冷冻或局部切除，冷冻后复发或不能明确诊断的需要手术切除后送病理检查以除外恶性病变。

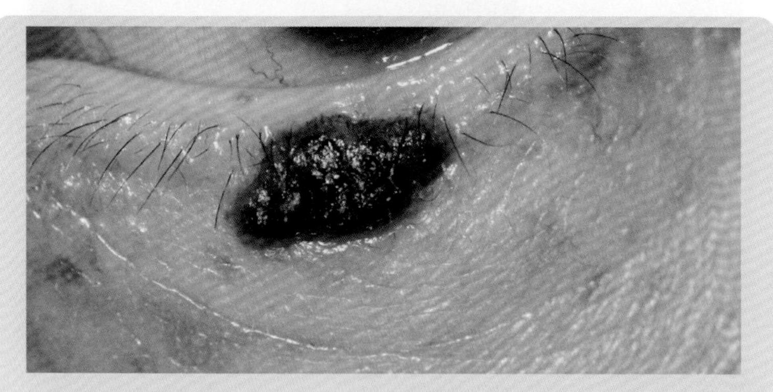

患者男，54 岁，左眼下睑睫毛根部肿物 3 年，反复脱落后再长。病变黑褐色，扁平，轻度隆起，边界清楚，表面粗糙过度角化，外观略显油腻。

图 1-2-1　脂溢性角化

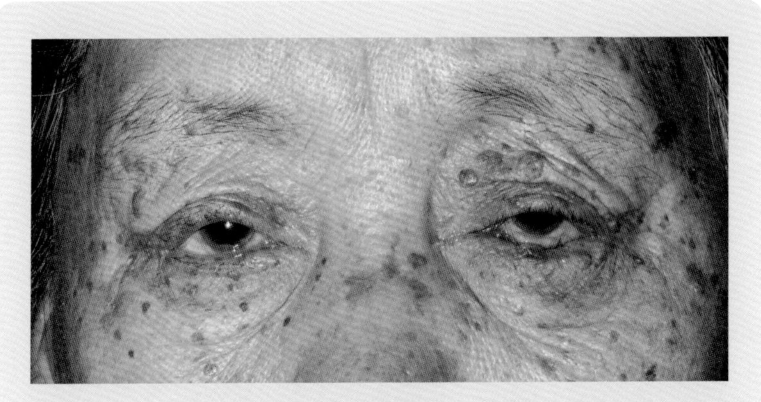

患者女，80 岁，双侧眼睑及面部多发性肿物 10 年。病变扁平隆起，较肤色略深。该患者同时伴有左眼下睑内翻。

图 1-2-2　脂溢性角化

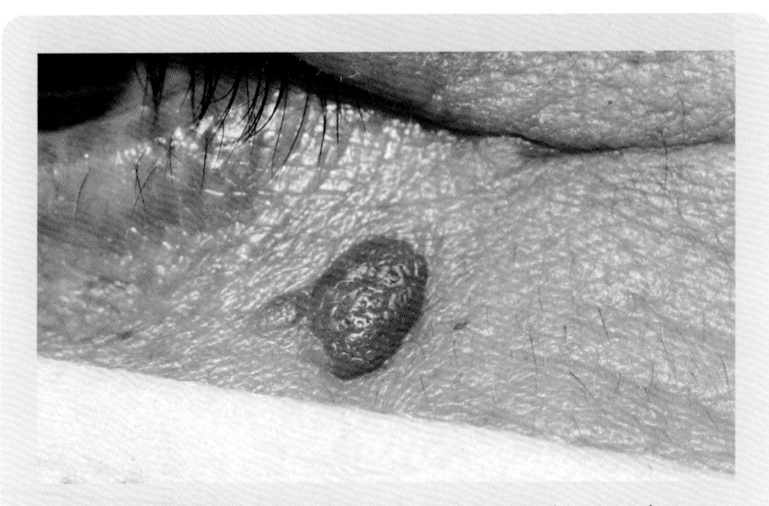

患者男，67 岁，左眼下睑肿物 10 年。病变轻度隆起，较肤色略深，脑回状外观，无蒂。

图 1-2-3　脂溢性角化

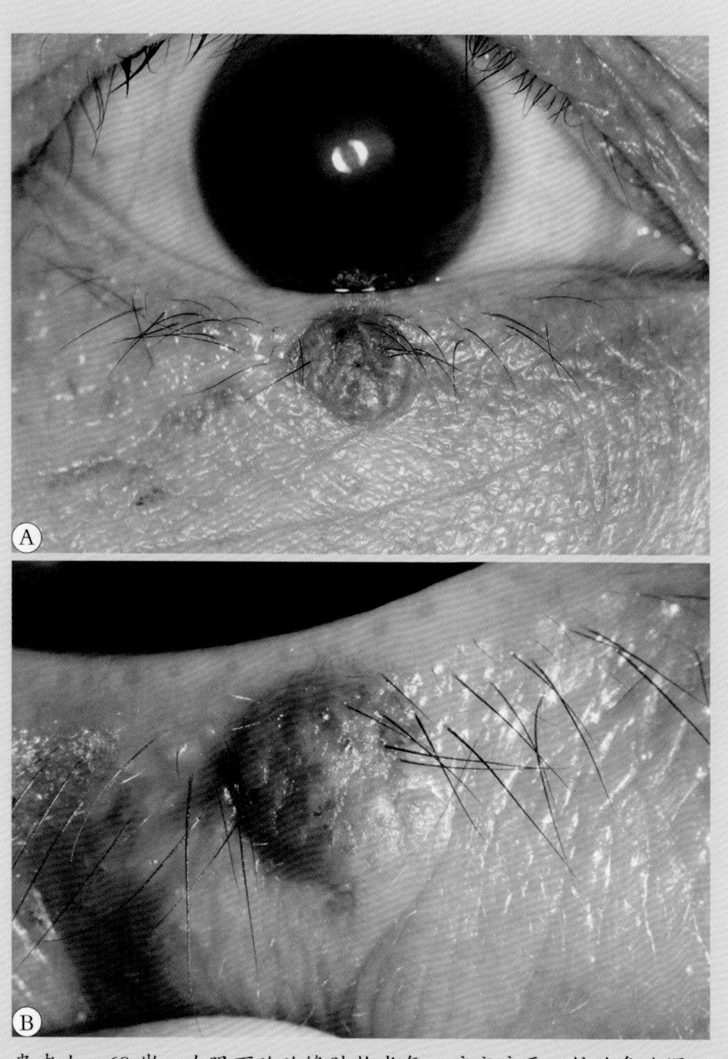

患者女，68 岁，左眼下睑睑缘肿物半年。病变扁平，较肤色略深，表面过度角化粗糙。

图 1-2-4　脂溢性角化

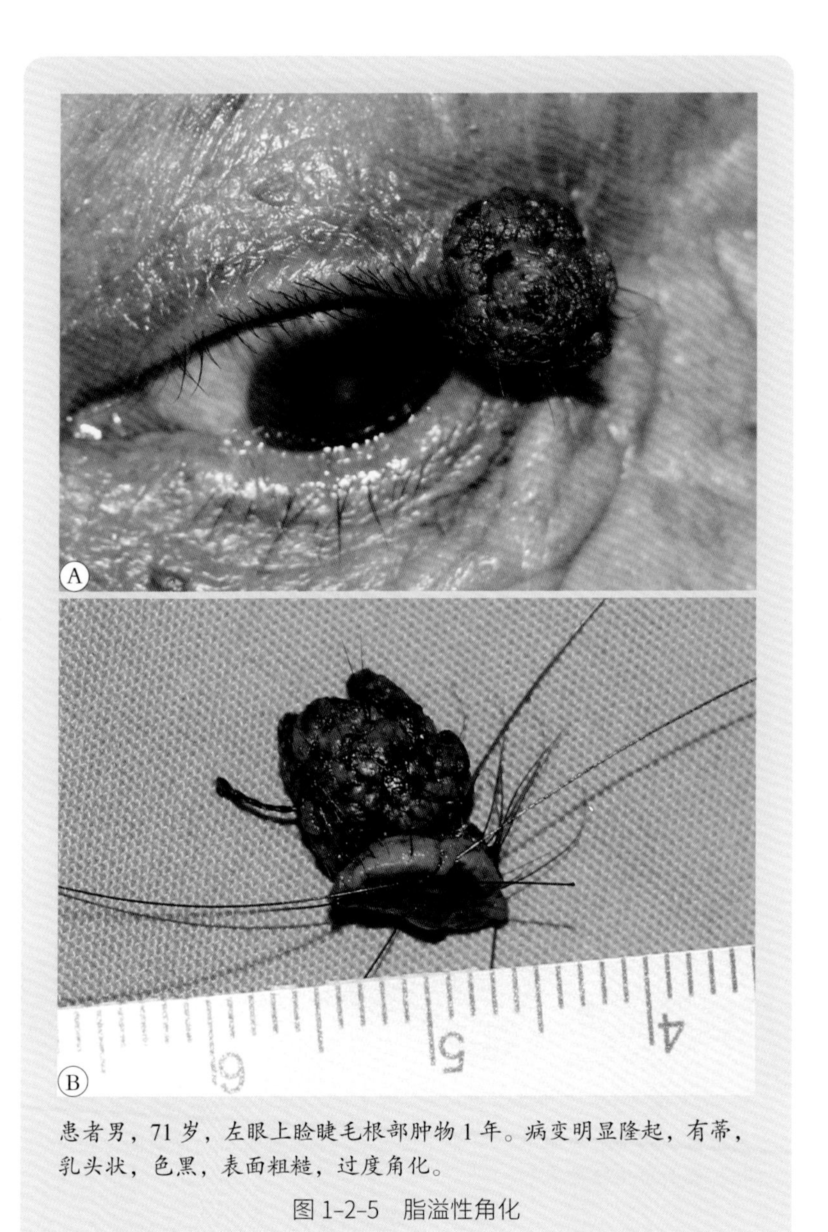

患者男，71岁，左眼上睑睫毛根部肿物1年。病变明显隆起，有蒂，乳头状，色黑，表面粗糙，过度角化。

图1-2-5 脂溢性角化

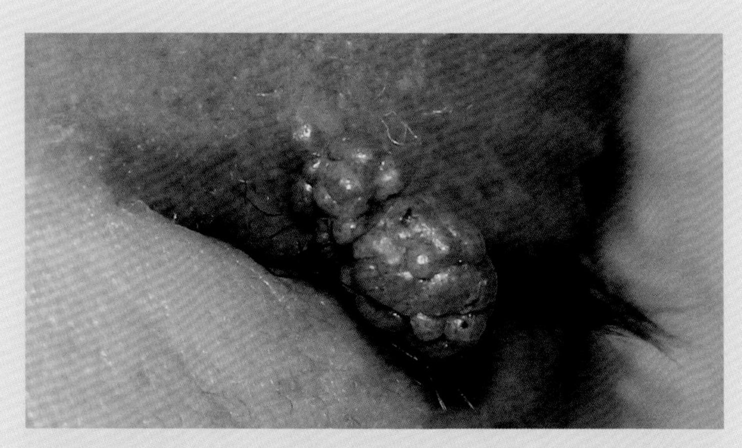

患者女，65 岁，右上睑外侧皮肤明显隆起的桑葚样病变，有较细的蒂，接近皮肤颜色。

图 1-2-6　脂溢性角化

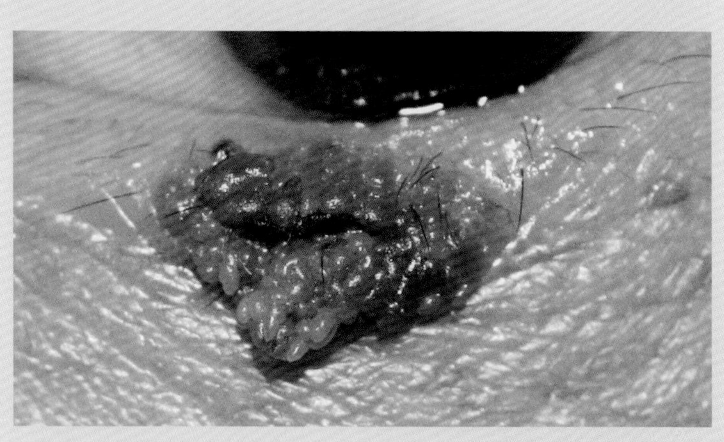

患者男，59 岁，左眼下睑中部肿物 5 年。病变宽基底，棕褐色，乳头状，表面角化粗糙不平。

图 1-2-7　脂溢性角化

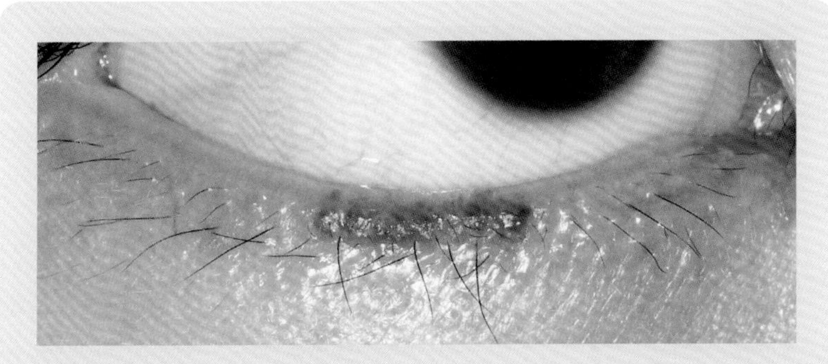

患者女，27 岁，右眼下睑缘肿物 2 年。病变色略深，扁平，表面角化略粗糙。

图 1-2-8　脂溢性角化

小贴士

脂溢性角化多发生于老年人，但年轻人也并不少见。发生于年轻人的脂溢性角化需注意与色素痣鉴别，后者多自幼年时即出现，表面较为光滑，很少发生角化。

激惹型脂溢性角化

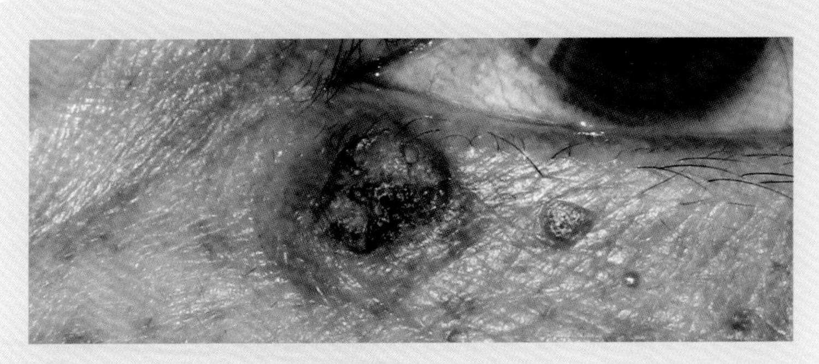

患者女，73 岁，右眼下睑肿物 2 年。病变扁平，轻度隆起，色黑，边界较清，表面轻度糜烂，不易与基底细胞癌区分。

图 1-2-9　激惹型脂溢性角化

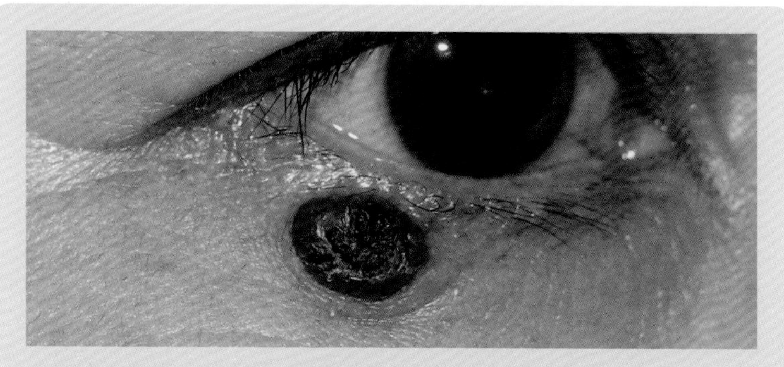

患者女，53 岁，右眼下睑肿物 20 年，近 1 个月明显增大。病变黑褐色，轻度隆起，边界清，中央溃疡，不易与基底细胞癌区分。

图 1-2-10　激惹型脂溢性角化

小贴士

部分脂溢性角化，特别是激惹型脂溢性角化与基底细胞癌外观比较接近，临床上不易区分。二者鉴别要点是：基底细胞癌常有呈珍珠状或蜡样半透明隆起，边缘卷曲，并伴有血管扩张，裂隙灯下仔细观察肿物边缘更容易发现这一特征。可疑病变应送术中冰冻病理检查。

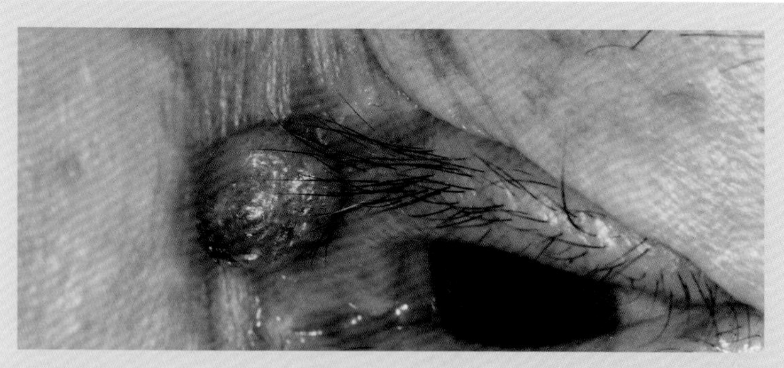

患者女，70 岁，左眼上睑肿物 5 年，渐增大。病变明显隆起，有蒂，中央粗糙角化，不易与角化棘皮瘤或鳞状细胞癌区分。

图 1-2-11　激惹型脂溢性角化

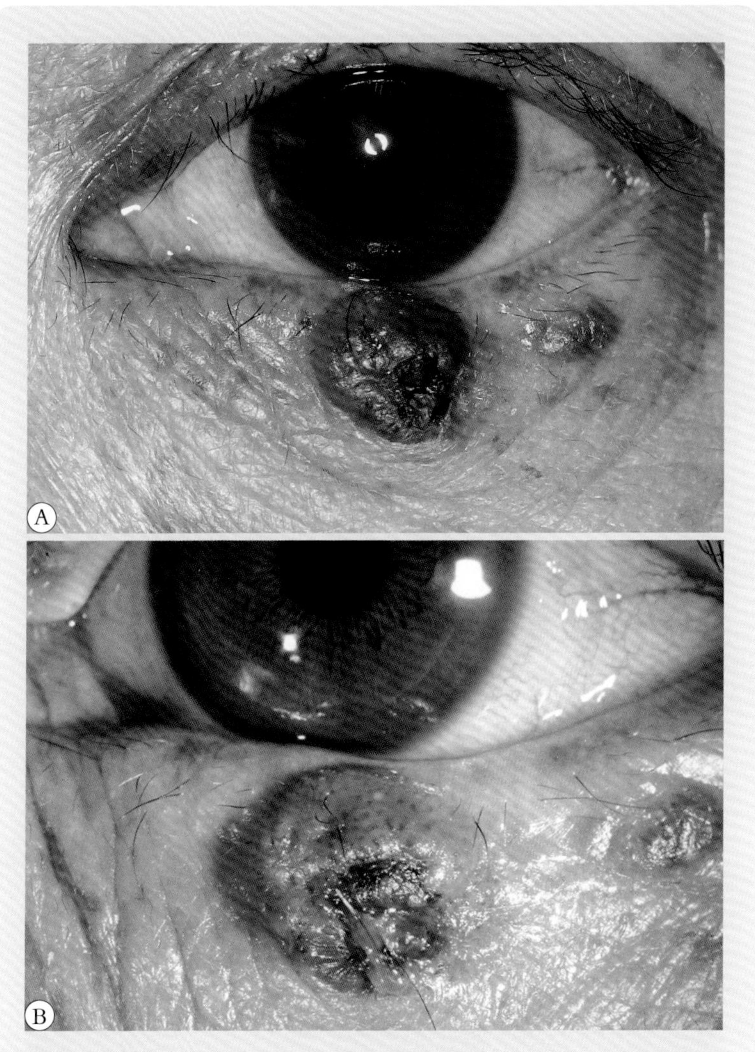

患者女，54 岁，左眼下睑肿物 20 年，逐渐增大。图 A 病变略呈黑褐色隆起，中央粗糙不平；图 B 裂隙灯放大后可见表面有多个草莓样红点，下方溃疡。病变颞侧另有一个较小的病灶。

图 1-2-12 激惹型脂溢性角化

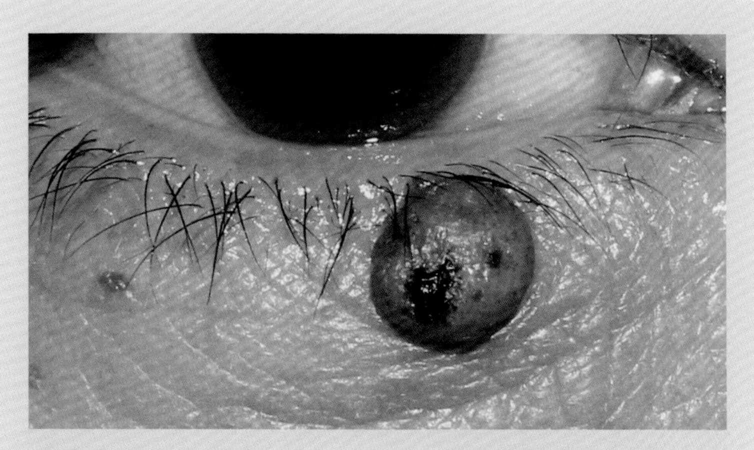

患者男，56岁，右眼下睑睫毛根部黑褐色结节，明显隆起，边界清晰，表面中央破溃，不易与基底细胞癌区分。

图 1-2-13　激惹型脂溢性角化

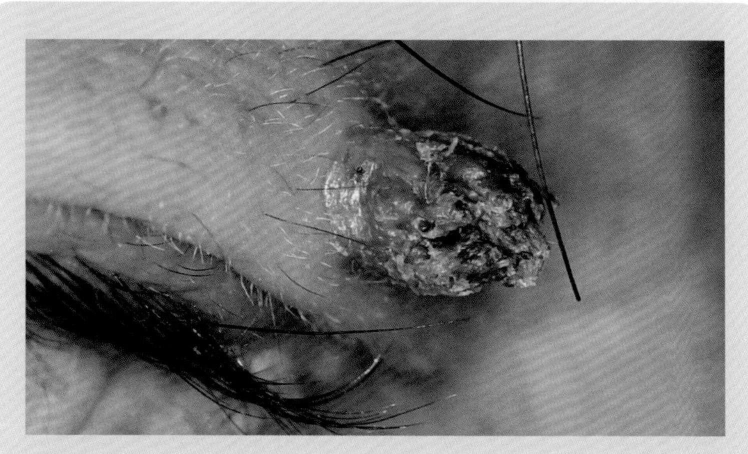

患者男，64岁，左眼上睑外侧皮肤结节，明显隆起有蒂，表面粗糙，尖锐角化，外观像鳞状细胞乳头状瘤。

图 1-2-14　激惹型脂溢性角化

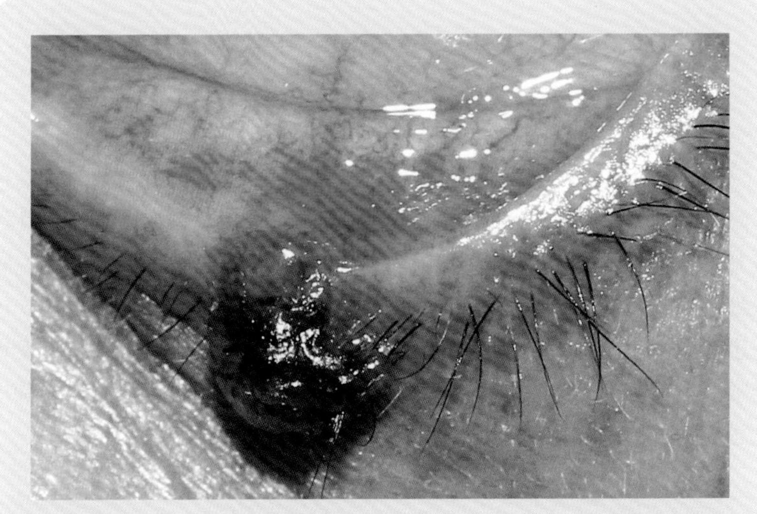

患者男，53 岁，右眼下睑肿物 3 年，渐增大。病变呈棕褐色，形状不规则，边界欠清晰，表面不平，睫毛部分缺失，睑结膜面少许受累，易被诊断为基底细胞癌。

图 1-2-15　激惹型脂溢性角化

第三节　着色性干皮病

着色性干皮病（xeroderma pigmentosum）是一种较为罕见的常染色体隐性遗传性疾病，一般都有家族史或近亲结婚史。该病患者对紫外线极其敏感，光线暴露区容易罹患各种恶性皮肤肿瘤，如基底细胞癌、鳞状细胞癌、恶性黑色素瘤等，因此眼睑、结膜及面部皮肤常常受累。该病患者全身皮肤普遍粗糙，可见弥漫散在黑褐色斑，可以伴有智力发育异常，生长迟缓，性征发育迟缓。患者10岁左右即可能开始发生各种皮肤恶性肿瘤，常常因肿瘤的全身转移而早逝。

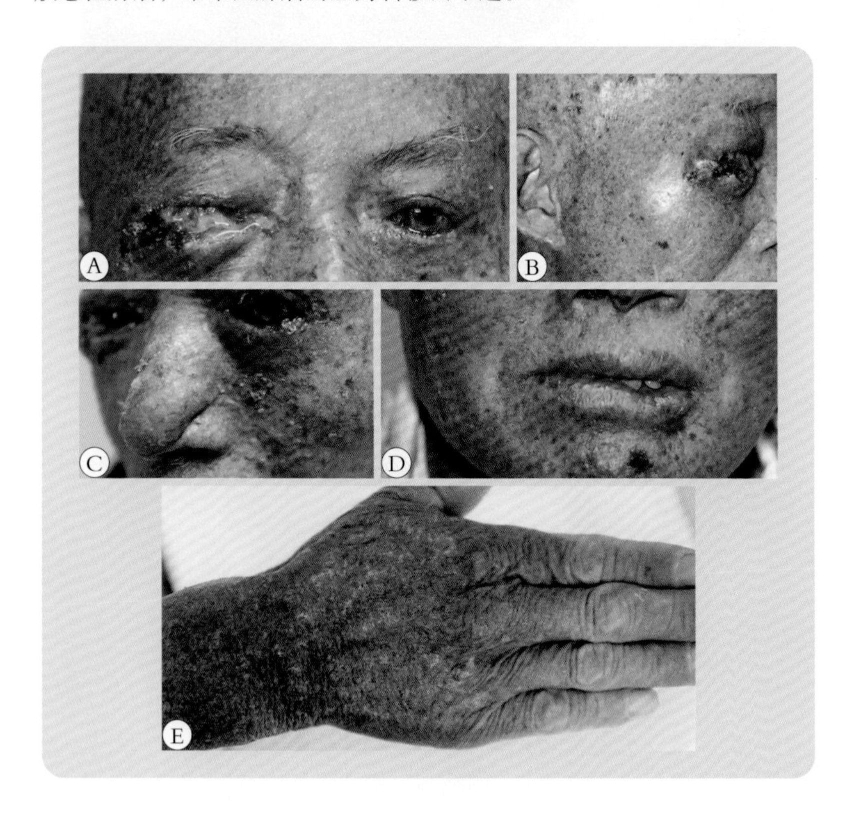

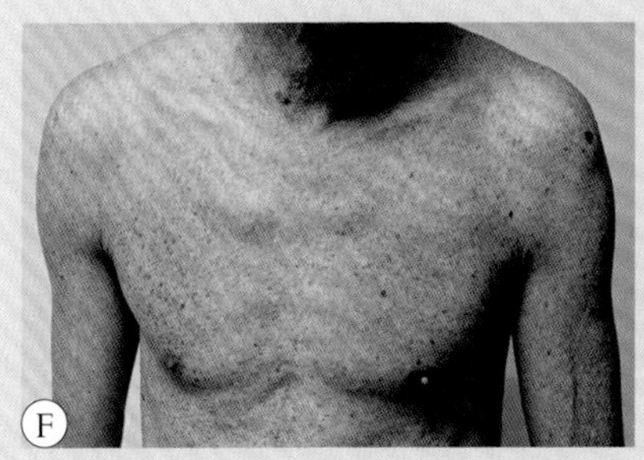

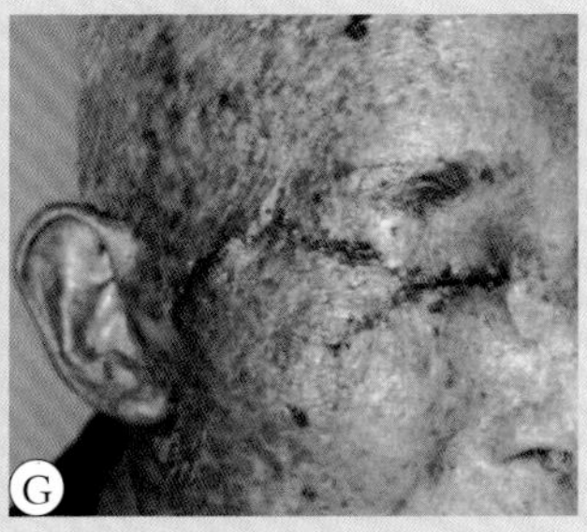

患者男，67岁，右眼肿物4个月，2个月前于外院行手术切除，病理检查为鳞状细胞癌，术后复发伴耳前淋巴结转移。

患者自幼全身皮肤粗糙，26年前行鼻部基底细胞癌切除术，18年前行额部基底细胞癌切除术，10年前行左侧面部基底细胞癌切除术，5年前行唇部鳞状细胞癌切除术，3年前行左眼下睑外翻矫正术。其父母为近亲结婚，兄弟5人，患者及其1个弟弟患病，家中其他人无类似症状。

图A、图B右眼下睑外侧肿物，累及球结膜、角膜及眶前部右侧耳前淋巴结肿大；图C左眼下睑轻度外翻，结膜充血肥厚；图D面部有多处较小的病变疑似基底细胞癌；图E手背等日光暴露区皮肤呈明显的过度角化；图F躯干皮肤可见大量雀斑样痣；图G全麻下右眼眶内容物剜除及耳前淋巴结清扫术后，左眼及面部病变未处理。术后2年再次出现右耳前及颈部淋巴结肿大，予手术治疗。

图1-3-1　着色性干皮病及鳞状细胞癌

第四节　角化棘皮瘤

角化棘皮瘤（keratoacanthoma）85% 左右发生于面部，约 5% 发生于眼周，大部分为单发，多发的要注意除外消化道恶性肿瘤缪尔 – 托尔综合征（Muir-Torre 综合征），免疫力低下的患者也易发生角化棘皮瘤。角化棘皮瘤发展比较迅速，一般在 2 个月可增长至 2cm 左右，如果不处理，部分病变可逐渐自行消退。病变常呈明显灰白色隆起，中央为角化及角化物脱落后形成的溃疡，周边及表面可有充血，临床上不易与鳞状细胞癌区分。建议发现后早期手术切除。

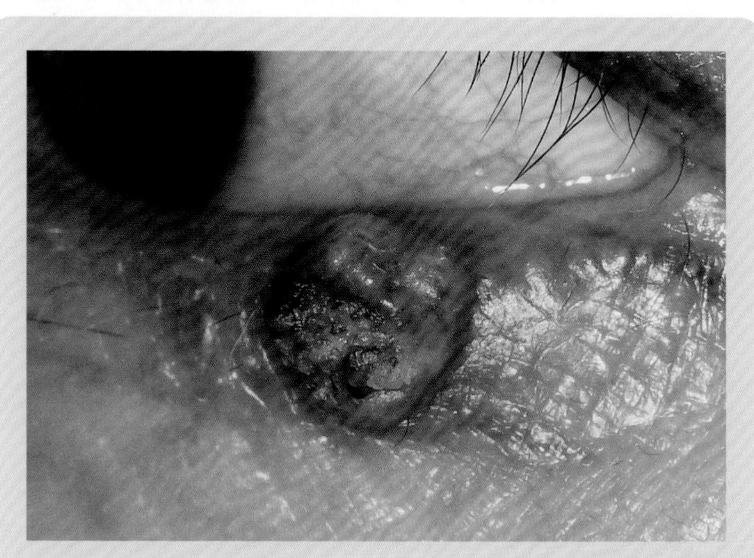

患者女，69 岁，左眼下睑灰白色实性肿物 1 个月。病变基底边界清楚，表面可见血管扩张及溃疡形成。

图 1-4-1　角化棘皮瘤

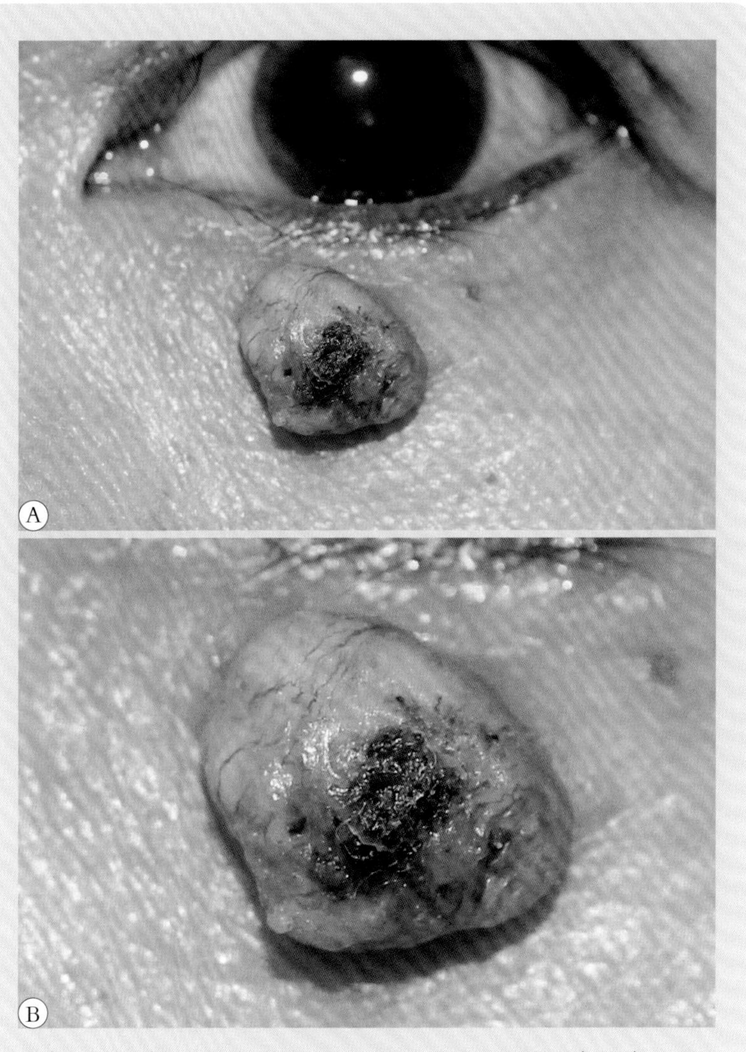

患者女，58 岁，左眼肿物 2 个月。图 A 左眼下睑灰白色结节，明显隆起，中央角化；图 B 局部放大可见肿物表面血管轻度扩张，基底边界清晰。（周吉超供图）

图 1-4-2　角化棘皮瘤

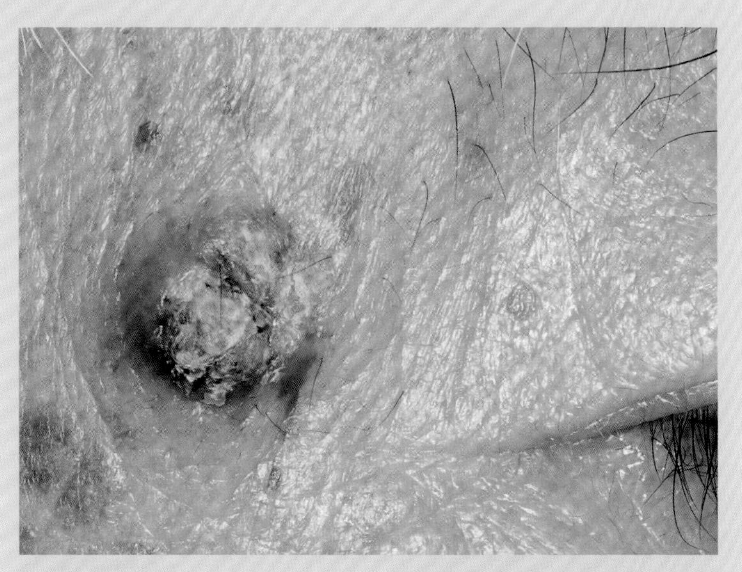

患者男，76 岁，右眼肿物 1 月余，1 周前自行用手抓破。病变位于右颞侧皮肤，呈暗红色，中央表面明显粗糙角化，基底充血，边界不清。

图 1-4-3　角化棘皮瘤

第五节　日光性角化病

日光性角化病（actinic keratosis）是一种比较明确的鳞状细胞癌的癌前病变，与日光照射时长及强度密切相关，常发生于面部、手背等经常暴露于紫外线的部位，中老年人好发，可以单发或多发。如果不予处理，20% 左右的病变可以发展为鳞状细胞癌。眼睑及结膜均可以发生日光性角化病。

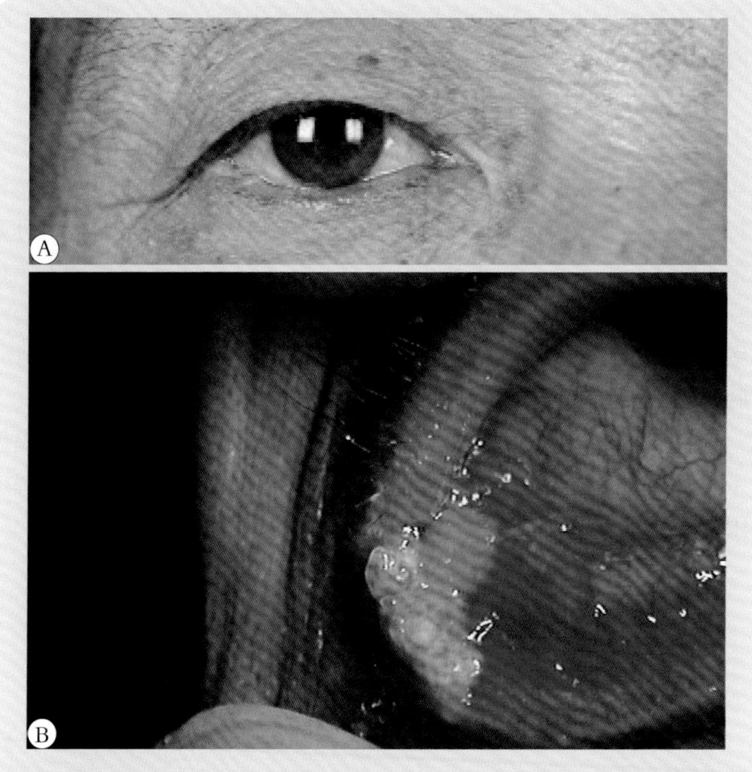

患者男，74 岁，病变主要累及右眼下睑外侧睑结膜及睑缘后层，呈淡黄色不规则实性结节，边界不清。

图 1-5-1　日光性角化病

第六节　基底细胞癌

基底细胞癌（basal cell carcinoma）是全身最常见的皮肤癌，也是眼睑最常见的恶性肿瘤，亚洲人占所有眼睑恶性肿瘤的45% ~ 60%，在北美，这一比例可高达90%，而黑人罕见。

基底细胞癌与过度日晒有关，常发生于中老年人，大部分患者的病程在2 ~ 3年及以上，病变增长缓慢，发生于下睑的最多，其次为上睑和内眦，外眦病变相对最少。

基底细胞癌临床表现多样，根据外观及病理特点可分为多种类型，其中眼部比较常见的类型有：结节型、结节溃疡型、浸润型、多形型（硬斑病样型）和色素型等，其中结节型和结节溃疡型占绝大部分，其最具有特征性的改变是周边呈环形卷曲的半透明蜡样或珍珠样隆起，内可见扩张的血管。

早期诊断和早期在冰冻病理切缘控制下完全切除肿瘤是最佳的治疗方案；对于暂时没有条件实施手术的患者，局部冷冻和放疗也是一种选择。若肿瘤累及眶内，则需考虑眶内容物剜除术。

近年来，Hedgehog 通路抑制剂的上市也为无法实施手术的患者提供了一个备选方案，但昂贵的价格导致其在临床上的应用受到了一定程度的限制。

早期较小的基底细胞癌

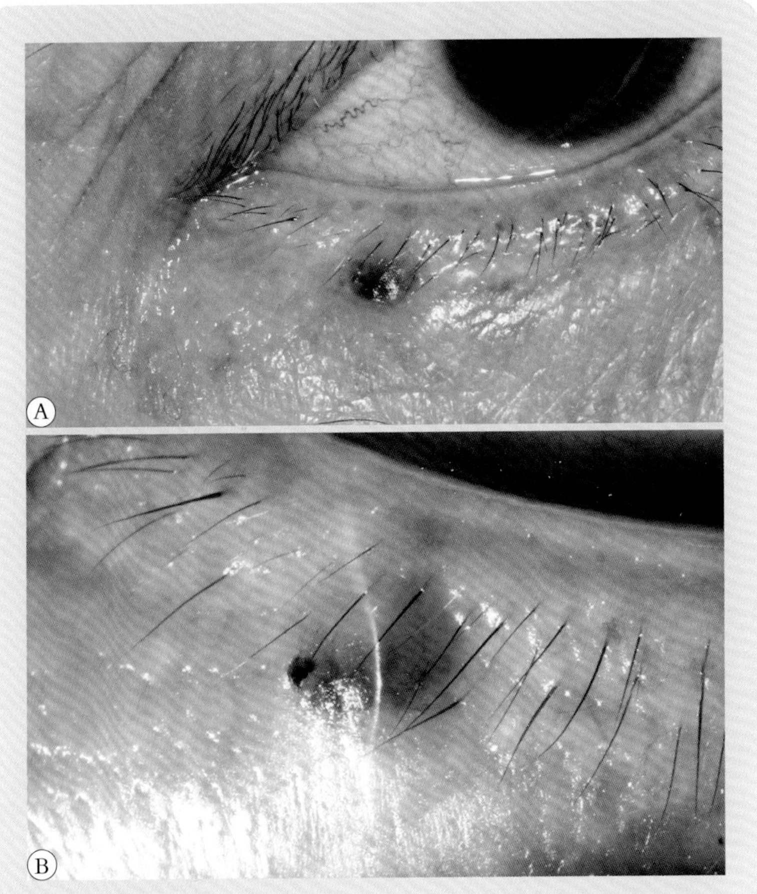

患者女，73 岁，发现右眼肿物 2 个月。图 A 右眼下睑黑褐色结节，轻度隆起；图 B 局部放大后可见病变周边呈半透明蜡样隆起，中央色素分布不均匀。

图 1-6-1　早期较小的基底细胞癌

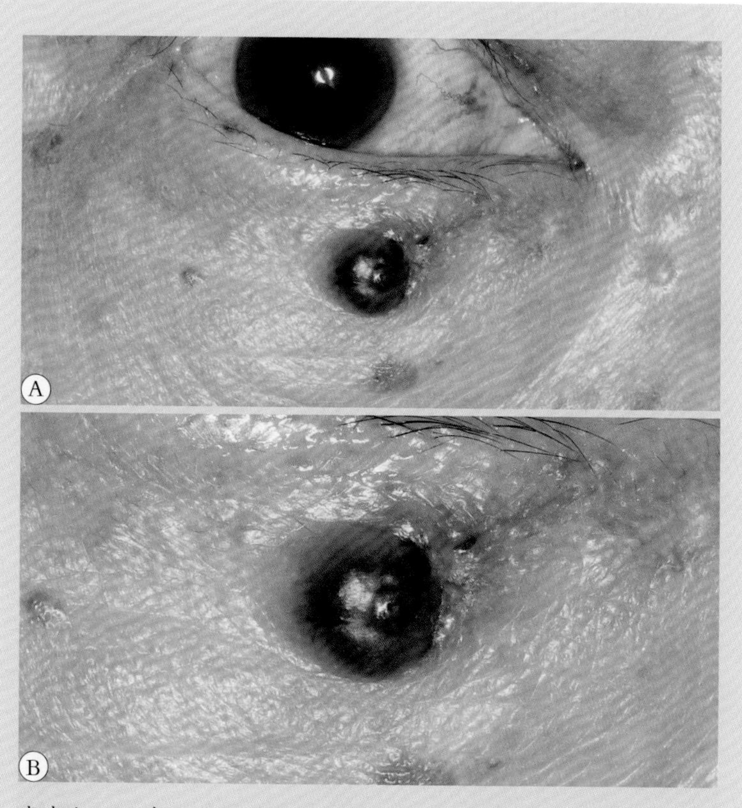

患者女，77 岁，右眼肿物 1 年余。图 A 右眼下睑皮肤黑褐色轻度隆起的结节；图 B 局部放大后可见肿物形状不规则，外侧一半为半透明蜡样隆起的结节，中央有色素性改变，内侧一半隆起和色素均不明显，表面浅层溃疡。

图 1-6-2　早期较小的基底细胞癌

小贴士

早期基底细胞癌有时不易与脂溢性角化或色素痣区分，裂隙灯下观察周边是否有蜡样的半透明病变是鉴别要点之一。此外还可结合病史长短及年龄等因素进行诊断。对于不典型病例，若术前难以鉴别，术中应送冰冻病理检查以明确诊断。

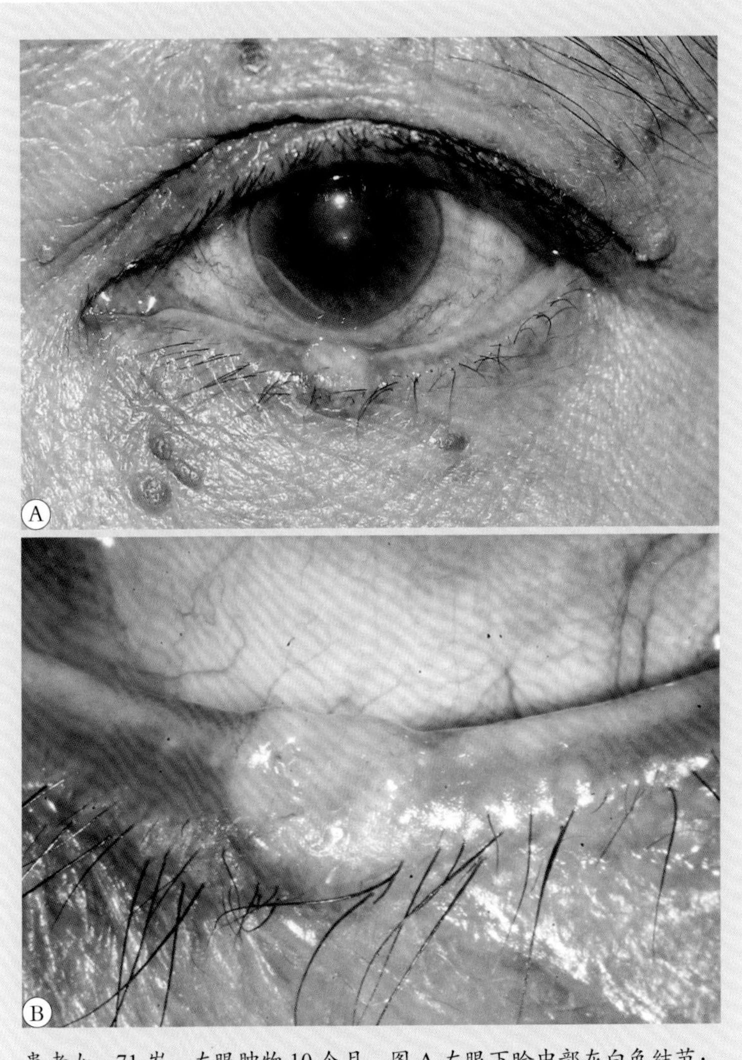

患者女，71 岁，左眼肿物 10 个月。图 A 左眼下睑中部灰白色结节；图 B 肿瘤累及睑缘全层，灰白色，无明显色素改变，周边环形隆起，中央凹陷。

图 1-6-3 早期较小的基底细胞癌

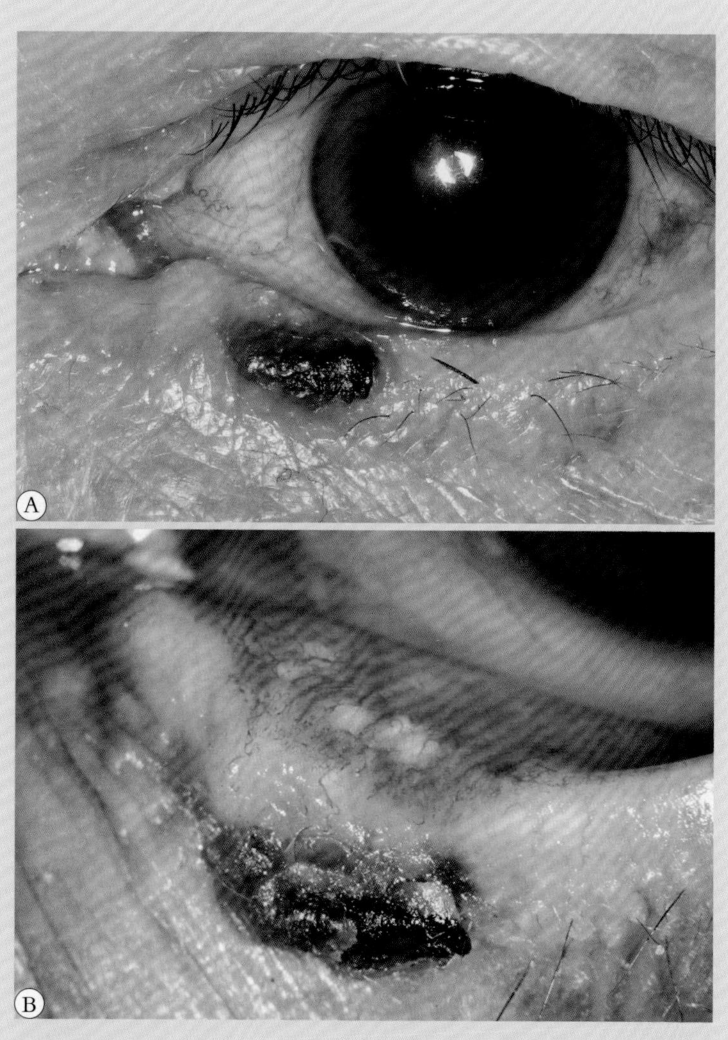

患者男，84 岁，左眼肿物 3 年。图 A 左眼下睑内侧病变，表面破溃结痂；图 B 病变累及睑缘全层，为轻度隆起的实性结节，基底部呈半透明，局部睑板腺内脂质堆积，类似霰粒肿。

图 1-6-4　早期较小的基底细胞癌

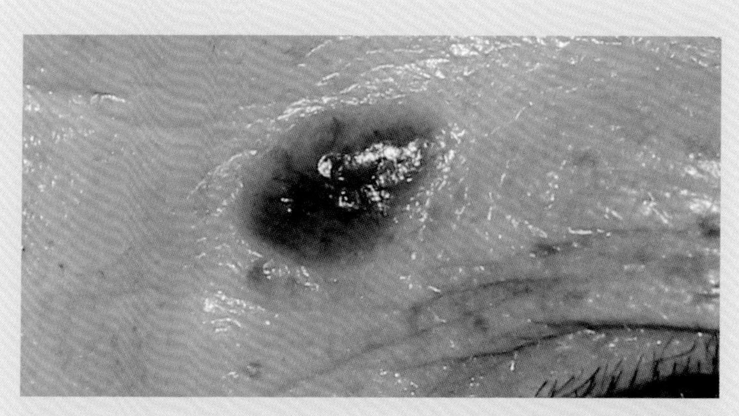

患者男，67 岁，左眼内侧皮肤肿物 2 年。病变周边略呈半透明改变，中央色素明显，表面略凹陷，边界较清晰。

图 1-6-5　早期较小的基底细胞癌

进展期的基底细胞癌

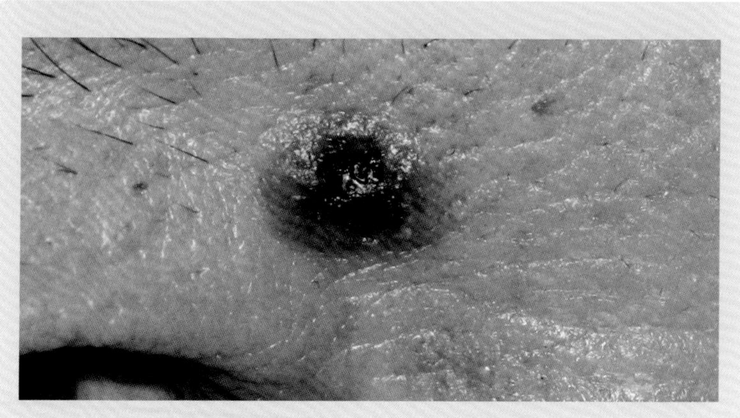

患者女，66 岁，右眼上睑皮肤肿物 1 年。病变周边轻度充血隆起，中央可见小的溃疡形成。

图 1-6-6　基底细胞癌（结节溃疡型）

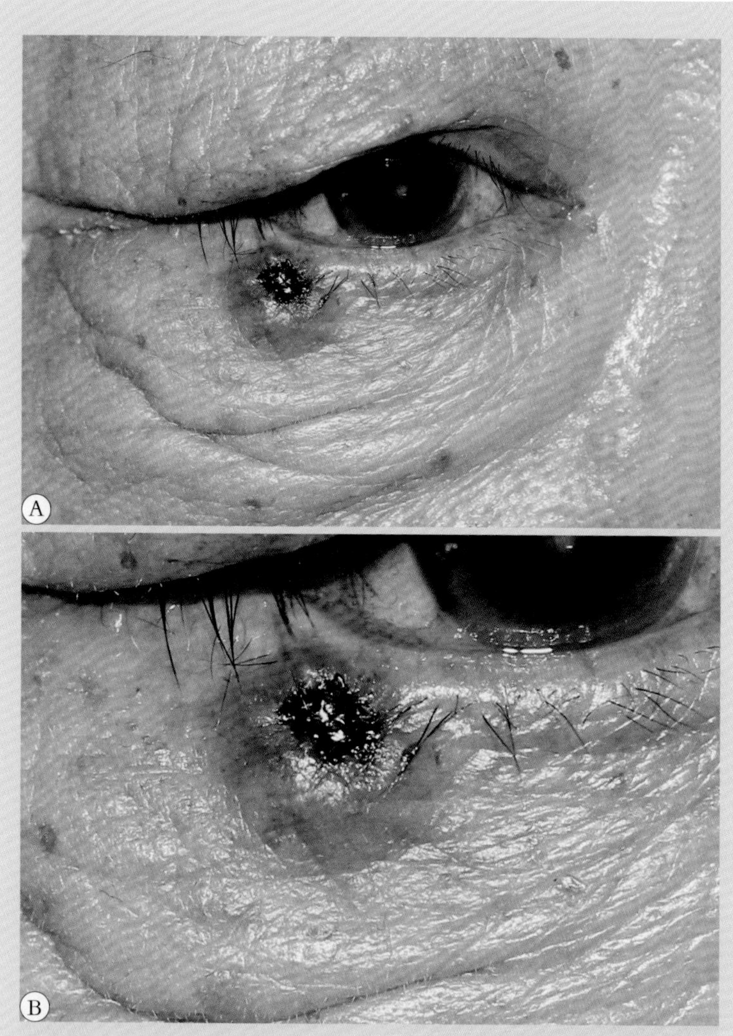

患者男，74 岁，右眼肿物 2 年，近 1 个月破溃。图 A 右眼下睑外侧睫毛根部黑褐色结节；图 B 肿瘤周边半透明隆起，中央坏死形成溃疡，基底边界欠清晰，局部睫毛脱失。

图 1-6-7　基底细胞癌（结节溃疡型）

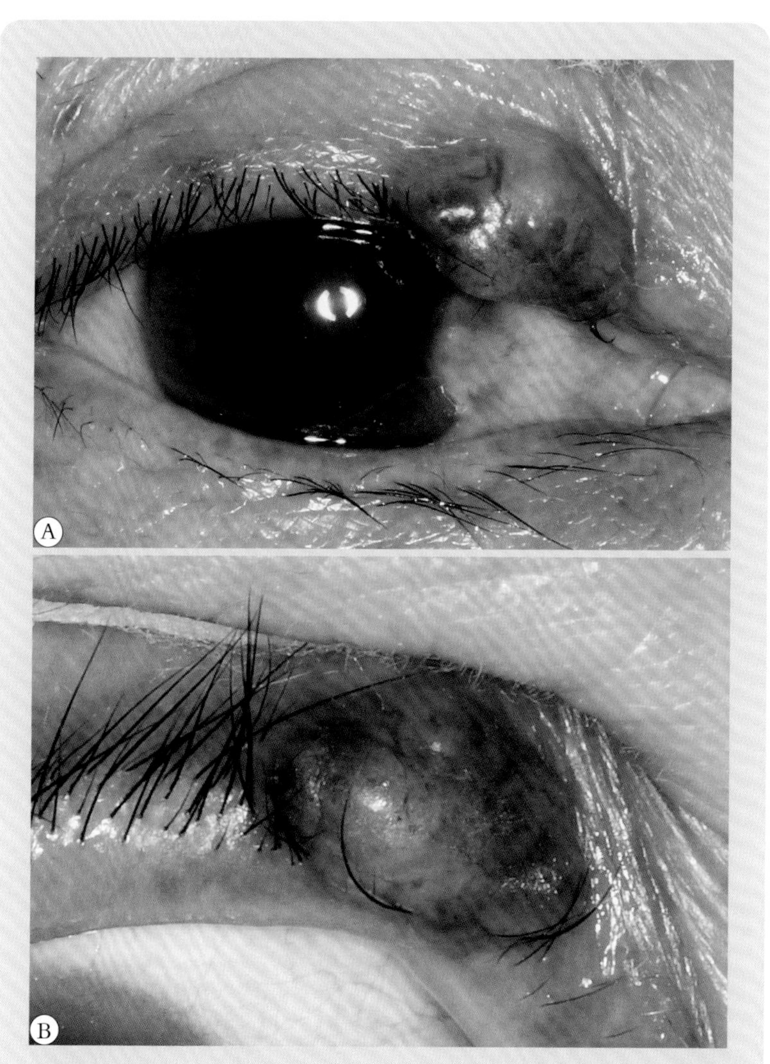

患者女，68 岁，右眼肿物 10 年。图 A 右眼上睑内侧明显隆起的实性结节，内可见扩张的血管及少许不规则色素增生；图 B 病变主要累及睑缘前层，局部睫毛变少。

图 1-6-8　基底细胞癌（结节型）

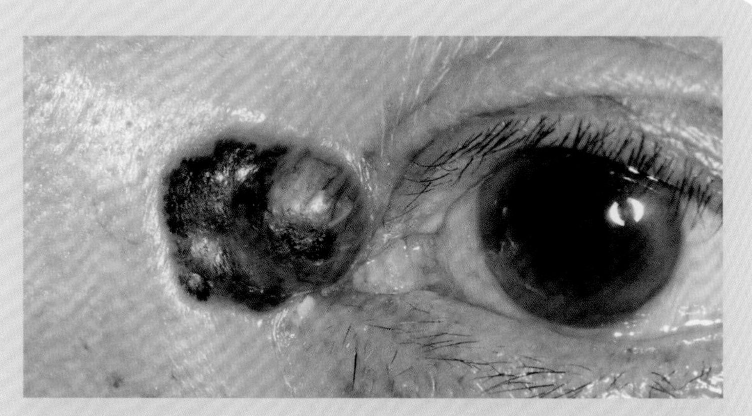

患者男，77 岁，左眼内眦部肿物 8 年，近 10 天增大。肿瘤一侧呈明显隆起的半透明实性结节，内可见血管扩张，中央浅溃疡，另一侧呈扁平的色素性改变。

图 1-6-9　基底细胞癌（结节溃疡型）

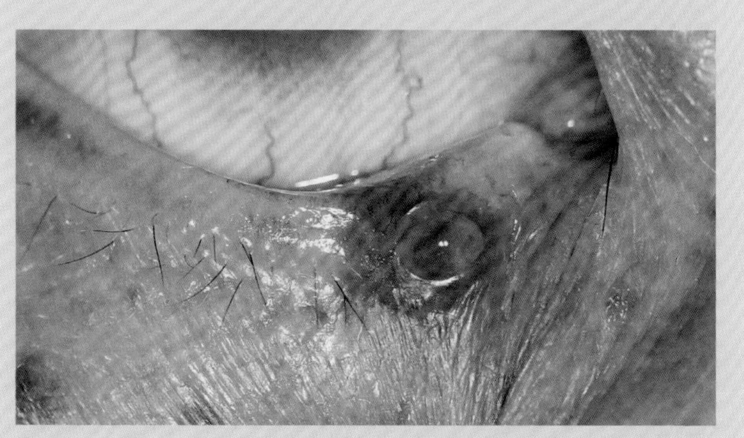

患者男，83 岁，发现右眼下睑内侧肿物数年。病变累及睑缘全层，形态不规则，边界欠清晰，中央呈囊性改变。

图 1-6-10　基底细胞癌（结节囊肿型）

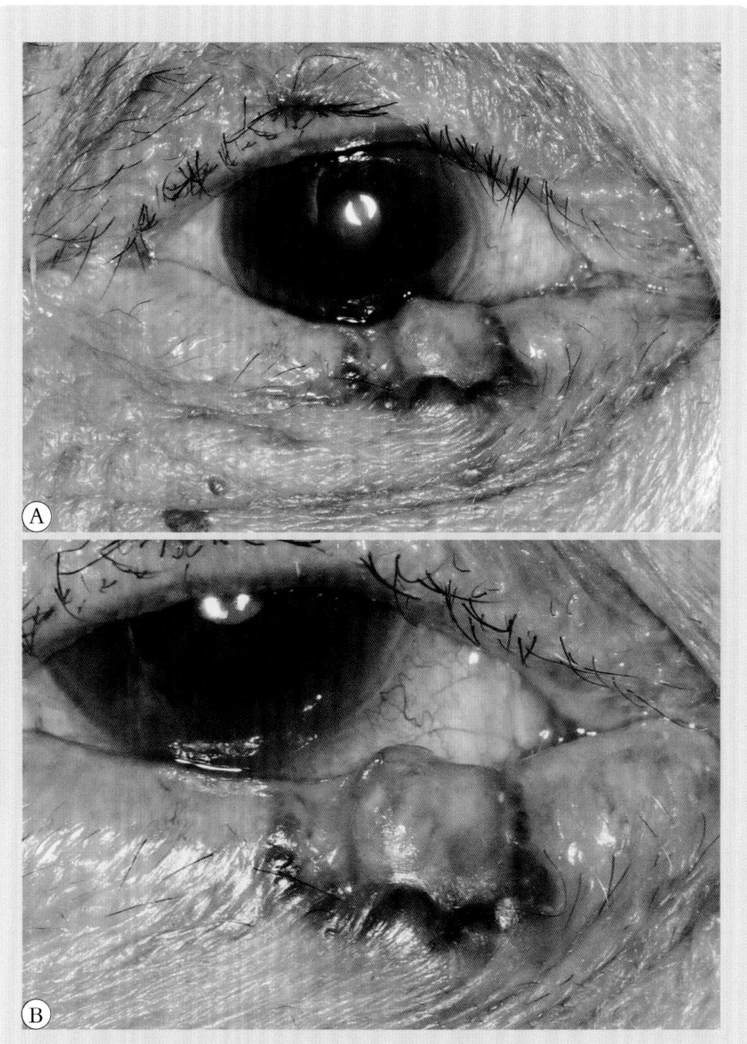

患者男，82 岁，发现右眼下睑肿物 4 年。病变累及睑缘全层，周边呈黑褐色不规则隆起，中央溃疡凹陷区内有囊性改变，局部睫毛缺失。

图 1-6-11 基底细胞癌（结节溃疡型）

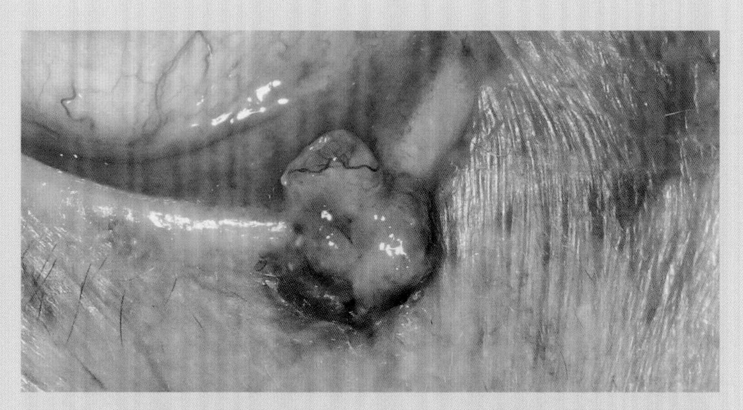

患者男，86岁，发现左眼肿物1个月。病变位于左眼下睑外侧，累及睑缘全层，病变形态不规则，边界尚清晰，周边黑褐色，中央呈灰白色，表面血管扩张。

图1-6-12　基底细胞癌（结节溃疡型）

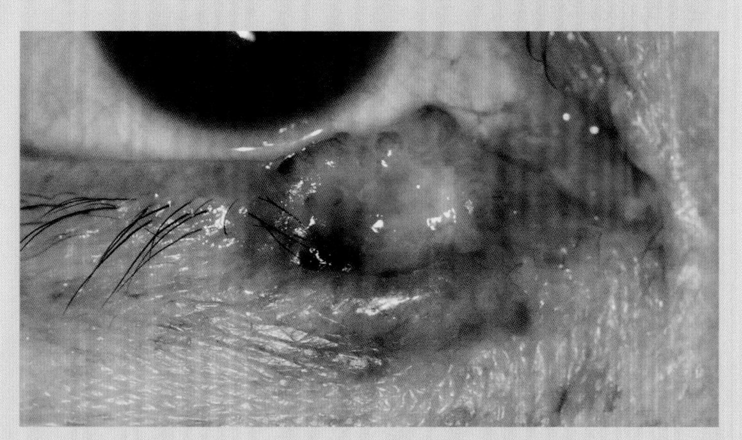

患者女，51岁，右眼下睑内侧肿物累及睑缘全层及下泪小点，周边卷曲隆起，中央溃疡，局部睫毛脱失。

图1-6-13　基底细胞癌（结节溃疡型）

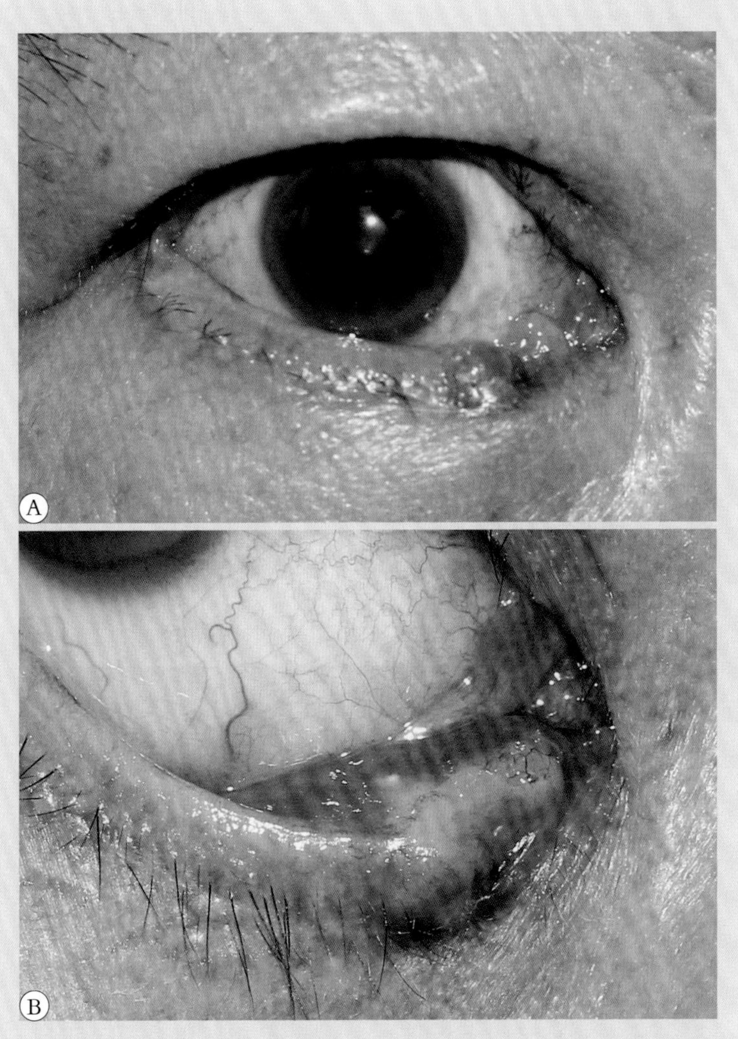

患者男，66 岁，右眼下睑内侧肿物 4 年，近 1 周破溃。病变呈灰白色，中央溃疡，累及睑缘全层及下泪下点，边界欠清晰，局部睫毛脱失，睑板腺内可见脂质淤积。

图 1-6-14　基底细胞癌（结节溃疡型）

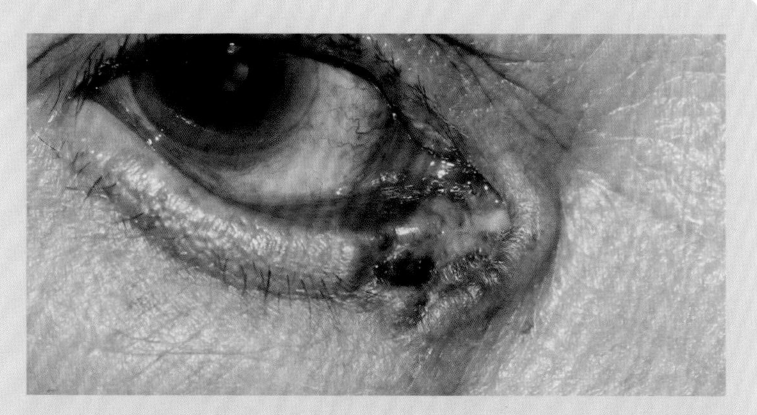

患者男，81 岁，右眼下睑反复破溃 1 年。病变位于下睑内侧，累及睑缘全层、下泪小点及泪小管，边界欠清晰，周边部呈半透明蜡样卷曲隆起，中央溃疡形成。

图 1-6-15　基底细胞癌（结节溃疡型）

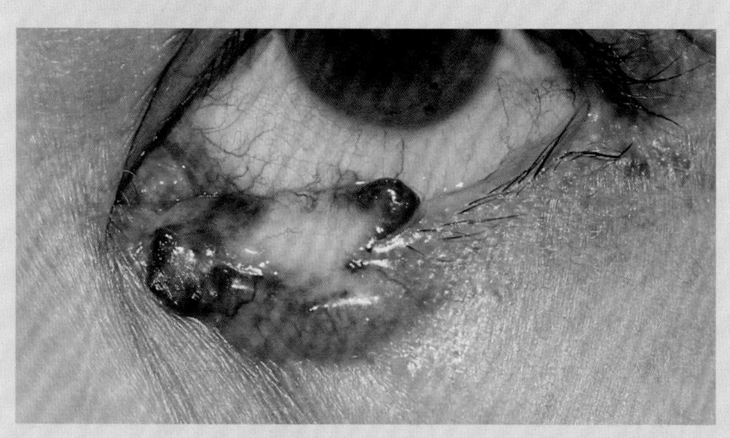

患者女，41 岁，左眼下睑内侧肿物 8 年。病变周边部呈半透明蜡样隆起，血管扩张，中央溃疡。

图 1-6-16　基底细胞癌（结节溃疡型）

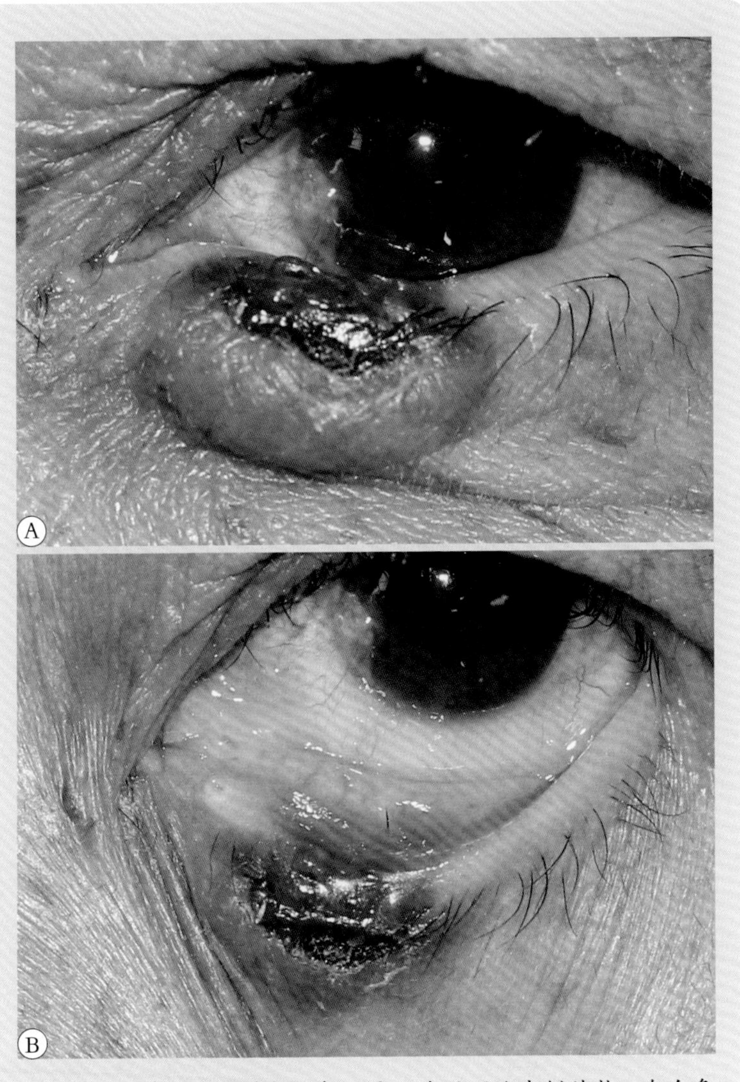

患者女，62 岁，左眼肿物 2 年。图 A 左眼下睑内侧肿物，灰白色隆起，中央溃疡形成；图 B 病变累及睑缘全层，局部无睫毛生长。

图 1-6-17　基底细胞癌（结节溃疡型）

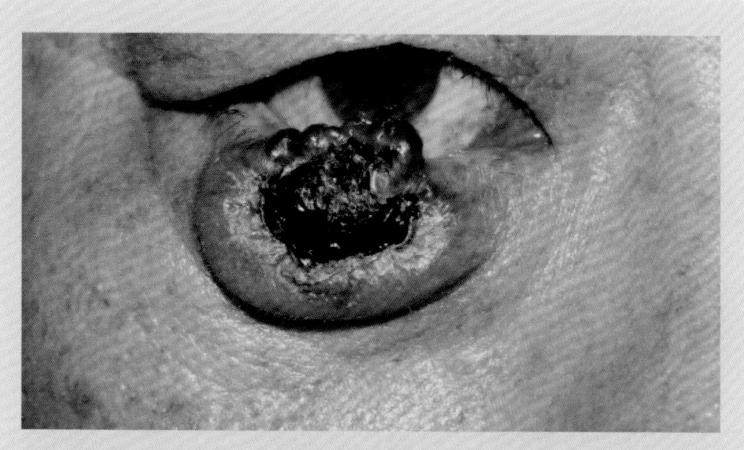

患者男，50 岁，右眼下睑中部肿物半年。病变累及睑缘全层，周边呈黯红色隆起，中央部分坏死形成火山口样溃疡。

图 1-6-18　基底细胞癌（结节溃疡型）

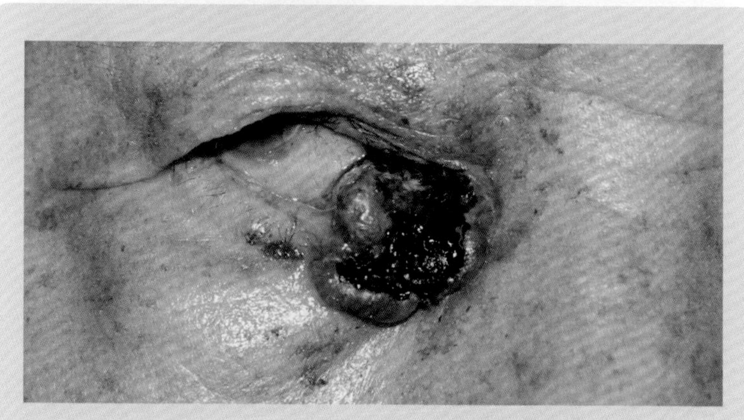

患者男，87 岁，右眼内眦部肿物 3 年，近 3 个月破溃出血。病变累及上下睑内侧睑缘、上下泪小点、泪小管及泪阜，边界不清晰，周边部呈半透明腊肠样卷曲隆起，中央坏死溃疡出血。

图 1-6-19　基底细胞癌（结节溃疡型）

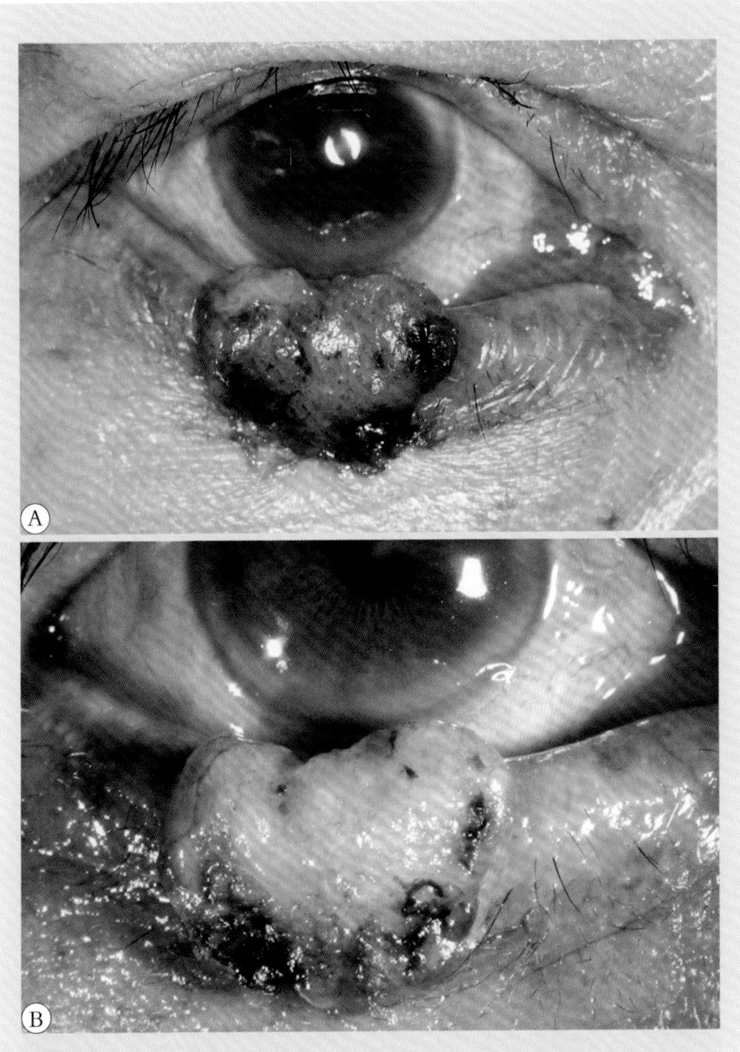

患者男，60 岁，右眼下睑中部肿物 2 个月。图 A 病变累及睑缘全层，明显隆起，形状不规则，中央可见溃疡及渗出；图 B 裂隙灯下观察病变近结膜侧周边呈半透明隆起，皮肤侧呈黑褐色，表面血管扩张。

图 1-6-20　基底细胞癌（结节溃疡型）

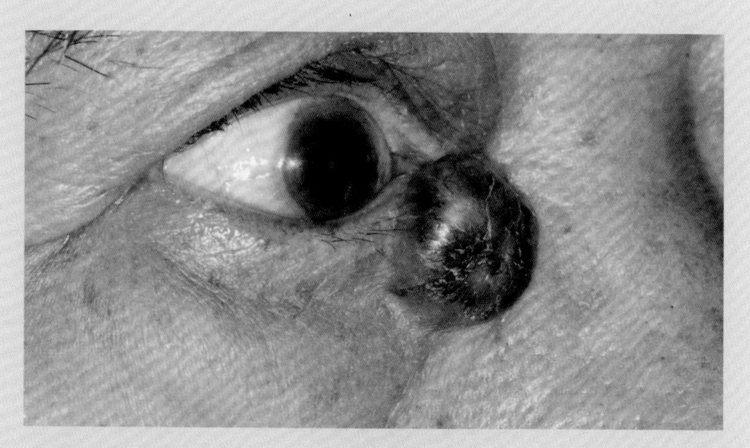

患者男，87 岁，右眼下睑内侧肿物 1 年。病变呈明显隆起的黑色实性结节，中央略凹陷，尚未形成明显坏死和溃疡。

图 1-6-21　基底细胞癌（结节溃疡型）

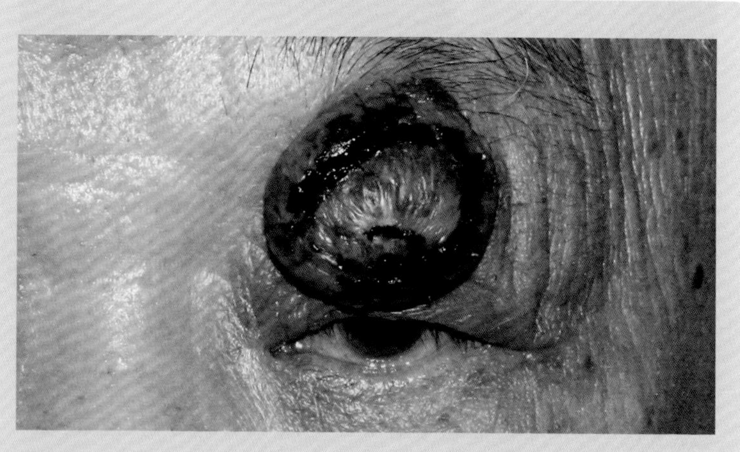

患者男，88 岁，左眼肿物 10 年，近 3 天明显增大。病变呈明显隆起的黑色实性结节，中央部分破溃出血，坏死脱落后形成溃疡。

图 1-6-22　基底细胞癌（结节溃疡型）

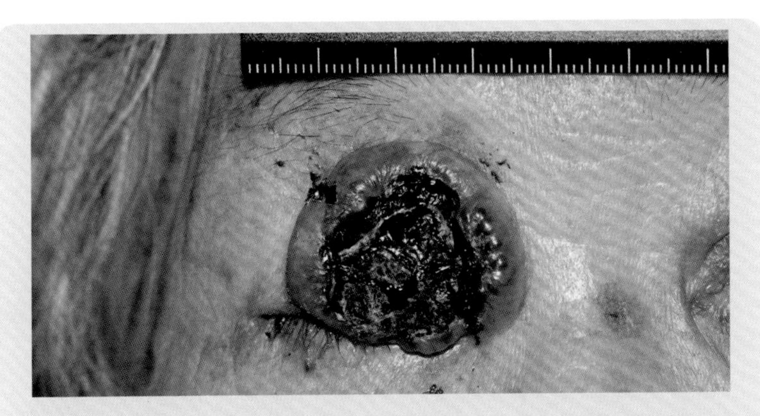

患者女，76 岁，右眼眉弓下皮肤肿物 4 年，近 1 个月反复破溃出血。肿物周边部呈半透明卷边隆起，中央形成巨大溃疡。该患者由于全身疾病未手术。

图 1-6-23　基底细胞癌（结节溃疡型）

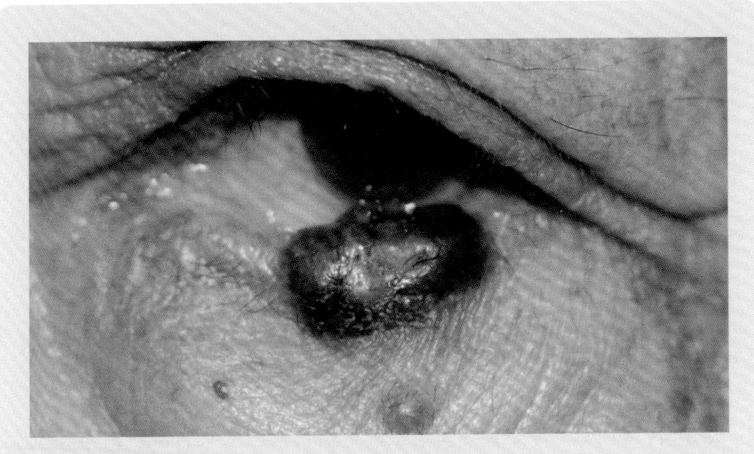

患者女，84 岁，左眼下睑肿物数年。病变累及睑缘全层，为较均匀的黑色实性结节，病变部位无睫毛生长。

图 1-6-24　基底细胞癌（色素型）

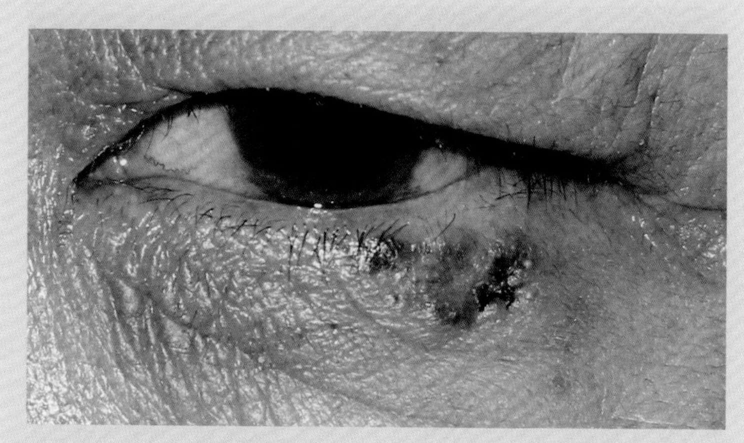

患者男，54岁，左眼下睑肿物3年，外院局部活检后2周。病变黑褐色，质硬，隆起不明显，表面凹凸不平。病变外下方为活检后改变。

图 1-6-25　基底细胞癌（硬斑病样型）

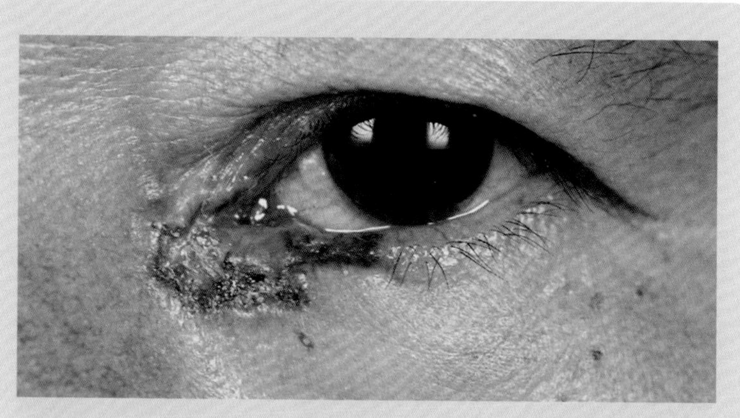

患者女，54岁，病变主要位于左眼下睑内侧，累及内眦、泪阜及上睑内侧部分。病变扁平，质硬，边界欠清晰，周边色略黑，表面不平，局部睫毛脱失。

图 1-6-26　基底细胞癌（硬斑病样型）

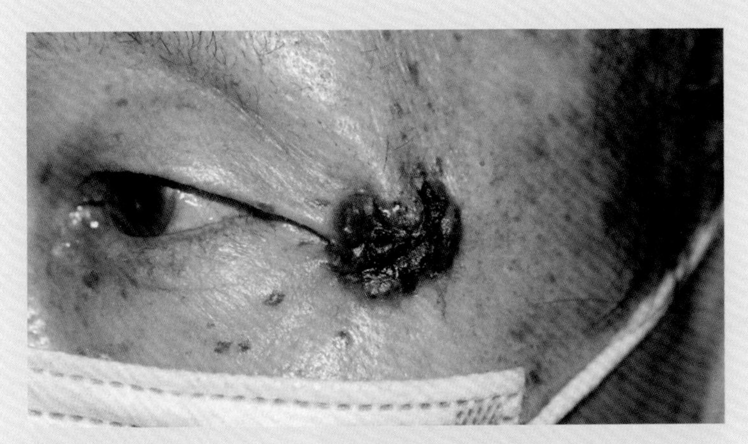

患者男，77 岁，病变位于左眼外侧皮肤，黑褐色，边界欠清晰，形态不规则，表面凹凸不平，部分与骨膜粘连。

图 1-6-27　基底细胞癌（浸润型）

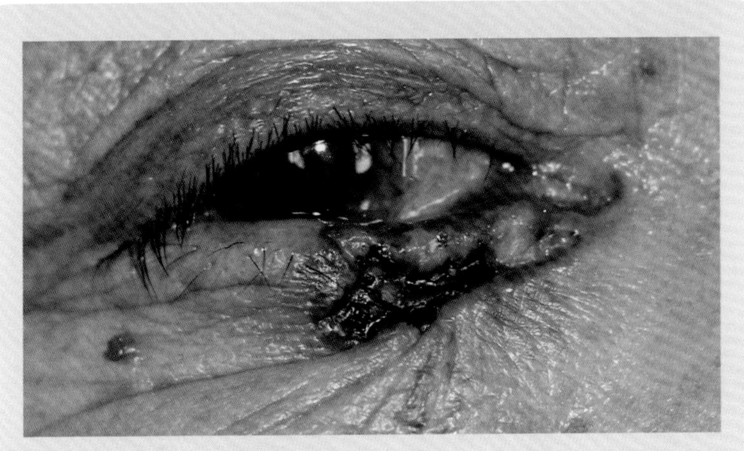

患者女，81 岁，右眼下睑肿物 1 年。病变边界欠清晰，表面不平，牵拉周边皮肤形成皱褶，下睑内侧轻度外翻。

图 1-6-28　基底细胞癌（浸润型）

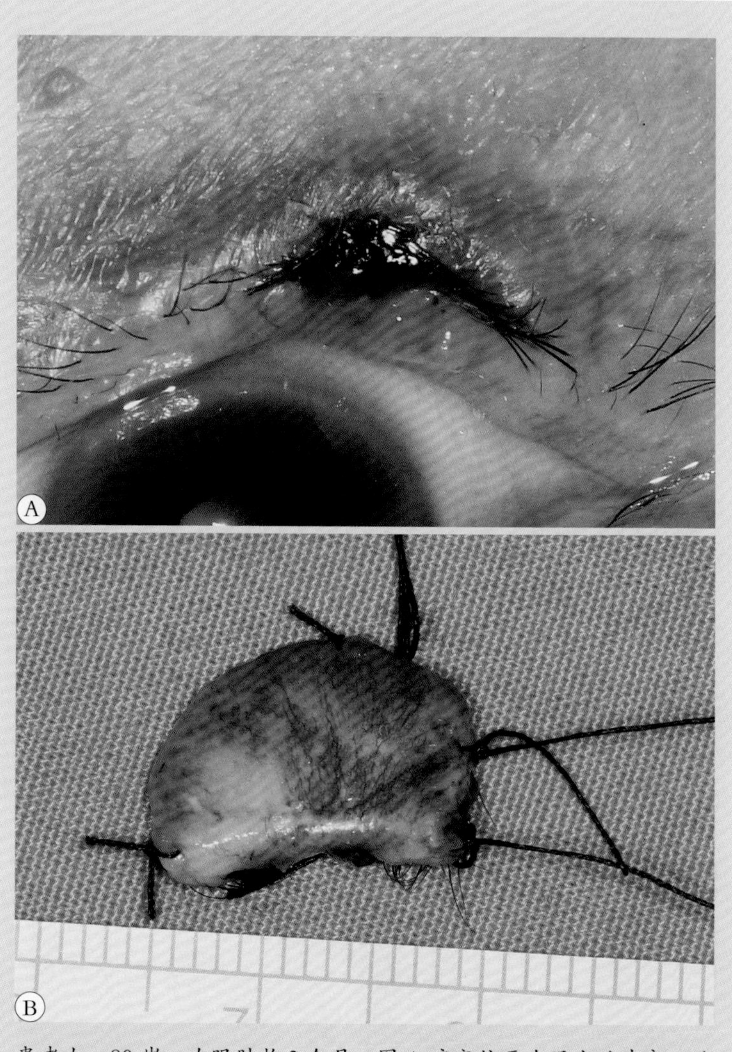

患者女，80 岁，左眼肿物 3 个月。图 A 病变位于左眼上睑中部，睑缘浅层溃疡，边界欠清晰，局部睫毛生长方向改变；图 B 标本镜下可见肿瘤向穹窿部浸润性生长。

图 1-6-29 基底细胞癌（浸润型）

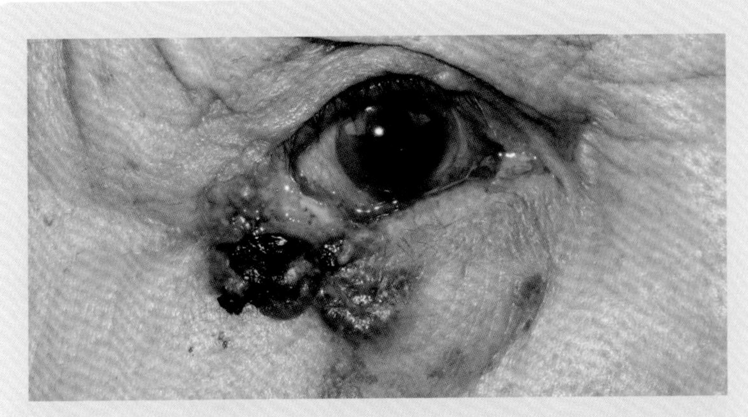

患者女，86岁，病变位于右眼下睑外侧，形态不规则，边界不清晰，周边部呈半透明卷曲轻度隆起，表面凹凸不平，肿物牵拉下睑向下轻度外翻。该患者由于全身疾病未手术。

图1-6-30　基底细胞癌（浸润型）

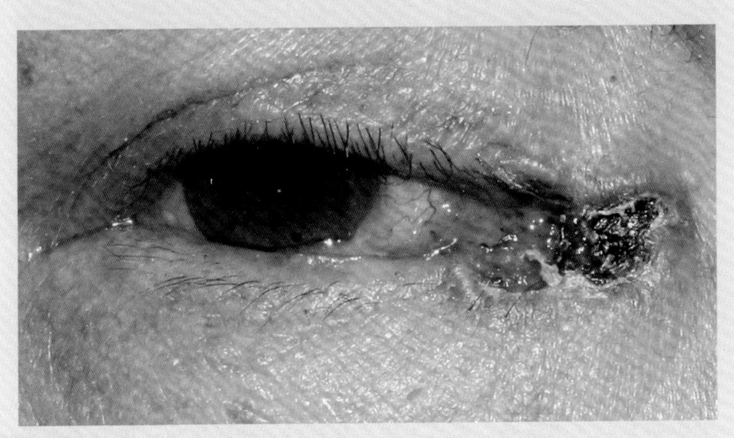

患者男，63岁，病变累及外眦部睑缘及球结膜，部分与骨膜粘连，隆起不明显，形态不规则，边界不清晰，表面凹凸不平。

图1-6-31　基底细胞癌（浸润型）

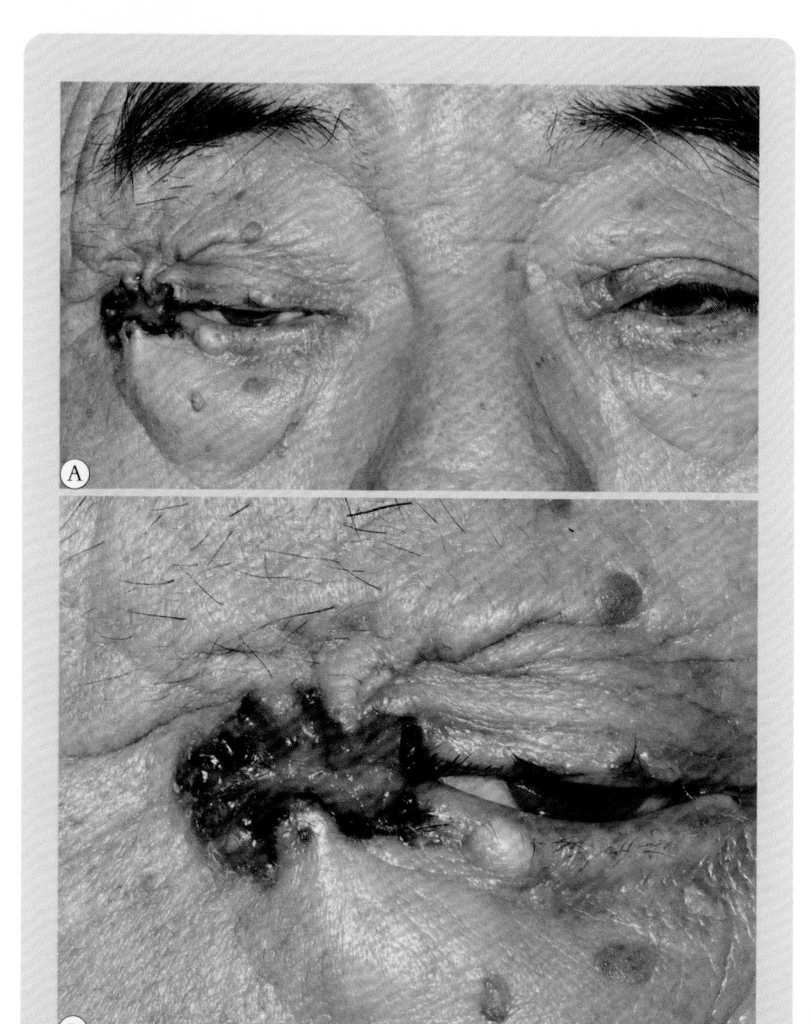

患者男，81岁，右眼肿物3年，外院手术切除后1年。图A病变与骨膜明显粘连不活动，牵拉周围皮肤皱缩，睁眼困难；图B局部放大可见肿瘤隆起不明显，边界不清晰，表面不平。

图1-6-32 基底细胞癌术后复发（浸润型）

外观不典型的基底细胞癌

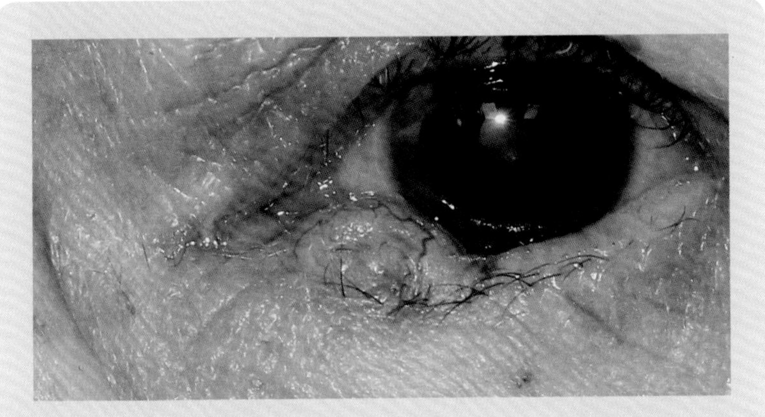

患者女，81岁，左眼下睑肿物3年。病变累及睑缘全层及泪小点，灰白色，表面可见血管扩张，边界较清晰。

图1-6-33　基底细胞癌（结节型）

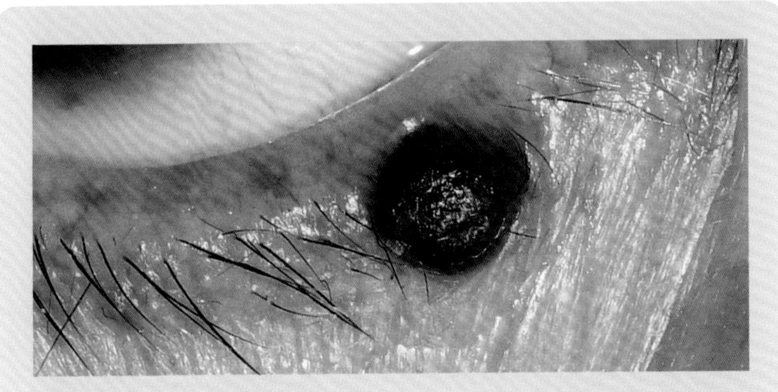

患者男，66岁，右眼下睑肿物5年，近1年增大。病变位于右眼内侧睫毛根部，黑褐色，表面略粗糙不平，周边部珍珠样卷边改变不明显，不易与脂溢性角化鉴别。

图1-6-34　基底细胞癌（结节型）

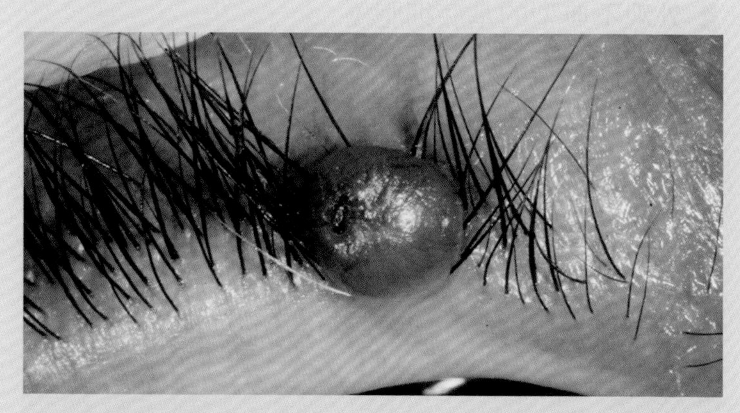

患者女，57 岁，右眼上睑肿物 1 年。病变位于右眼上睑中央睫毛根部，明显隆起，呈较为均匀的黑色，基底边界较清晰，中央略凹陷不平，不易与色素痣区分，但发病时间相对较短。（宋一帆供图）

图 1-6-35　基底细胞癌（色素型）

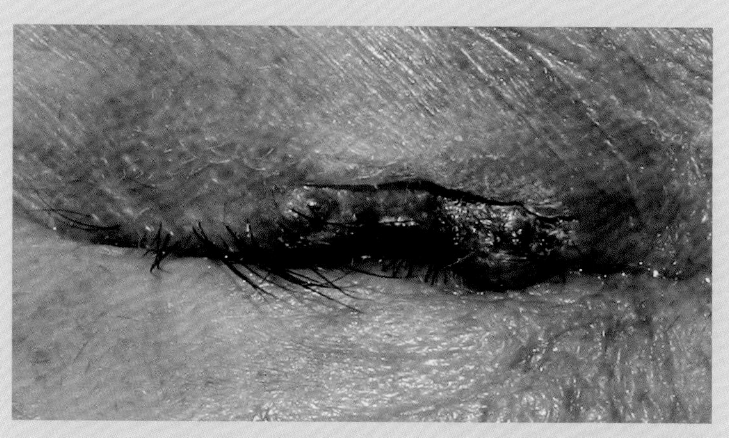

患者女，74 岁，右眼上睑肿物，自行用指甲抠除后。上睑轻度弥漫充血，睑缘中部缺损，两侧有黑褐色结节，局部睫毛脱失。

图 1-6-36　基底细胞癌（结节溃疡型）

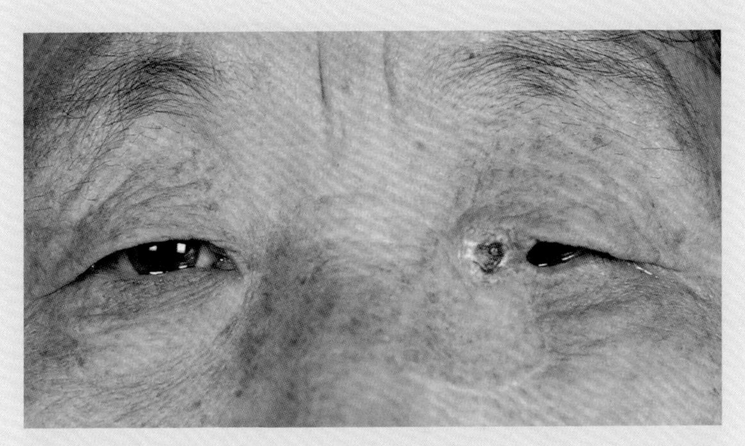

患者女，62 岁，左眼 5 年前曾行基底细胞癌手术切除。复发病变位于左眼内眦部植皮区上方，边界不清晰，中央溃疡。

图 1-6-37　基底细胞癌，术后复发

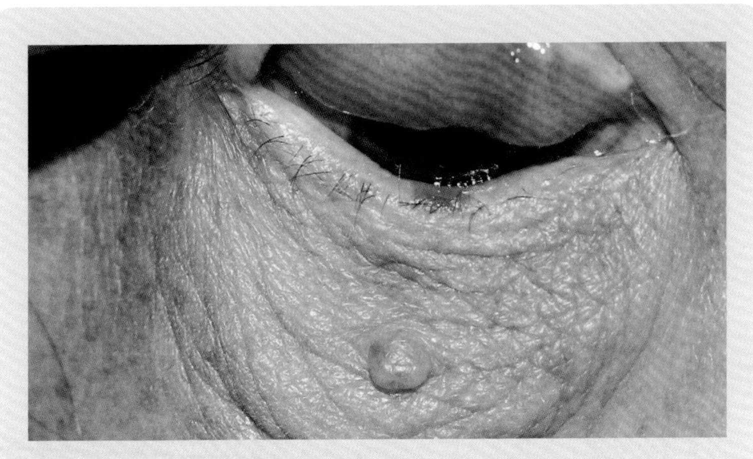

患者女，75 岁，病变位于右眼下睑皮肤，正常肤色，呈疣状突起，有蒂，边界清晰，表面光滑。该患者同时伴有上下睑霰粒肿。

图 1-6-38　基底细胞癌（腺样型）

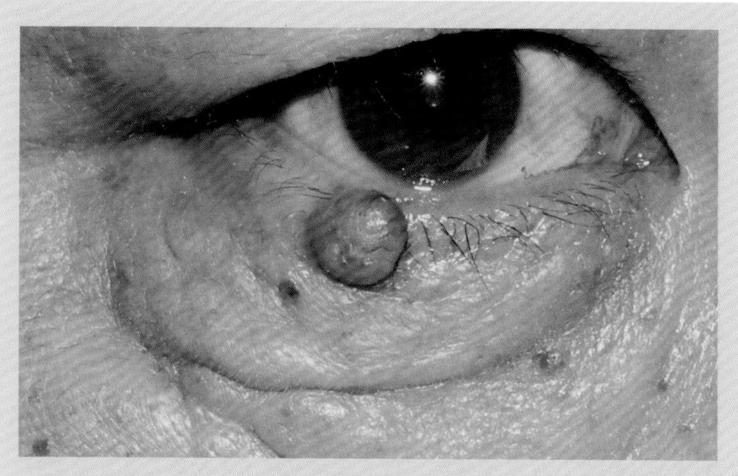

患者个人信息不详。病变经病理证实为腺样型基底细胞癌。（魏树瑾供图）

图 1-6-39　基底细胞癌（腺样型）

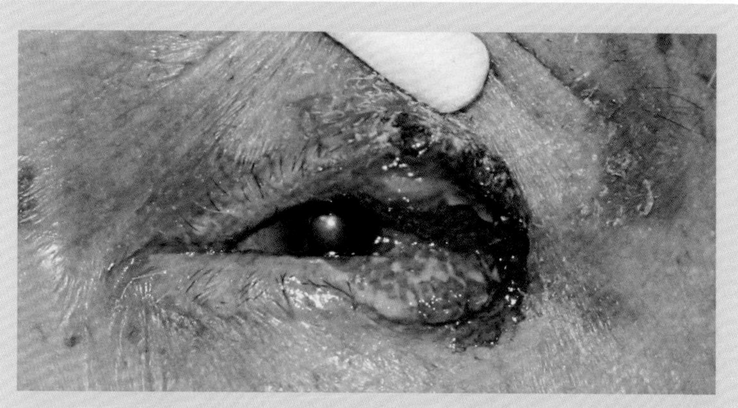

患者男，87 岁，发现左眼肿物半年，反复破溃糜烂。病变累及左眼上下睑全层及外眦角，边界欠清晰，睑缘明显增厚，表面糜烂渗出、结痂。

1-6-40　基底细胞癌

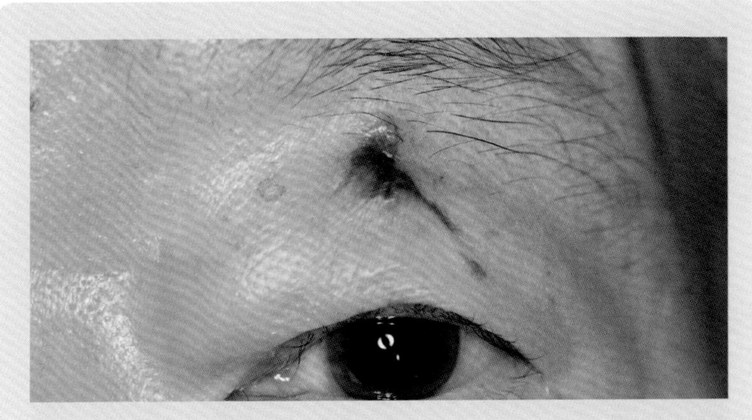

患者女，86 岁，左眼肿物 3 年。病变位于左眼眉弓下方皮肤，呈黑褐色，轻度隆起，形状不规则。

图 1-6-41　基底细胞癌（多形型）

累及眼眶的基底细胞癌

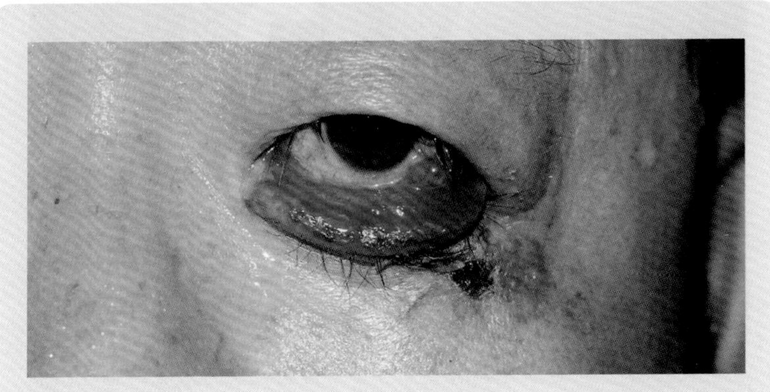

患者男，51 岁，左眼肿物 2 年，近 3 个月明显加重伴出血，外院病理活检证实为基底细胞癌。病变位于左眼下睑皮肤近眶缘，深部浸润，与骨膜粘连，边界不清晰，病变牵拉下睑致明显外翻。

图 1-6-42　基底细胞癌

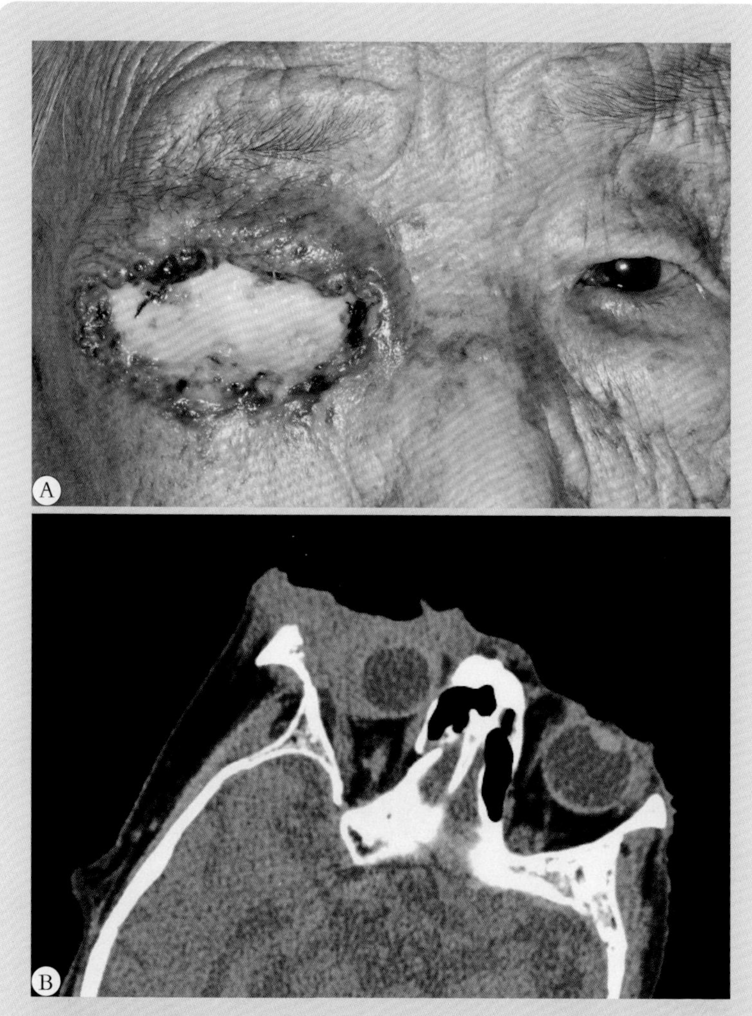

患者女，87 岁，右眼肿物 10 年，5 年前活检证实为基底细胞癌，未继续治疗。图 A 右眼上下睑环形病变，边缘呈腊肠样，中央溃疡坏死；图 B 眼眶 CT 示肿瘤累及右眼眶外下方，挤压眼球向上移位，局部眶缘骨质被破坏。

图 1-6-43　基底细胞癌

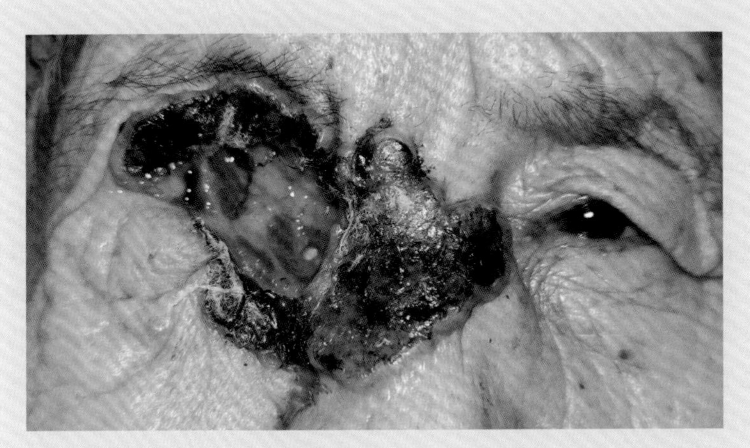

患者老年女性，右眼内眦部弥漫浸润性病变，累及上下睑、球结膜、泪道、前部眶内及鼻部。病变边缘呈不规则灰白色腊肠样隆起，中央溃疡坏死。（周吉超供图）

图 1-6-44　基底细胞癌

第七节　痣样基底细胞癌综合征

痣样基底细胞癌综合征（nevoid basal cell carcinoma syndrome）又称Gorlin-Goltz综合征，多为常染色体显性遗传，致病基因位于9号染色体的q23.1～q31，起病年龄相对年轻，临床主要表现为早年多发的基底细胞癌，下颌骨角化囊肿，掌跖部位皮肤小凹，大脑镰钙化等改变，其中基底细胞癌可以发生于全身各部位，面部多发，各种类型均可能出现。该病目前尚无好的治疗方法，主要以局部分次切除治疗为主，靶向药物也是一种可替代的治疗选择。放疗可使其转变为高侵袭性肿瘤，因此本病禁用放疗。

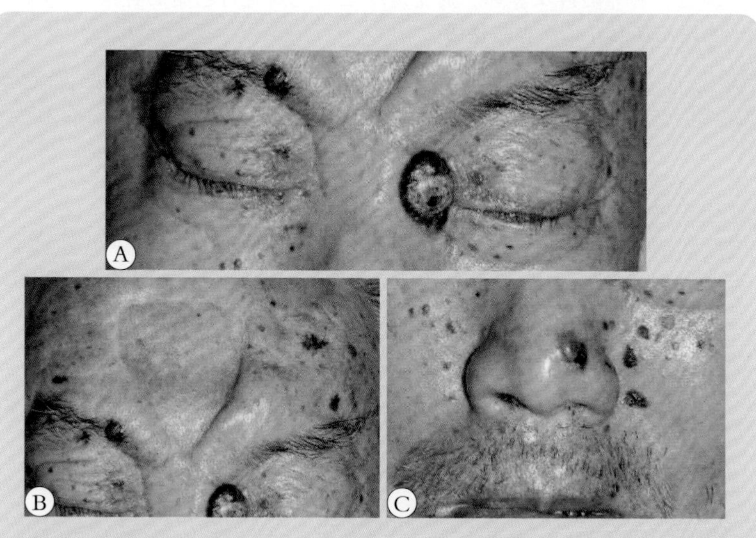

患者老年男性，双侧眼睑及面部多发基底细胞癌，大小不一，既往曾因该病多次手术切除。家族史不详。

图 1-7-1　痣样基底细胞癌综合征

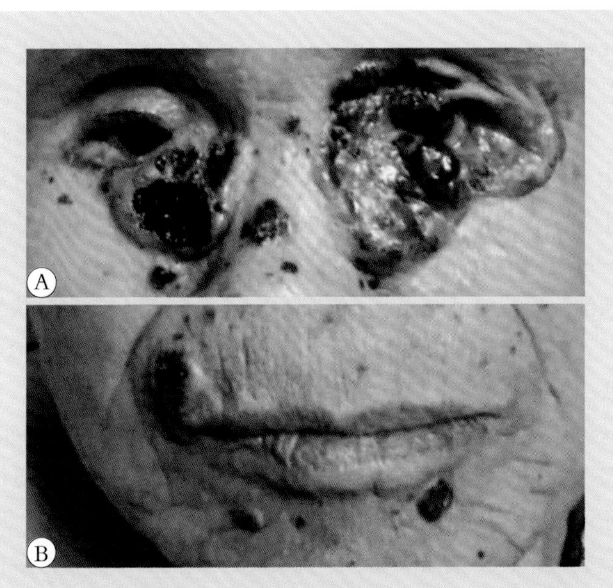

患者老年女性，双侧眼睑及面部多发基底细胞癌，累及结膜及眶内。（周吉超供图）

图 1-7-2　痣样基底细胞癌综合征

第八节　鳞状细胞癌

鳞状细胞癌（squamous cell carcinoma）是起源于鳞状上皮细胞的恶性皮肤肿瘤，发病率在白种人的眼睑恶性肿瘤中排第 2 位，仅次于基底细胞癌，但在亚洲人中发生率相对较低，远低于皮脂腺癌。鳞状细胞癌好发于中老年人，易发生远处转移。长期暴露于紫外线的照射是鳞状细胞癌发生的最主要原因，着色性干皮病患者在光线暴露区更易罹患鳞状细胞癌。日光性角化病是最常见的鳞状细胞癌的癌前病变。

鳞状细胞癌一般可以分为原位癌（Bowen 病）和侵袭性鳞状细胞癌。因为亚洲人眼部鳞状细胞癌的发生率较低，所以临床上易被误诊。结膜、眼睑皮肤、泪阜均可罹患鳞状细胞癌。

鳞状细胞癌以早期手术扩大切除为主要治疗手段，累及眶内的病变若范围较小，可局部切除后辅助放疗；若范围较大，一般需要行眶内容物剜除手术。对于发生于结膜的原位癌和侵袭性鳞状细胞癌，局部敷贴或注射丝裂霉素、5- 氟尿嘧啶、干扰素 α-2b 或抗病毒药物西多福韦均有一定疗效。

原位鳞状细胞癌

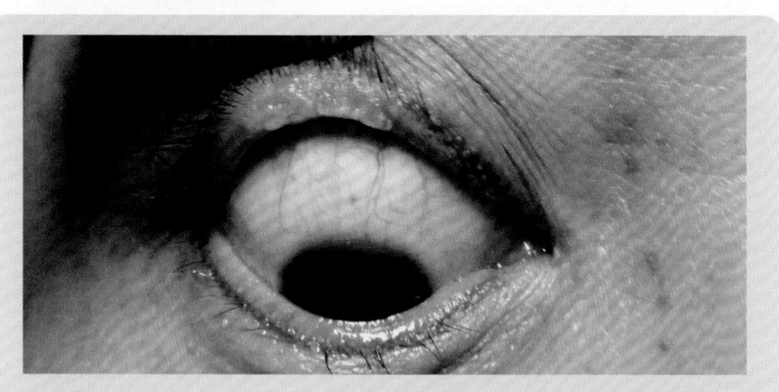

患者女，53 岁，病变累及上睑中部，边界较清晰，睑缘表面轻度角化不平。（赵素焱供图）

图 1-8-1　原位鳞状细胞癌

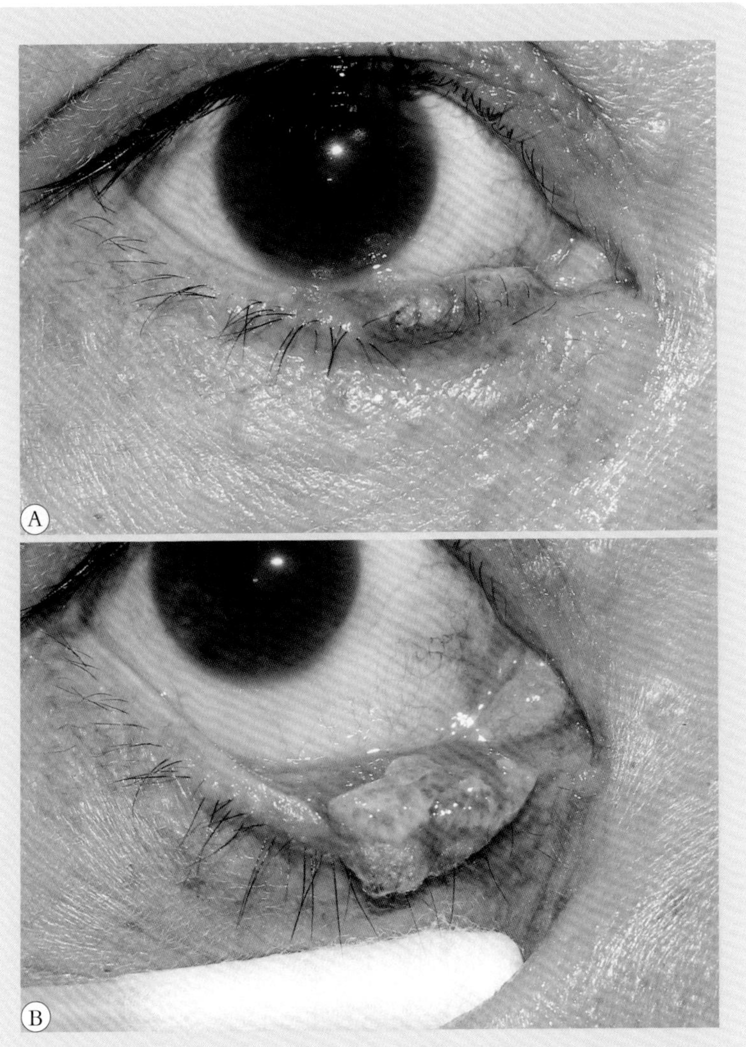

患者女，50 岁，右眼下睑肿物 1 年。图 A 病变累及睑缘全层及下泪小点，稍隆起于睑缘；图 B 局部放大后表面粗糙角化，轻度充血，边界欠清晰，易被误诊为睑缘炎或者霰粒肿。

图 1-8-2　原位鳞状细胞癌

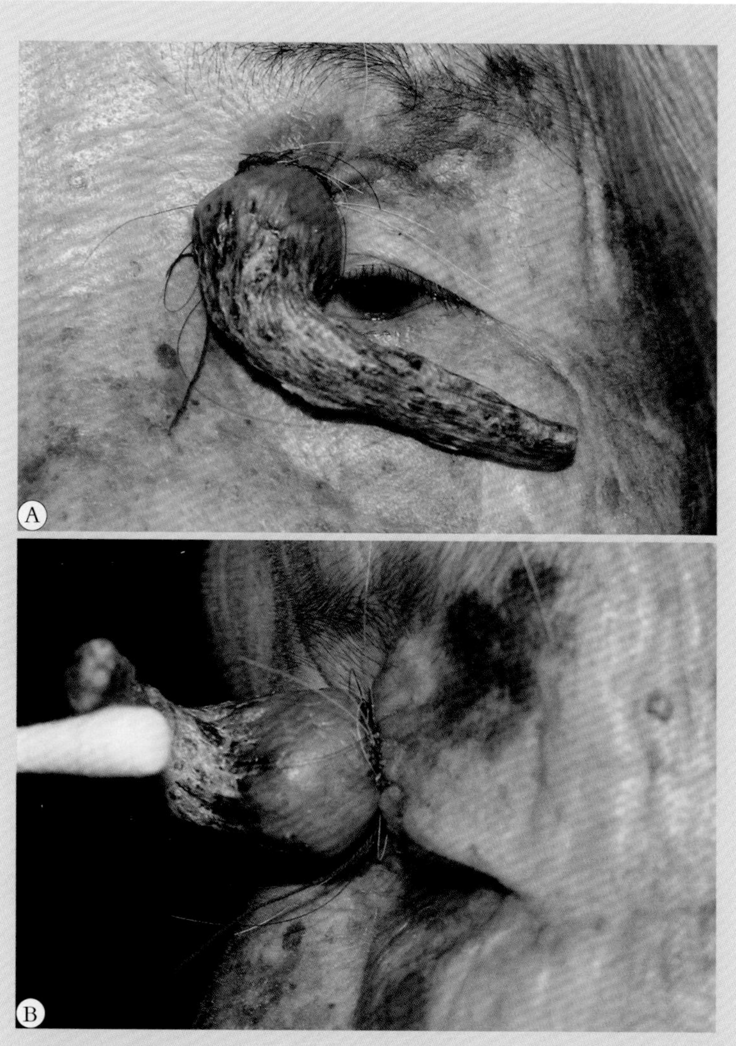

患者女，87 岁。图 A 左眼上睑皮肤明显隆起的实性结节，中央过度角化形成角化栓；图 B 肿物色黯红，有蒂，患者自行将蒂部用丝线和头发结扎。

图 1-8-3 鳞状上皮异形增生伴原位癌

侵袭性鳞状细胞癌

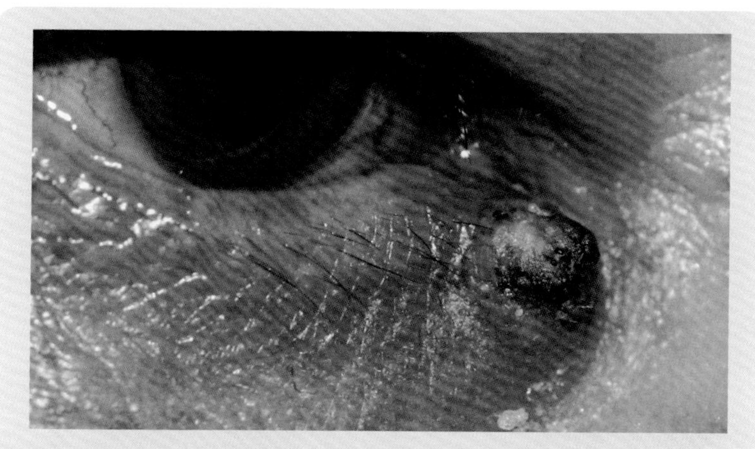

患者男，60 岁，右眼肿物 3 周。病变位于右眼下睑内侧皮肤，呈黯红色隆起的实性结节，中央粗糙角化，不易与角化棘皮瘤区分。

图 1-8-4　鳞状细胞癌

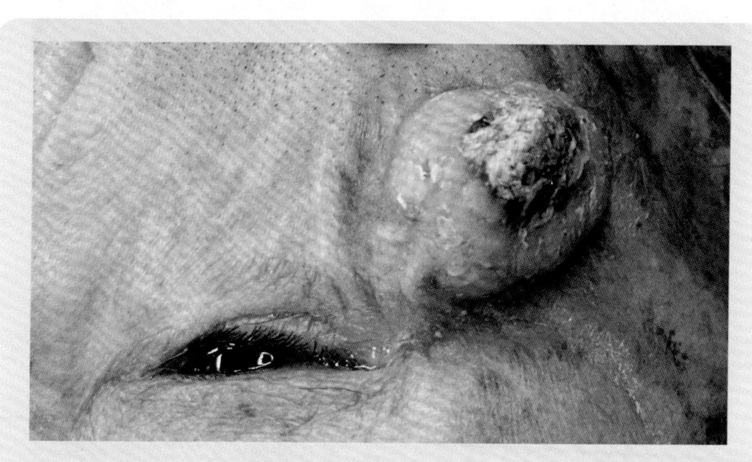

患者老年男性，左眼颞侧眉弓下方皮肤黯红色结节，明显隆起，基底边界尚清，中央明显角化。（赵素焱供图）

图 1-8-5　鳞状细胞癌

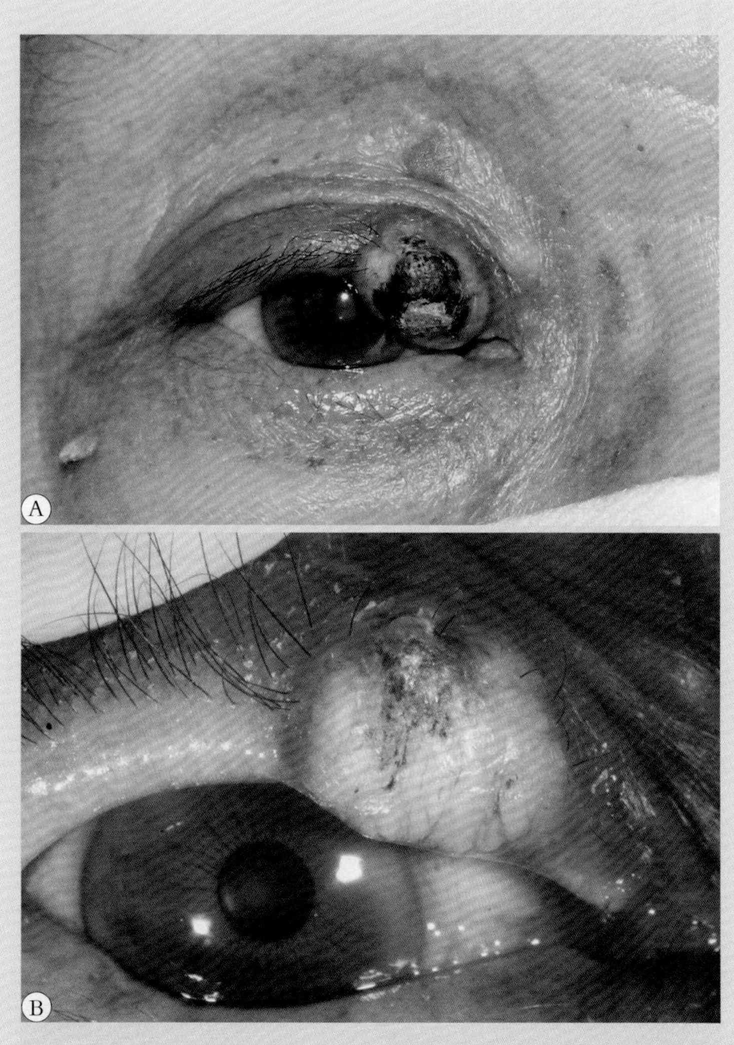

患者男，67 岁，右眼上睑肿物 1 月余。图 A 上睑内侧病变累及睑缘全层，呈灰白色实性结节，明显隆起；图 B 肿物表面可见扩张的血管，中央角化，局部睫毛部分脱落。

图 1-8-6　鳞状细胞癌

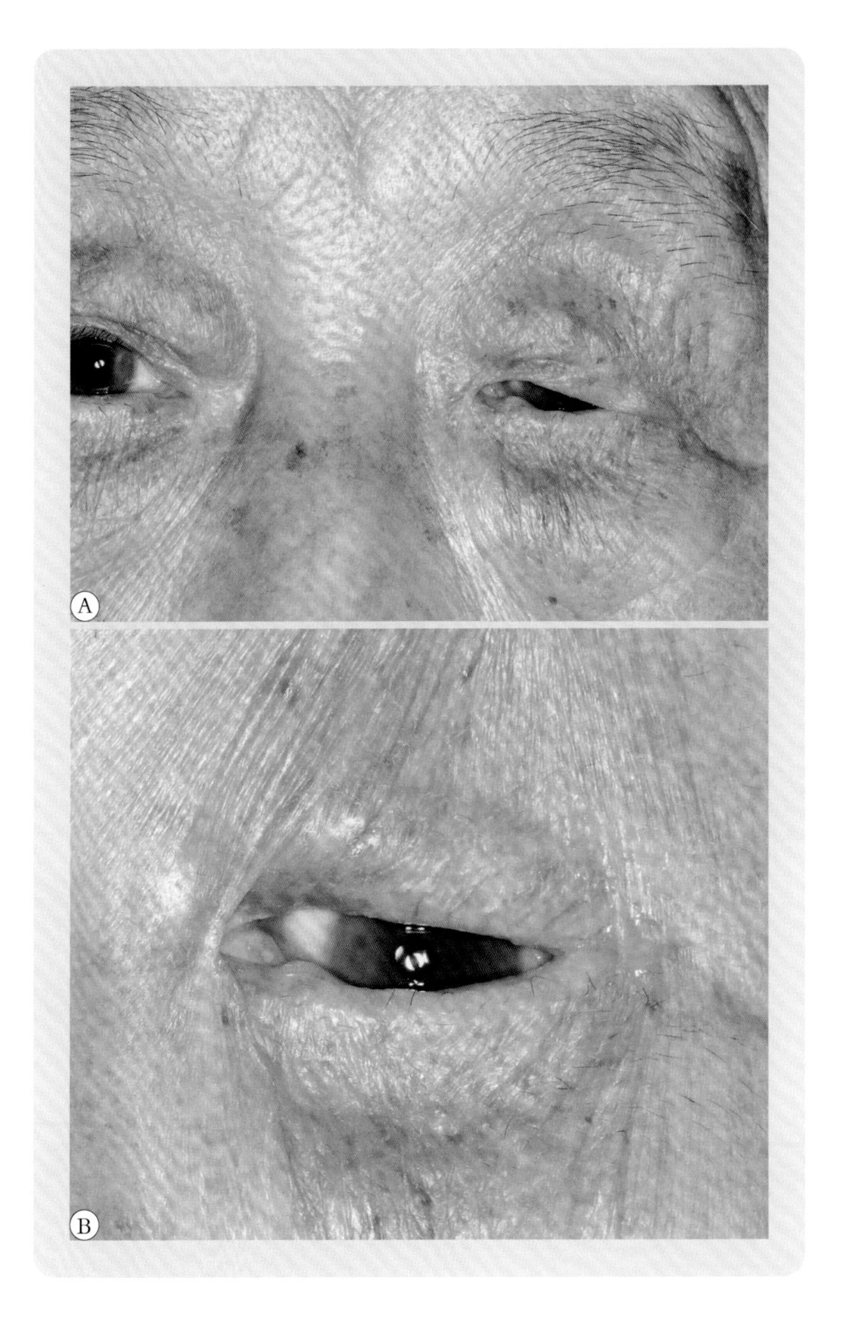
A
B

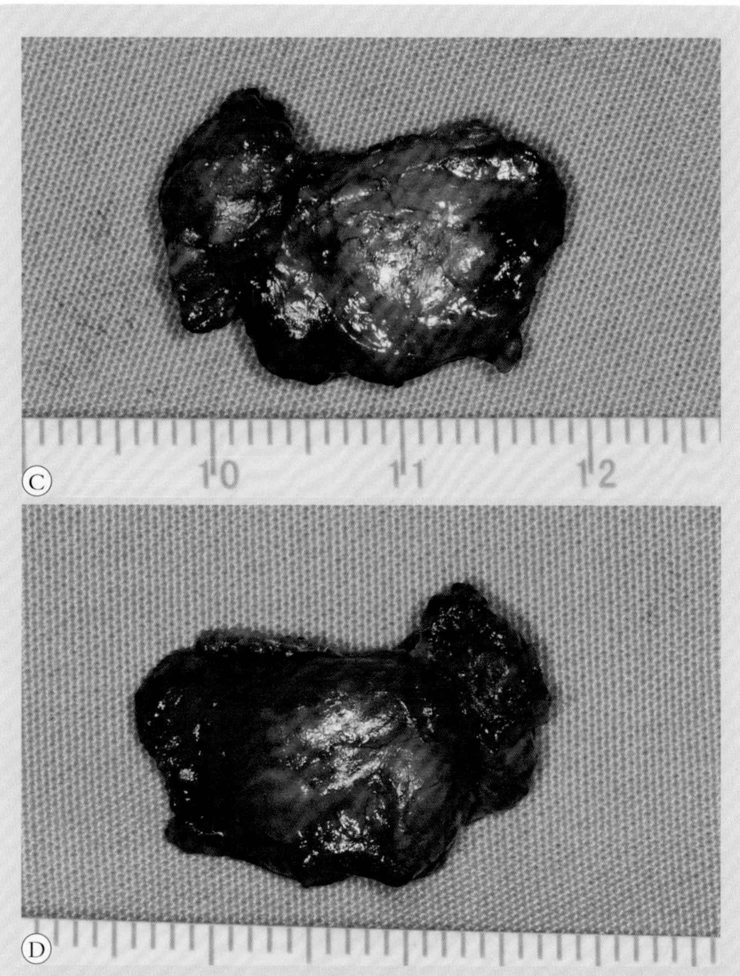

患者女，77 岁，左眼上睑肿物 6 年。图 A 上睑皮下弥漫的实性结节，边界不清晰，内侧部分累及眶内，睁眼困难；图 B 牵拉开上睑皮肤后可见上睑睫毛脱失，睑缘及皮肤均未见明显肿瘤；图 C、图 D 分别显示肿瘤标本的结膜侧及眼轮匝肌侧。发生于睑板内的鳞状细胞癌少见，推测可能起源于睑板腺导管的鳞状上皮，或者由皮脂腺上皮化生而来。

图 1-8-7　睑板内的鳞状细胞癌

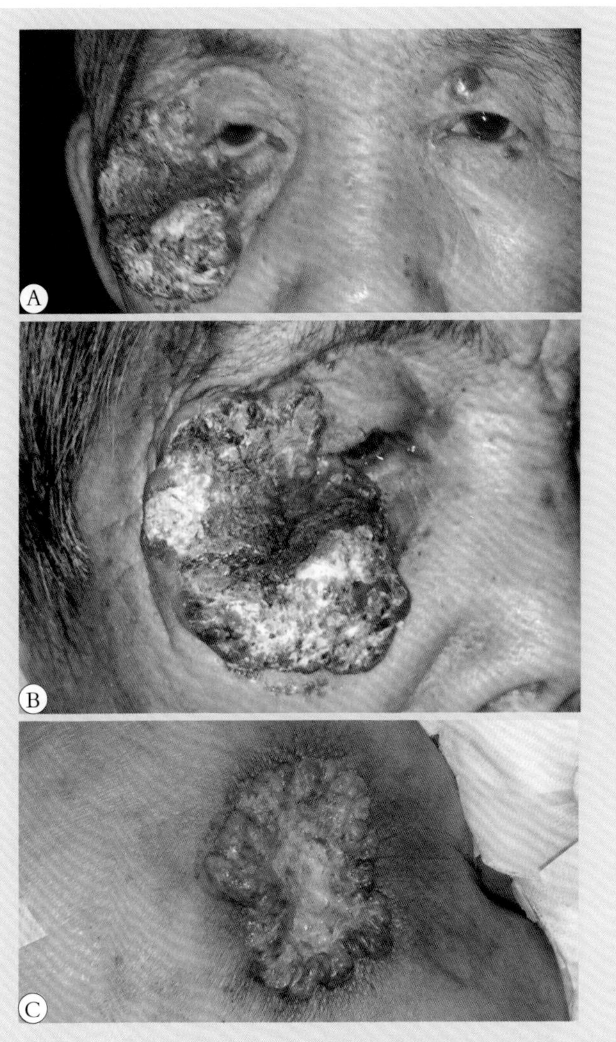

患者老年女性，肾移植术后，全身多发皮肤肿物。图 A、图 B 示右眼外眦部巨大菜花样病变，中央角化坏死明显，活检证实为鳞状细胞癌，未手术；图 C 颈部后方皮肤可见海盘扇样改变的肿瘤。患有免疫缺陷的人容易发生全身多发的鳞状细胞癌。

图 1-8-8 全身多发的鳞状细胞癌

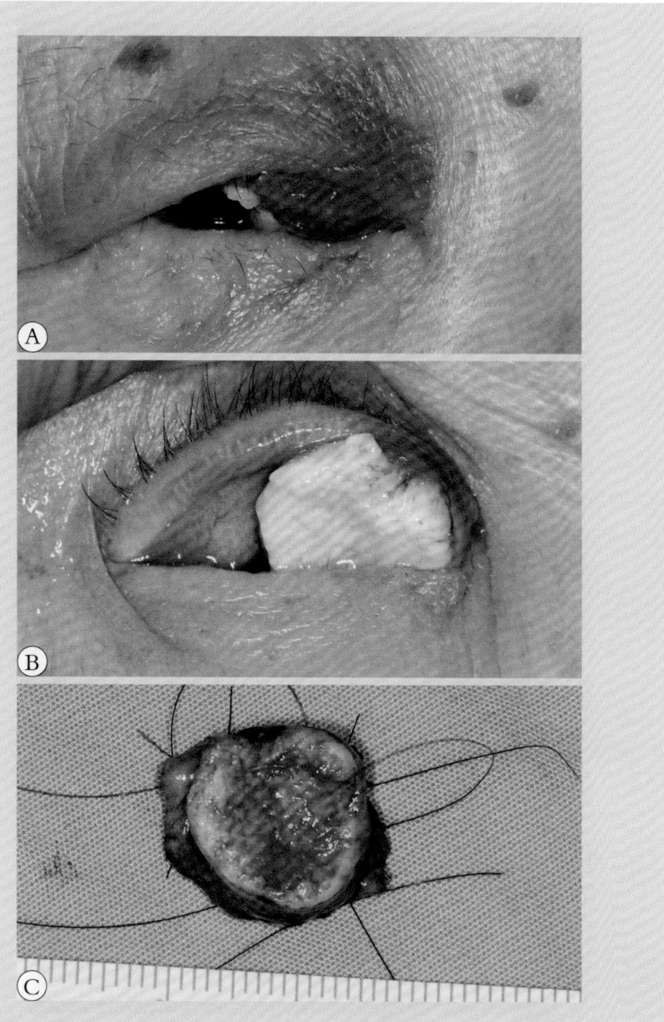

患者女，86 岁，右眼肿物 1 月余，既往胃癌手术史（腺癌）。图 A 右眼上睑内侧皮下硬结，睑缘轻度充血隆起；图 B 睑结膜面明显隆起的黯红色结节，表面布满白色角化物；图 C 擦掉角化物后基底呈现颗粒状外观。

图 1-8-9　睑结膜面的鳞状细胞癌

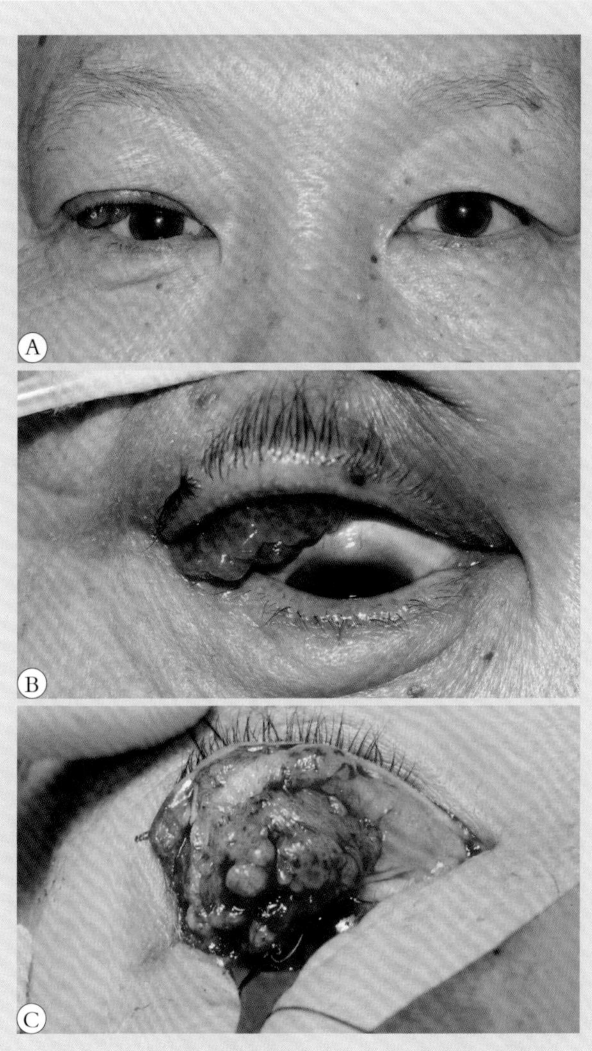

患者女，57 岁，右眼肿物 3 个月。图 A 右眼上睑外侧皮下硬结；图 B、图 C 病变主要位于上穹窿结膜，累及部分睑结膜及睑板，呈菜花样，边界不清晰。

图 1-8-10　穹窿结膜及睑结膜的鳞状细胞癌

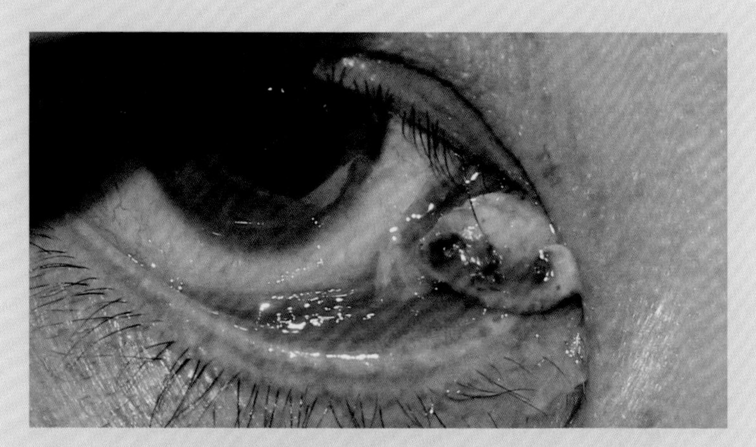

患者男，51 岁，右眼泪阜部肿物 1 年。病变呈黯红色，明显隆起，边界欠清晰，表面粗糙角化，部分破溃。

图 1-8-11　泪阜的鳞状细胞癌

淋巴上皮瘤样癌

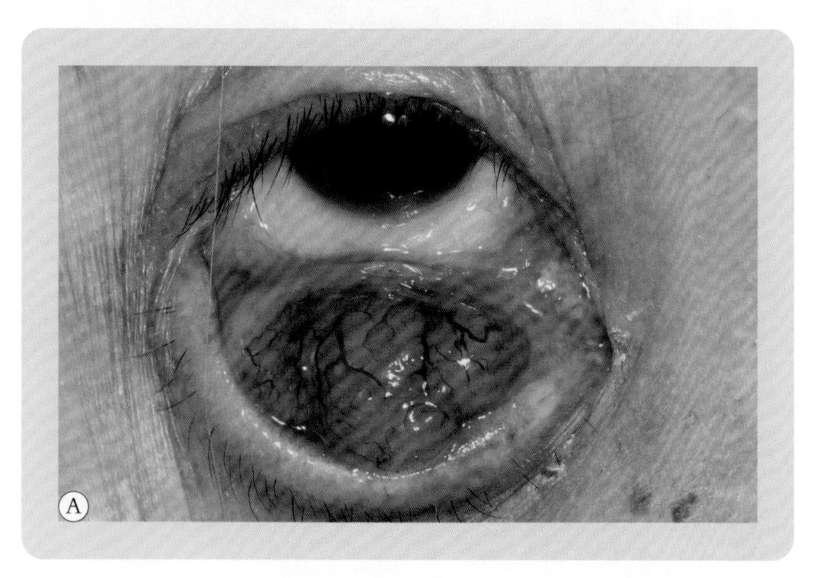

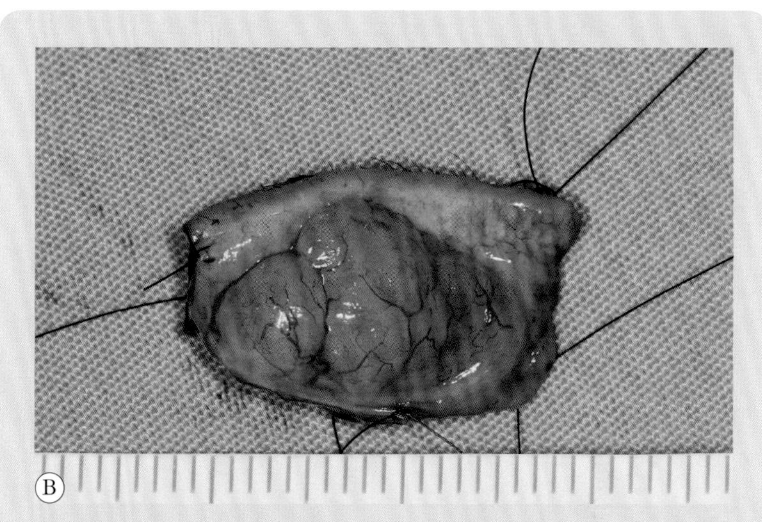

患者女，79 岁，右眼肿物半年。图 A 下睑结膜面鱼肉样病变，边界较清晰，明显隆起，表面血管扩张；图 B 肿瘤标本示病变略呈分叶状。外观类似结膜淋巴瘤。

图 1-8-12　淋巴上皮瘤样癌

小贴士

淋巴上皮瘤样癌是一种特殊类型的鳞状细胞癌（淋巴上皮瘤样癌归为鳞状细胞癌尚有争议），非常少见，发生在眼部的更为少见。其病理与鼻咽癌有较多的相似之处，可能与 EB 病毒相关，预后一般较好。该病患者原位杂交检测 EBV-EBER（–）。

第二章

皮脂腺来源的肿瘤

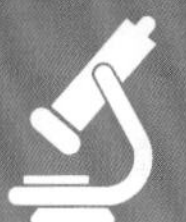

第一节　皮脂腺腺瘤

眼部的皮脂腺分布于睑板内（睑板腺或称为麦氏腺）、睫毛根部（蔡氏腺）、泪阜部和眼睑及眉弓部皮肤，其中发生于睑板腺的占位性病变最多，而最常见的非炎性占位性病变就是皮脂腺癌，其他还有可能发生的病变包括皮脂腺增生、皮脂腺腺瘤、皮脂腺囊肿（见第九章）、表皮样囊肿（见第九章）、钙化上皮瘤（见第四章）、骨性迷芽瘤（见第十一章）和鳞状细胞癌（见第一章）等，本章仅对皮脂腺腺瘤及皮脂腺癌进行介绍。

眼睑的皮脂腺腺瘤（sebaceous adenoma）并不常见，一般表现为轻度隆起、边界清晰的黄白色结节，结节内可见呈颗粒状增生的小叶状改变。

来源于睑板腺的皮脂腺腺瘤一般仅累及睑缘附近的睑板腺，而很少累及睑板腺中部，结节中央常有小的凹陷，推测可能为睑板腺导管的开口。

皮脂腺腺瘤或皮脂腺癌可能与 Muir-Torre 综合征有关，确诊后应建议患者及时进行胃肠镜检查以除外消化道肿瘤。

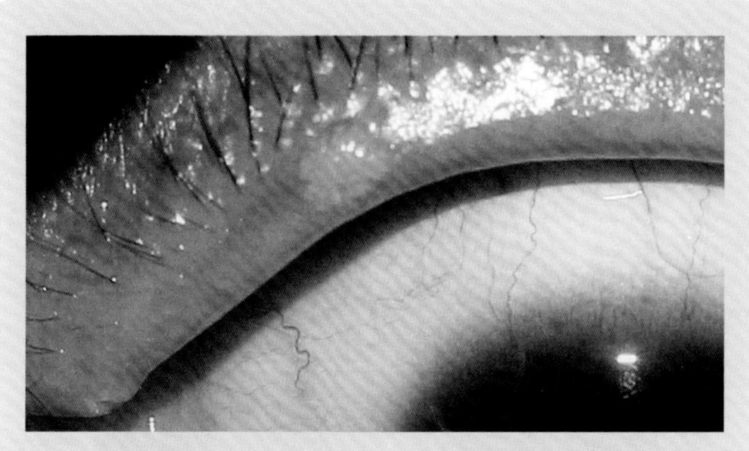

患者男，48岁，左眼上睑睑缘表面可见轻度隆起的黄白色结节，表面光滑，边界清晰，内部呈颗粒状改变，中央有小凹陷。

图 2-1-1　早期微小的皮脂腺腺瘤

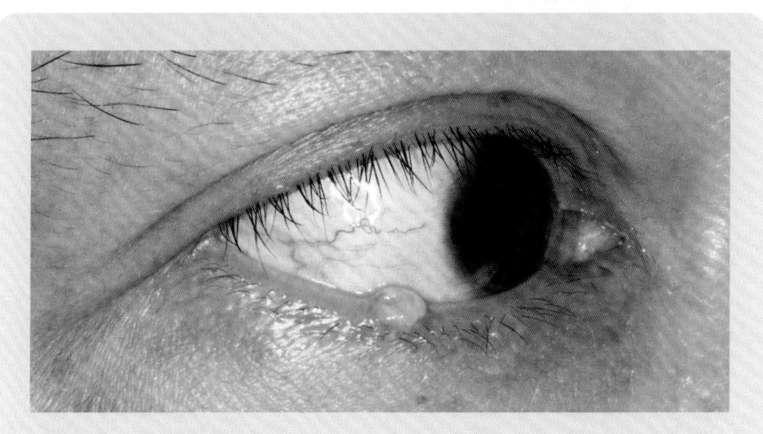

患者男，37岁，右眼肿物3年，3年前外院考虑为“睑板腺开口阻塞”，予挤压后增大。病变位于右眼下睑睑缘，表现为睑板腺开口处轻度隆起的边界清晰的黄白色实性结节，中央轻度凹陷。

图 2-1-2　皮脂腺腺瘤

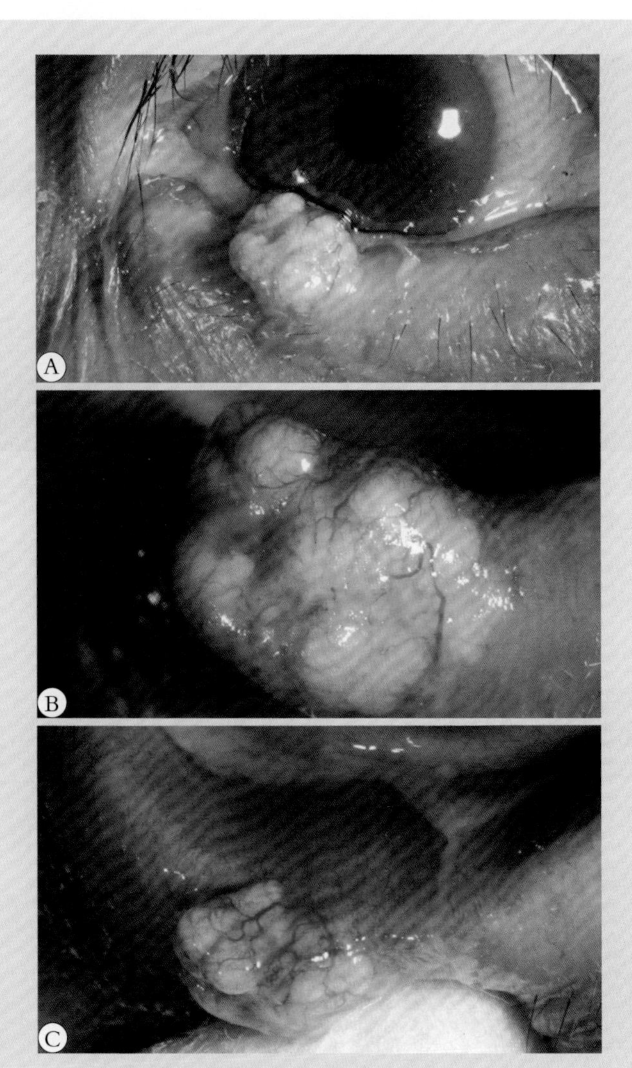

患者女，84 岁，右眼肿物十余年，近 1 年增大明显。图 A 右眼下睑外侧黄白色结节；图 B 病变累及睑缘全层，明显隆起，边界清晰，桑葚样外观，结节中央轻度凹陷；图 C 结膜面受累，血管轻度扩张。

图 2-1-3　皮脂腺腺瘤

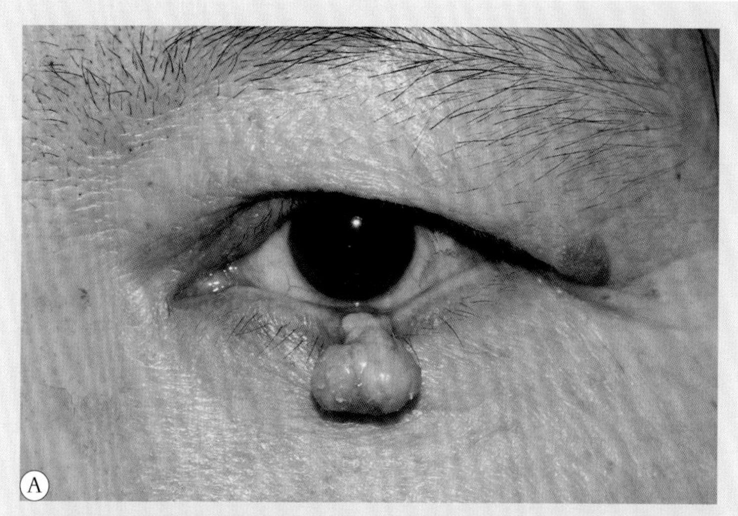

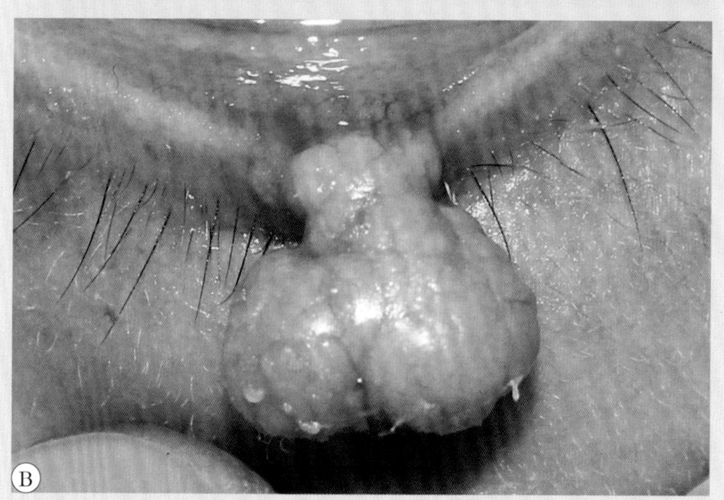

患者女，64岁，左眼肿物30年，近2年明显增大。图A病变位于左眼下睑中部，累及睑缘全层，有蒂，边界清晰，呈明显隆起的黄白色桑葚样外观，局部睑结膜下亦有轻度浸润充血，肿物牵拉下睑轻度外翻；图B放大后可见肿物内部呈颗粒状，中央亦有轻度凹陷。

图2-1-4　皮脂腺腺瘤

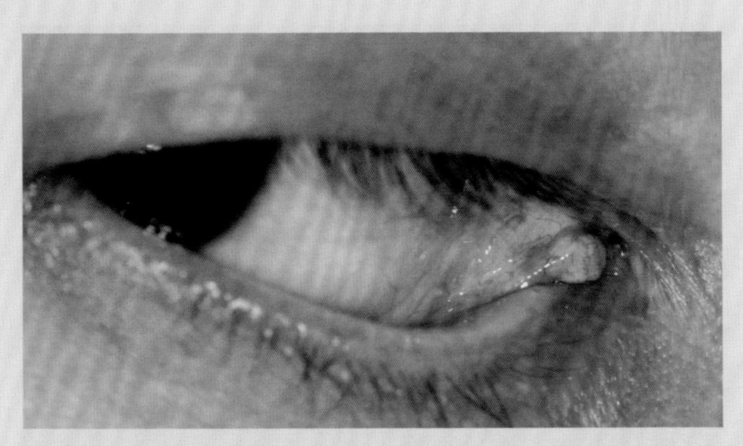

患者男，45 岁，右眼泪阜轻度隆起的黄白色结节，边界清晰，表面光滑，内部呈颗粒状外观。

图 2-1-5　泪阜部的皮脂腺腺瘤

第二节　皮脂腺癌

皮脂腺癌（sebaceous carcinoma）最常发生于眼睑，是最常见的眼睑恶性肿瘤之一。在亚洲人中，眼睑皮脂腺癌的发病率仅次于基底细胞癌，占到所有眼睑恶性肿瘤的35%左右；而在欧美，这一比例仅为5%左右。由于皮脂腺癌具有形态多变、侵袭性强、易于复发及早期转移、对放化疗均不敏感等特点，所以其早期诊断和早期规范治疗必须引起眼科医生的高度重视。

大部分眼周皮脂腺癌起源于睑板腺，也有部分起源于蔡氏腺或泪阜、眼睑及眉弓区域皮肤的皮脂腺，中老年女性多见，上睑发病率高于下睑。复发、累及球结膜、累及眶内及呈佩吉特样（pagetoid）生长的皮脂腺癌患者，多数预后不佳。与皮脂腺腺瘤和角化棘皮瘤一样，皮脂腺癌也可能与Muir-Torre综合征有关。

早期诊断，早期在冰冻病理切缘控制下通过手术完整切除肿瘤是治疗皮脂腺癌的最佳治疗手段。

早期较小的皮脂腺癌

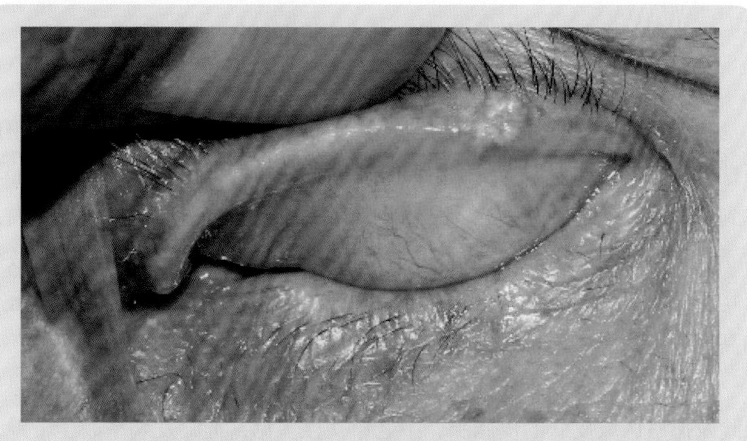

患者女，58 岁，左眼上睑突起于睑缘的淡黄色结节，边界较清晰，颗粒状外观，中央有小凹陷，形态略不对称，不易与皮脂腺腺瘤区分。

图 2-2-1　早期较小的皮脂腺癌

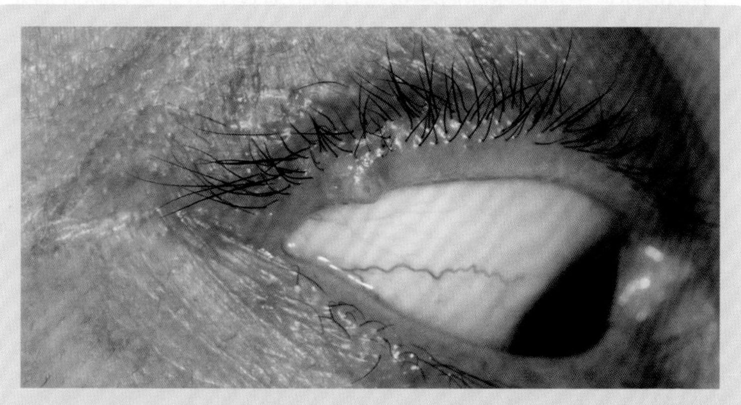

患者女，64 岁，右眼上睑肿物 3 个月。病变累及睑缘全层，黄色，轻度突起于睑缘，边界较清，形态略不规则，易被误诊为睑板腺开口阻塞。

图 2-2-2　早期较小的皮脂腺癌

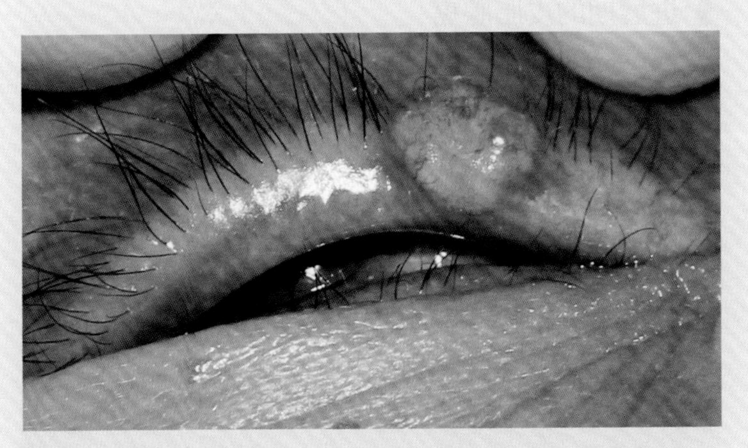

患者女，71岁，右眼上睑肿物近1年。病变轻度突起于睑缘，黄色，表面血管扩张，中央略凹陷，边界较清晰。

图 2-2-3　早期较小的皮脂腺癌

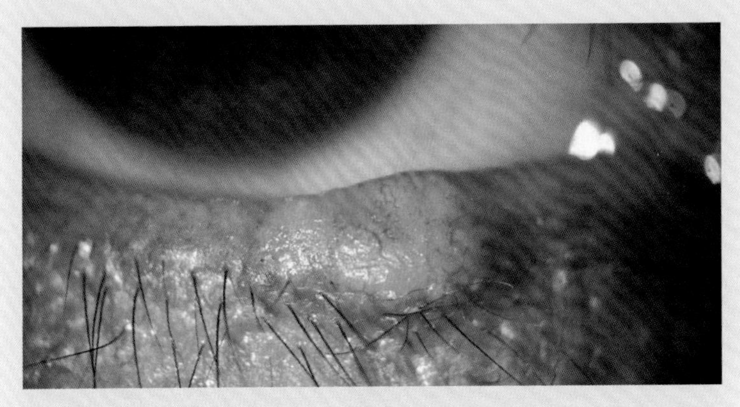

患者女，60岁，右眼下睑肿物3个月，外院活检后。病变淡黄色，累及睑缘全层，边界较清晰，中央略凹陷，表面血管轻度扩张，内侧可见病理活检后蓝色缝线。

图 2-2-4　早期较小的皮脂腺癌

进展期的皮脂腺癌

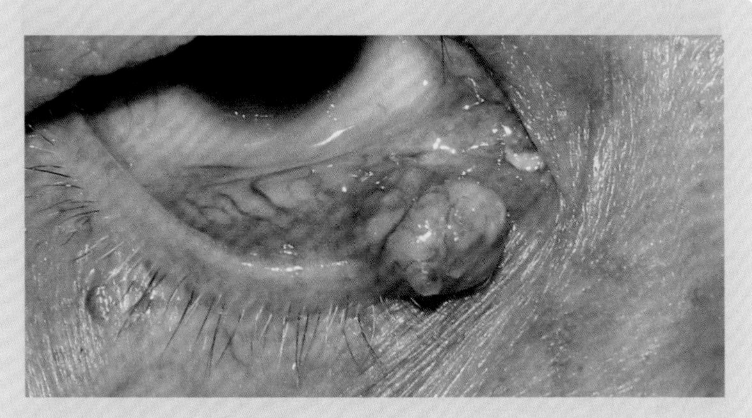

患者女，80 岁，右眼下睑肿物 3 个月。病变累及睑缘全层并向睑板下缘生长，黄白色，明显隆起，边界清晰。

图 2-2-5　进展期的皮脂腺癌

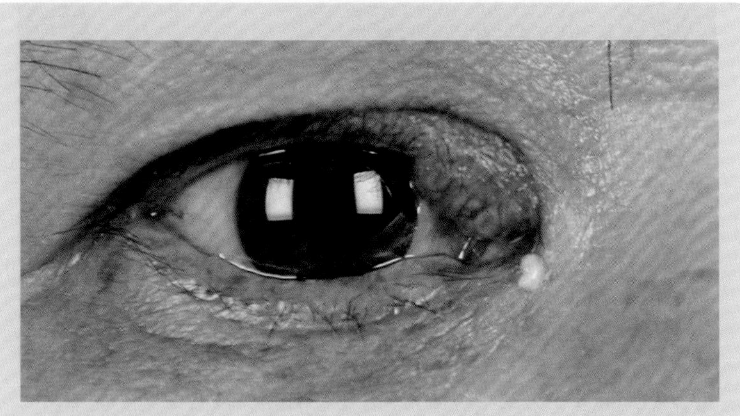

患者女，61 岁，右眼上睑内侧红色实性结节，累及睑缘全层及上泪小点，边界较清晰，局部睫毛脱失。

图 2-2-6　进展期的皮脂腺癌

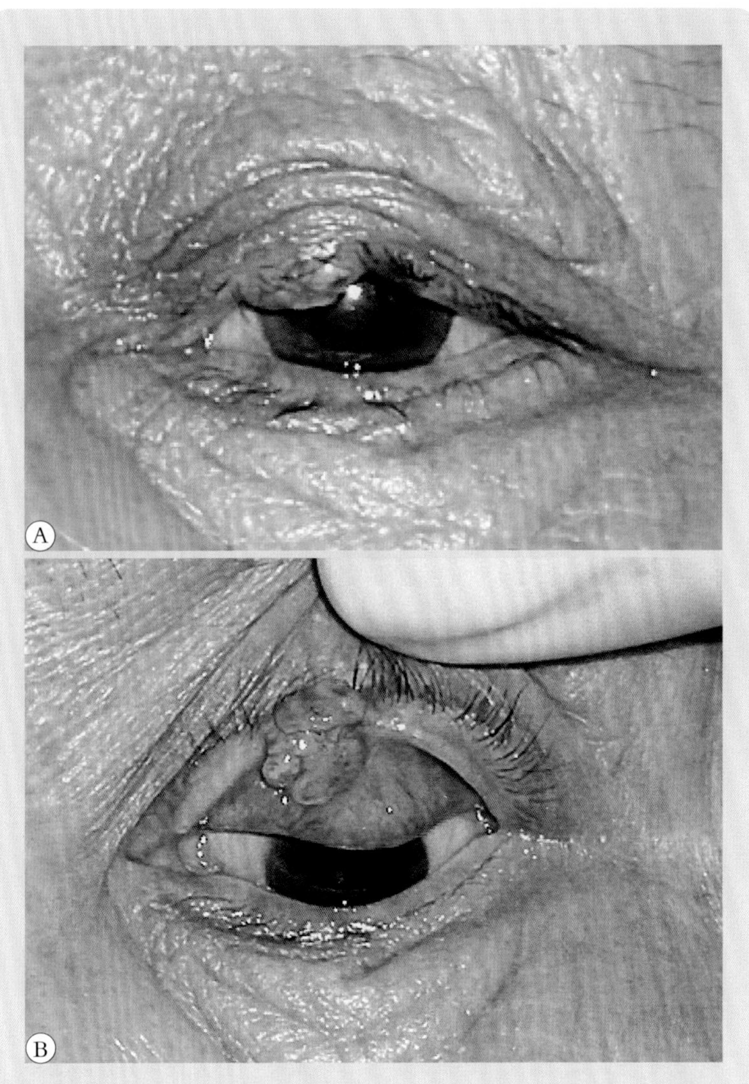

患者老年女性。图A左眼上睑缘淡黄色实性结节；图B病变突出于睑结膜表面呈菜花样。（赵素焱供图）

图2-2-7　进展期的皮脂腺癌

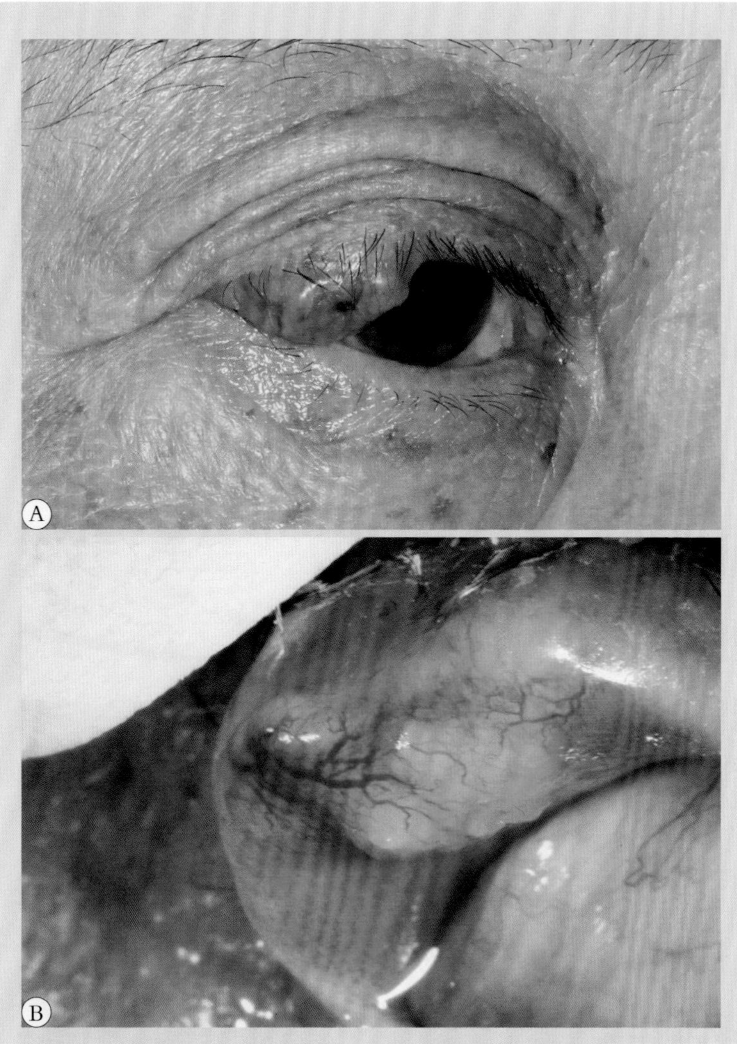

患者女，57 岁，右眼上睑肿物半年，渐增大。图 A 睑缘后层明显隆起的实性结节，轻度充血，中央溃疡形成；图 B 结膜面可见肿瘤呈淡黄色，轻度隆起，表面血管扩张。

图 2-2-8　进展期的皮脂腺癌

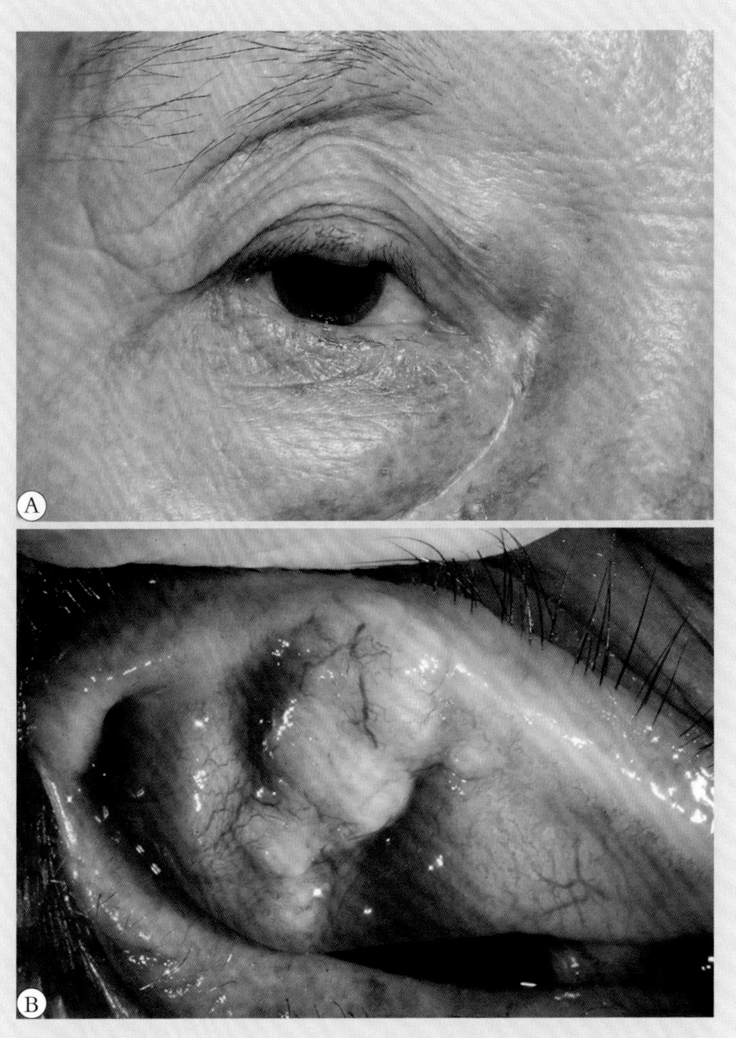

患者女，75 岁，右眼上睑肿物 1 个月。图 A 上睑皮下硬结，睑缘轻度隆起；图 B 结膜面可见肿瘤呈淡黄色隆起的实性结节，沿睑板腺走向分布，表面血管轻度扩张。

图 2-2-9　进展期的皮脂腺癌

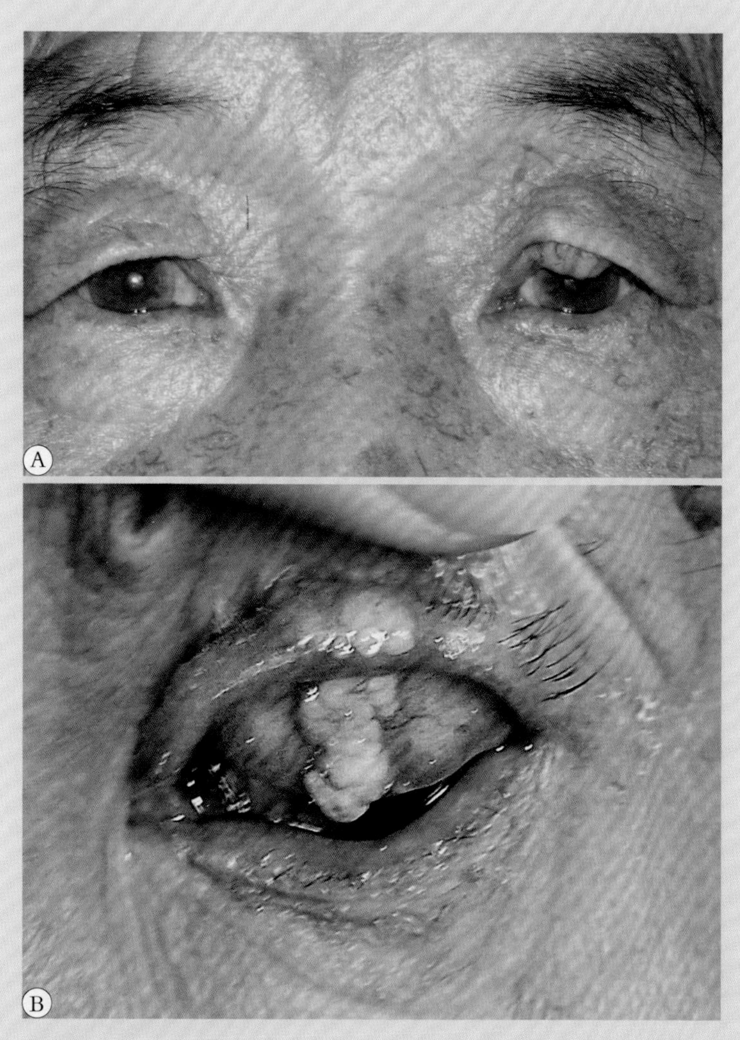

患者男，74 岁。图 A 左眼上睑中部睑缘灰白色实性结节，表面血管轻度扩张，局部睫毛脱失；图 B 结膜面可见肿瘤呈灰白色结节状隆起，沿睑板腺走向分布。

图 2-2-10　进展期的皮脂腺癌

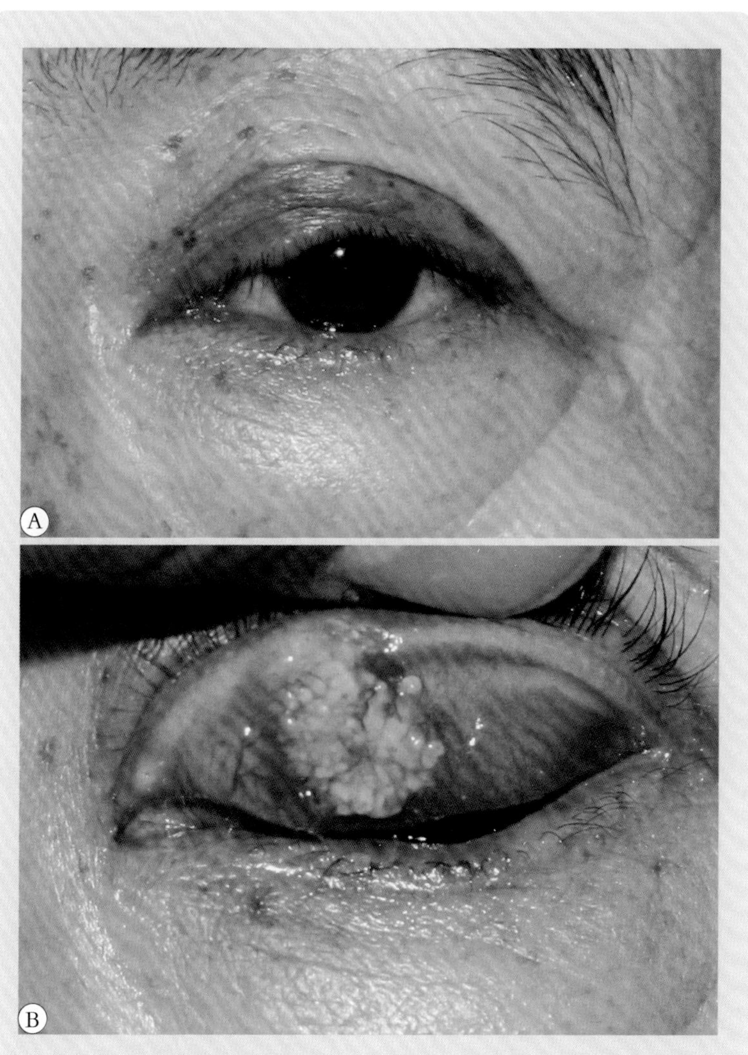

患者男，53 岁，左眼上睑肿物 3 个月。图 A 上睑皮下硬结，睑缘轻度隆起；图 B 肿瘤沿睑板腺走向分布，黄白色颗粒状外观，边界欠清晰，内部及周边血管轻度扩张充血。

图 2-2-11　进展期的皮脂腺癌

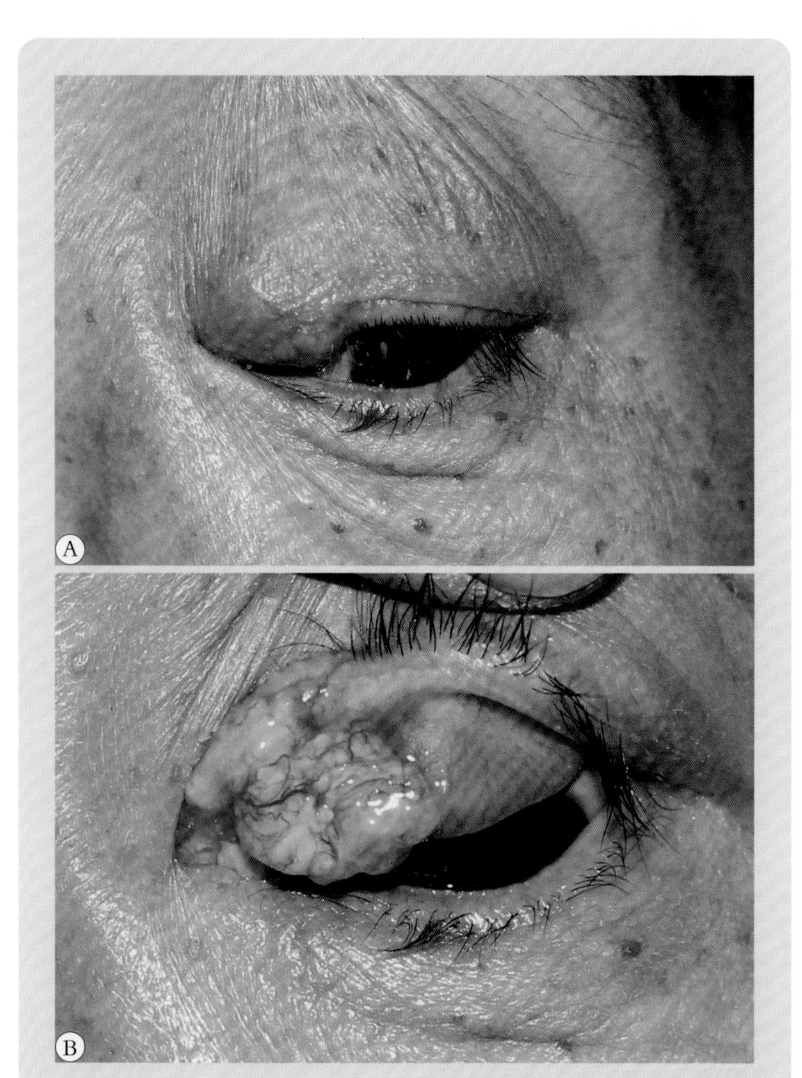

患者女，56 岁，左眼上睑肿物 2 个月。图 A 上睑内侧皮下实性结节，睑缘轻度隆起；图 B 结膜面呈淡黄色颗粒状外观，病变沿睑板腺走向分布，边界欠清晰，表面及周边血管轻度扩张充血。

图 2-2-12　进展期的皮脂腺癌

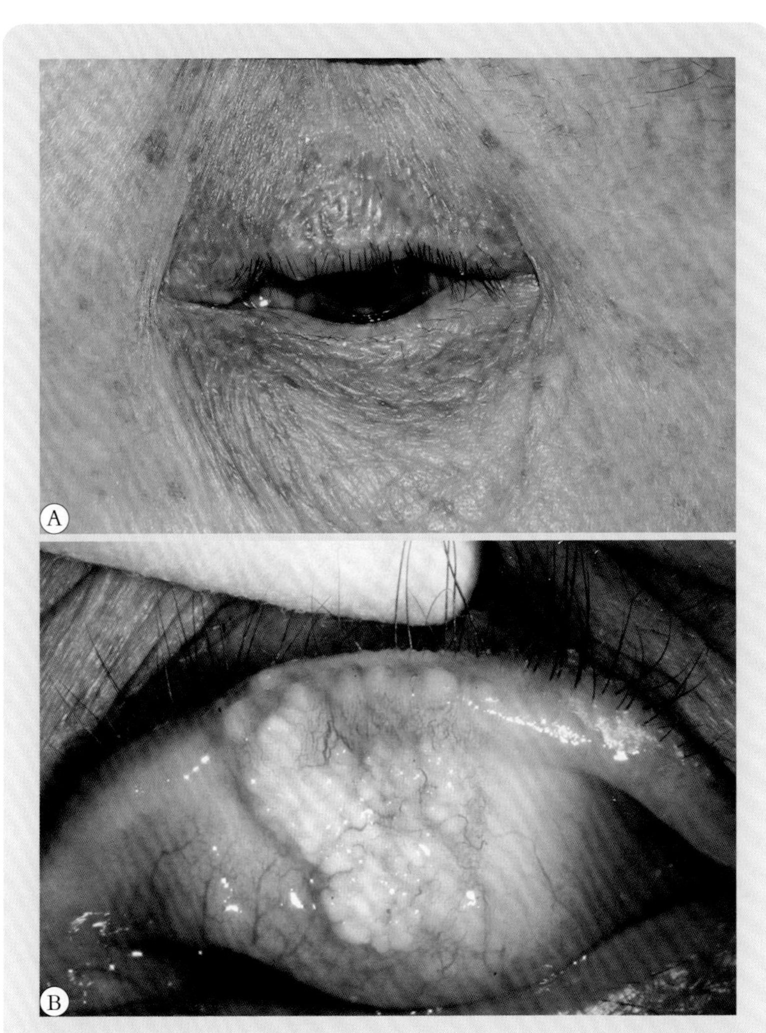

患者女，74 岁，左眼上睑肿物 2 年。图 A 上睑中部皮下实性结节，睑缘轻度隆起；图 B 结膜面呈淡黄色颗粒状外观，病变沿睑板腺走向分布，累及多个睑板腺开口，表面及周边血管轻度扩张充血，边界较清晰。

图 2-2-13　进展期的皮脂腺癌

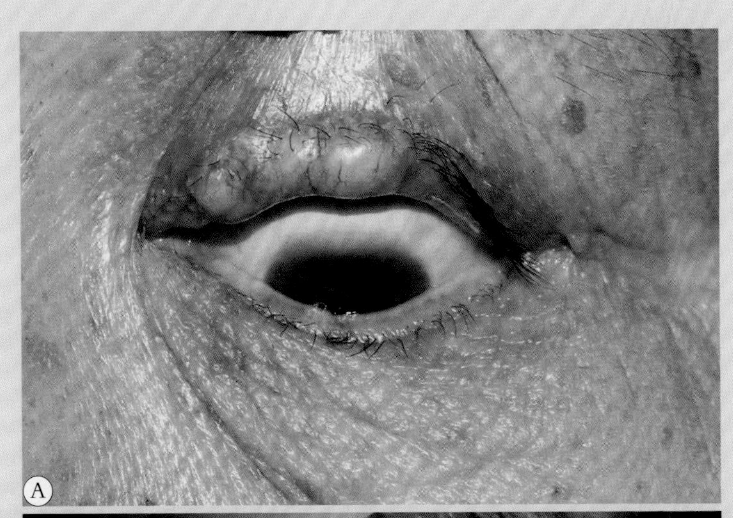

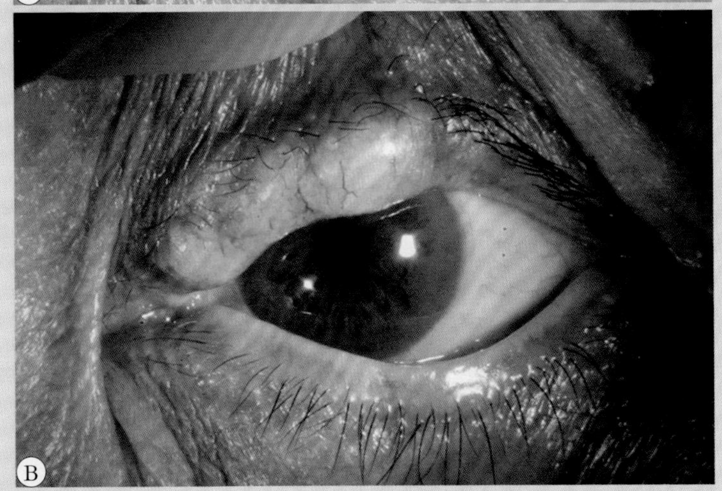

患者女，67 岁，左眼上睑肿物 2 年。图 A 左眼上睑缘内侧黄白色实性结节，累及睑缘全层及上泪小点；图 B 局部放大后，病变沿睑缘向两侧生长，边界较清晰，表面黏膜尚光滑，血管轻度扩张，局部睫毛略稀疏。

图 2-2-14　进展期的皮脂腺癌

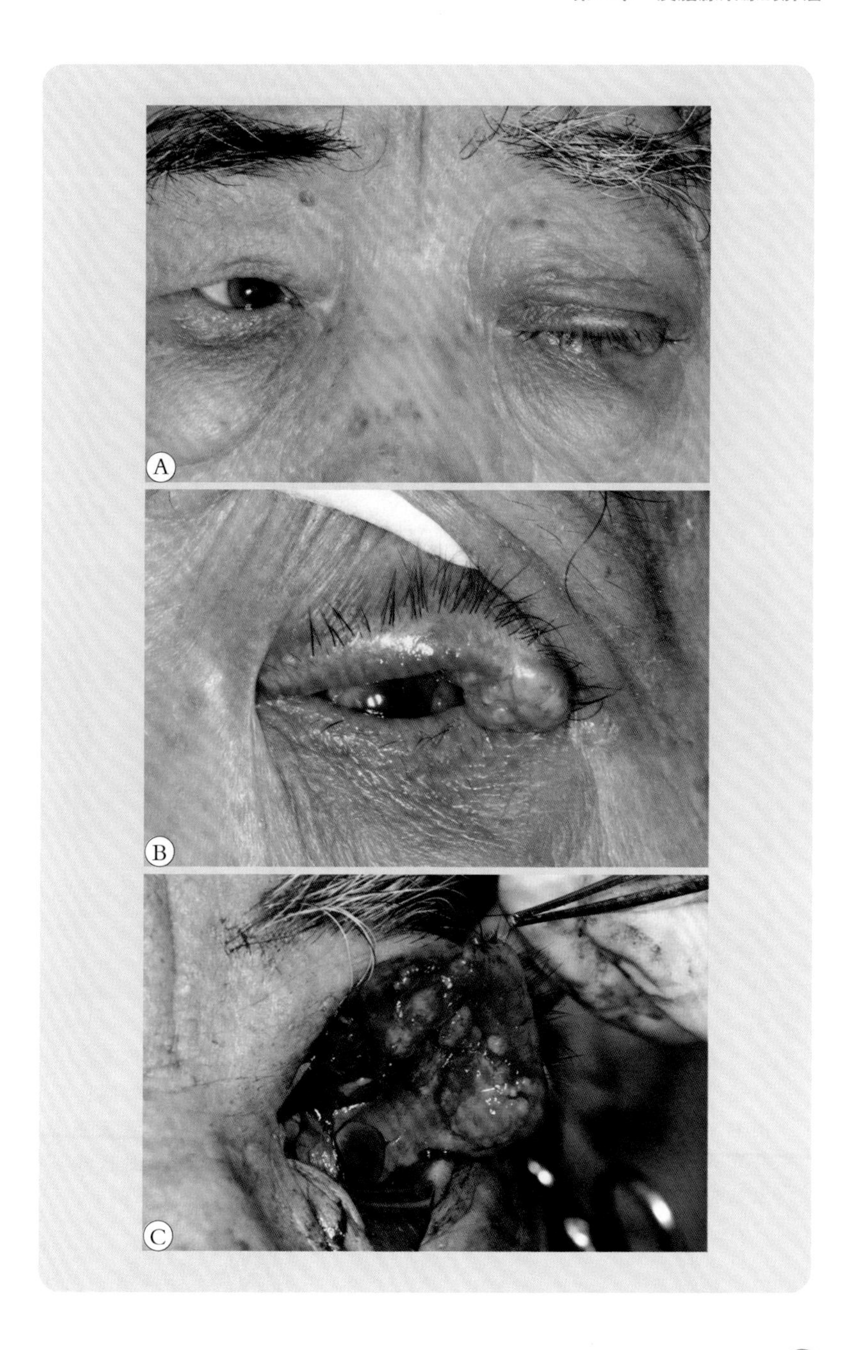
A
B
C

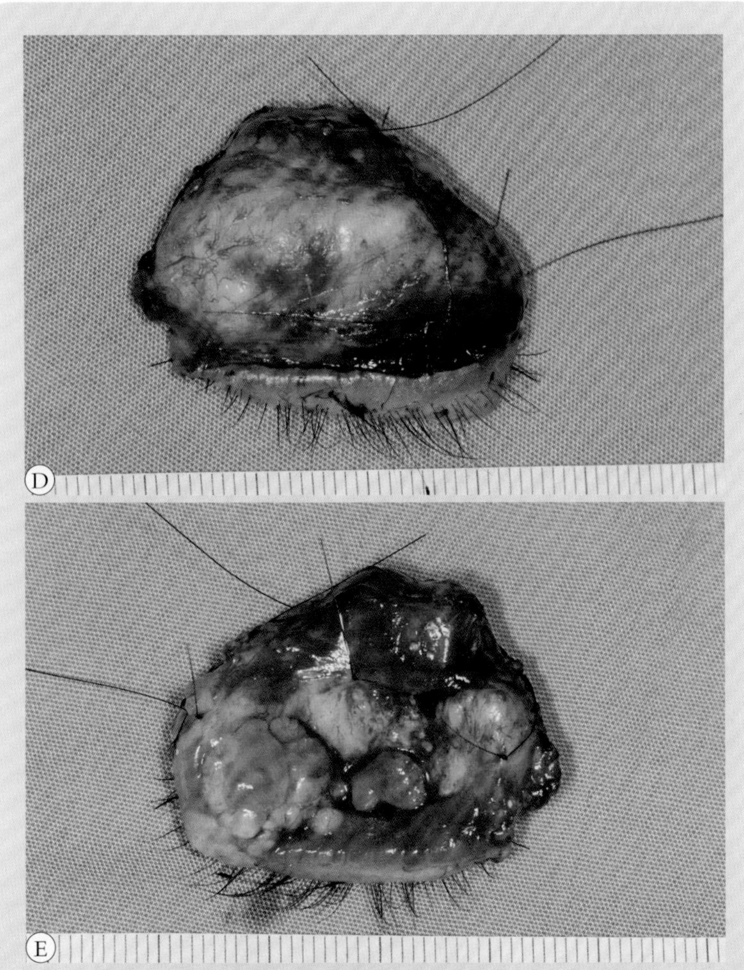

患者男，87 岁，左眼肿物 2 年，渐增大。图 A 左眼上睑皮下弥漫实性硬结，边界不清晰，压迫上睑睁眼困难，上方累及提上睑肌腱膜；图 B 外侧睑缘及对应结膜面可见轻度隆起的结节；图 C 病变累及部分穹窿结膜；图 D 标本皮肤侧，可见肿瘤未突破睑板表面；图 E 标本结膜侧可见大小不等的实性结节，提上睑肌腱膜近端轻度增厚。

图 2-2-15　进展期的皮脂腺癌

外观不典型的皮脂腺癌

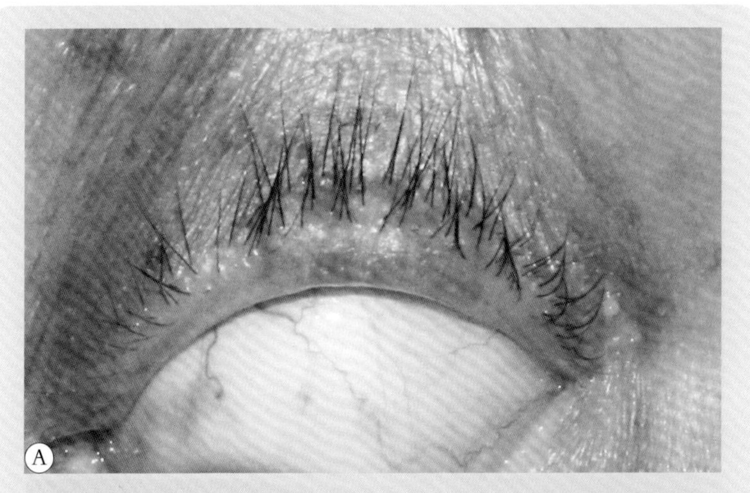

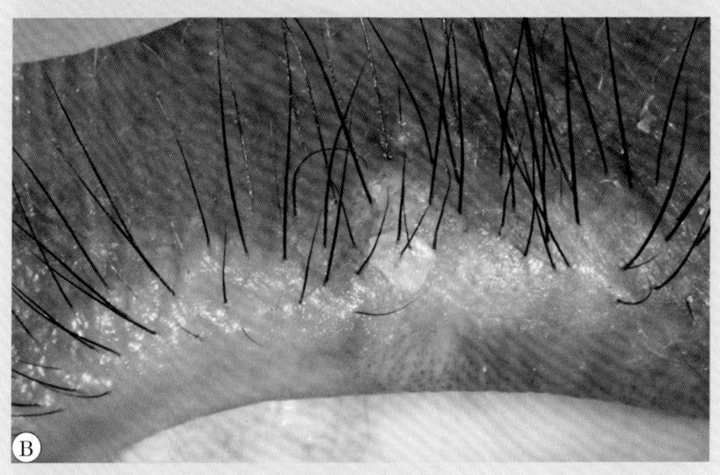

患者女，68 岁，左眼上睑肿物 3 年。图 A 病变累及睑缘全层，沿睑缘向两侧生长，淡黄色，边界欠清晰，轻度充血脱屑，隆起不明显；图 B 局部睑缘黏膜完整，睫毛生长无明显受累，外观类似睑缘炎或局部睑板腺开口阻塞。

图 2-2-16　不典型的皮脂腺癌

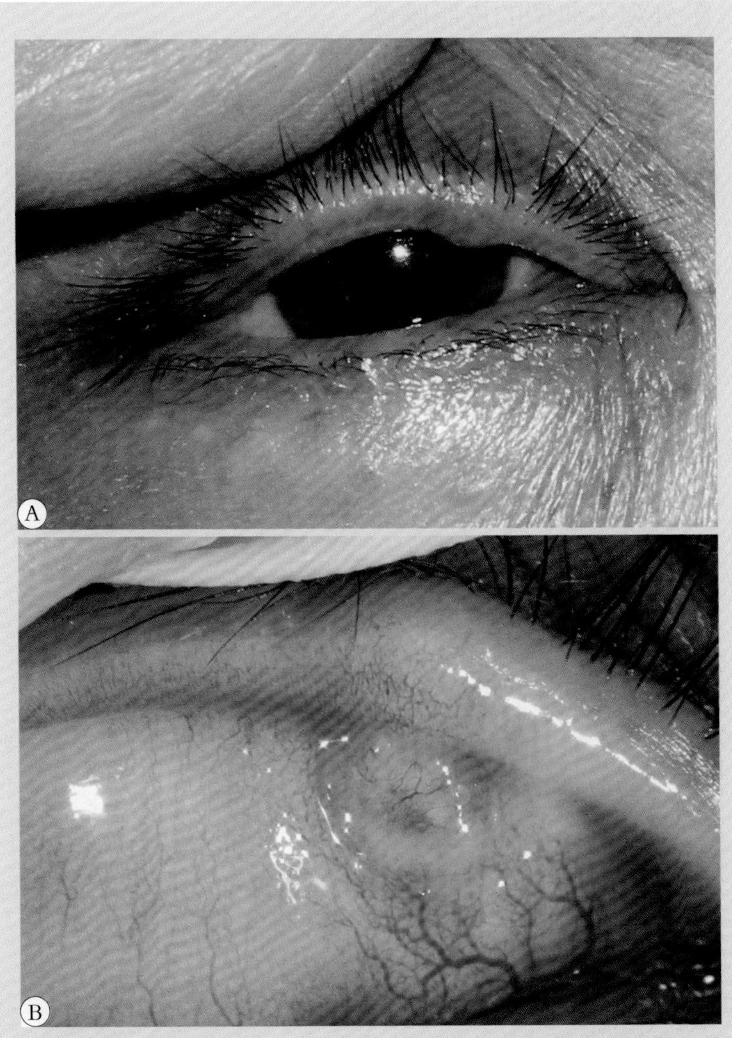

患者女，57 岁，右眼肿物 3 月余。图 A 上睑内侧睑缘轻度隆起，色略发青，似睑板腺开口阻塞；图 B 睑结膜面黄白色息肉样病变似结膜肉芽肿，局部轻度充血。外观不典型，容易误诊为霰粒肿。

图 2-2-17　不典型的皮脂腺癌

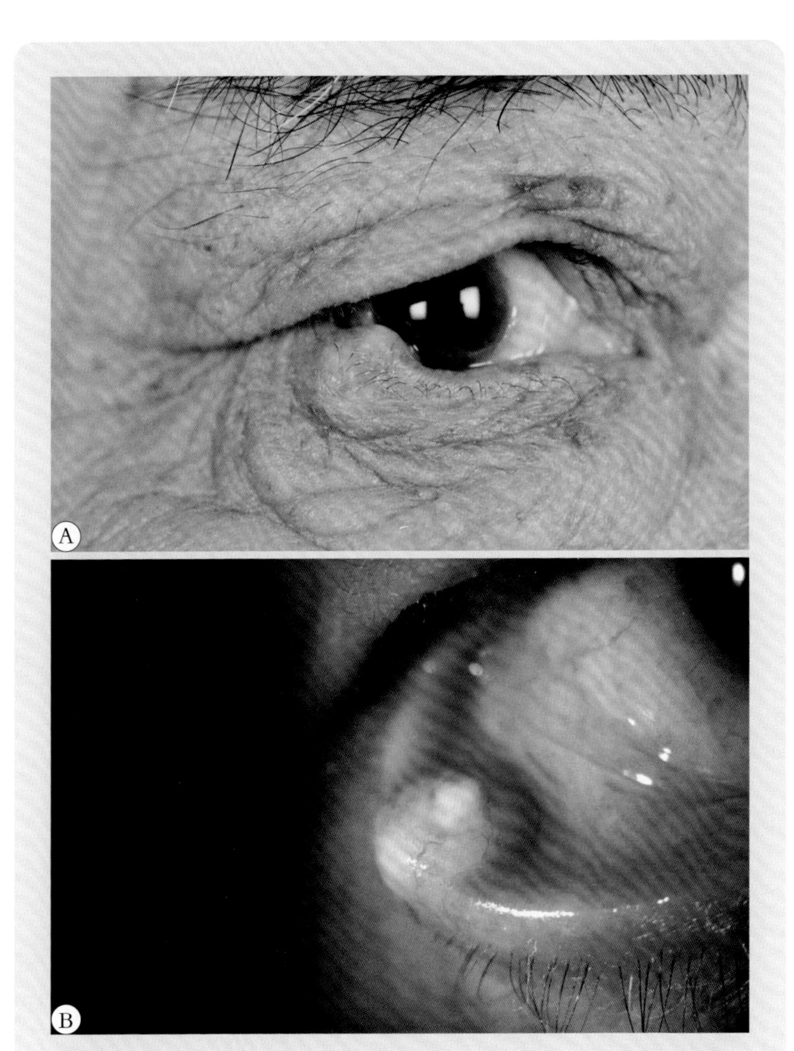

患者男，73 岁。图 A 右眼下睑外侧皮下实性结节，睑缘轻度隆起，边界欠清晰；图 B 睑结膜面病变呈黄白色，颗粒感不明显，局部血管扩张，肿物内似为睑板腺开口阻塞导致的黄色分泌物。外观不典型，容易误诊为霰粒肿。

2-2-18　不典型的皮脂腺癌

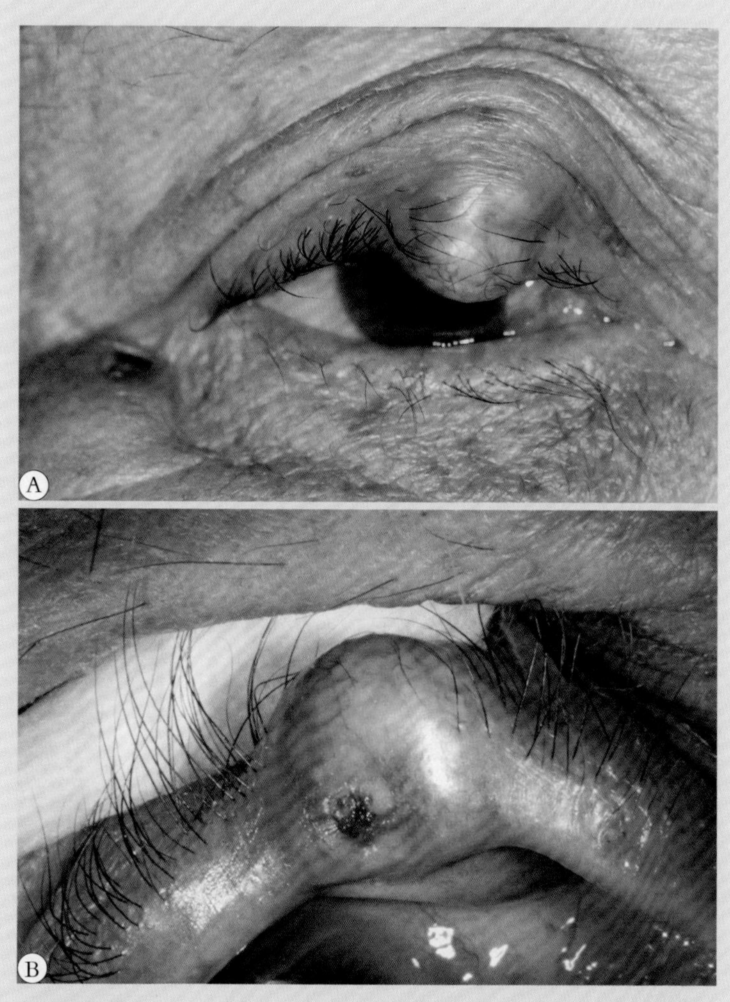

患者女，69 岁，右眼肿物半年。图 A 上睑中部累及睑缘全层的黄白色实性结节，表面血管轻度扩张，局部睫毛缺失。下睑外侧另可见一较大的黑头粉刺；图 B 病变中央上皮不连续，疑似扩张的睑板腺中央导管开口。外观不典型，易被误诊为霰粒肿。

图 2-2-19　不典型的皮脂腺癌

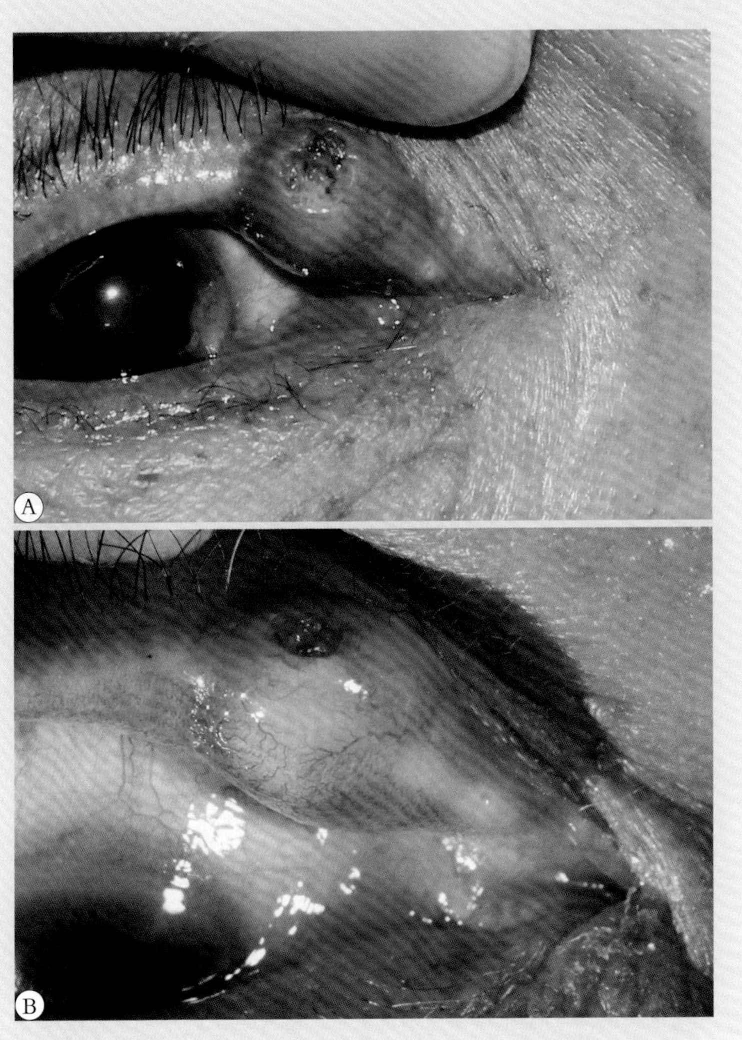

患者男，60 岁，右眼上睑内侧肿物半年。图 A 病变紧邻上泪小点，黯红色，病变中央上皮不连续处疑似为扩张的睑板腺中央导管开口；图 B 睑结膜面光滑，轻度充血。外观不典型，易被误诊为霰粒肿。

图 2-2-20　不典型的皮脂腺癌

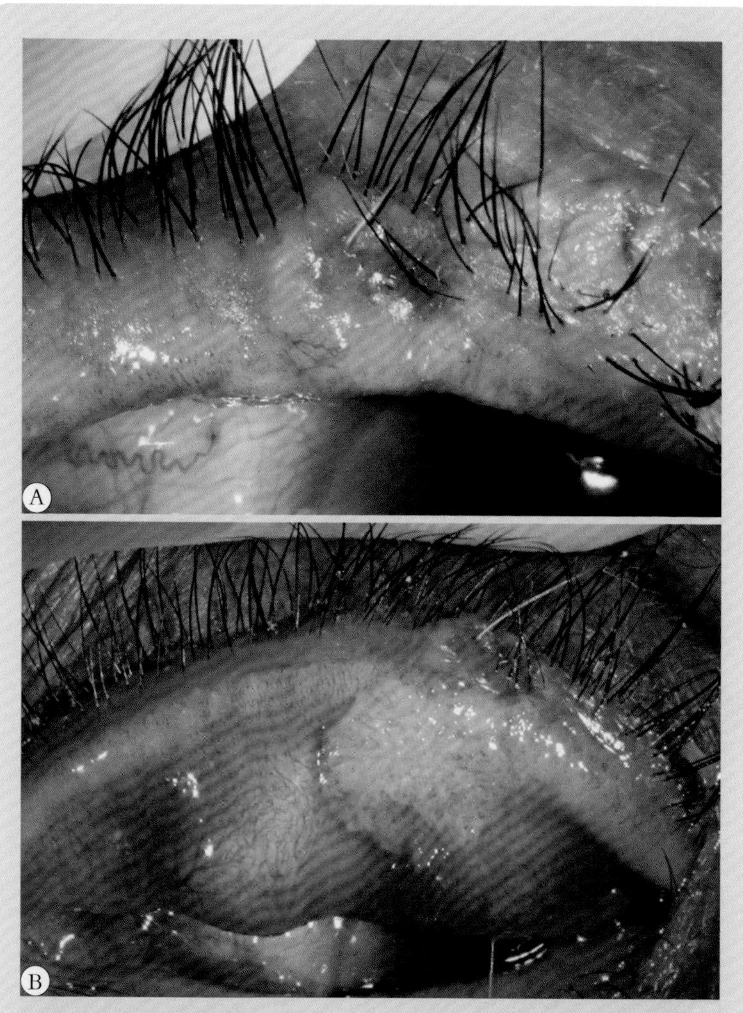

患者女，69 岁，左眼摩擦感不适 1 年。图 A 左上睑中部累及睑缘全层的灰白色实性结节，边界欠清晰，周边轻度隆起，中央溃疡形成，局部睫毛生长方向紊乱，不易与基底细胞癌区分；图 B 对应睑结膜面可见菜花样肿物。

图 2-2-21　不典型的皮脂腺癌

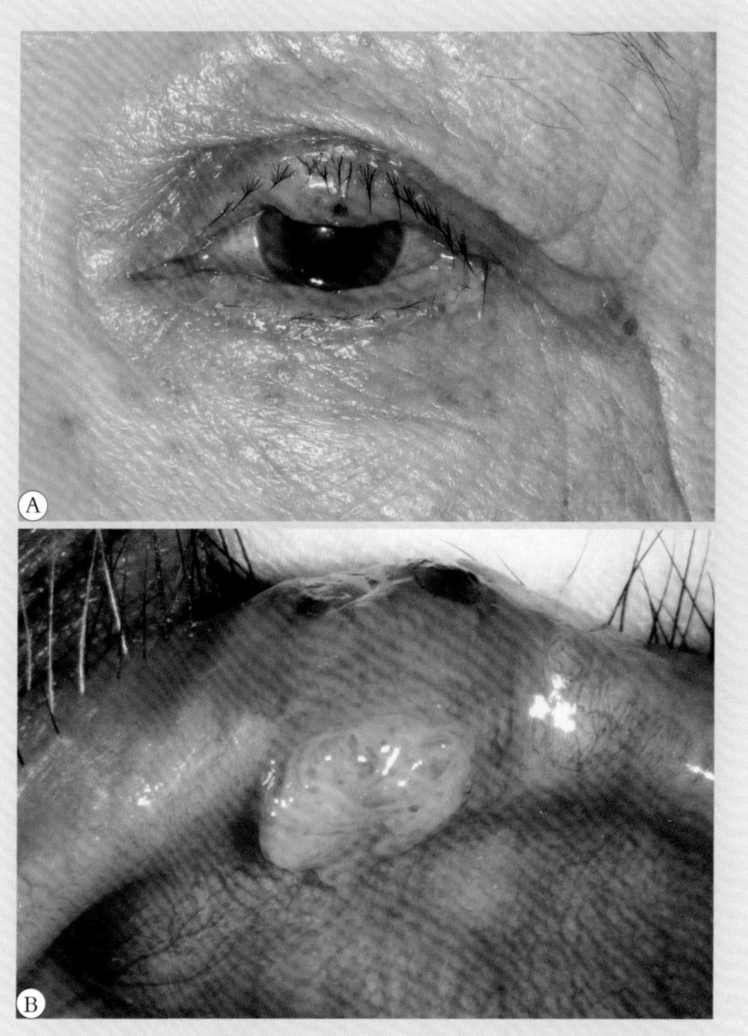

患者女，75 岁，右眼上睑肿物 1 年。图 A 病变主要累及睑缘后层，边界欠清晰，中央轻度糜烂不平，血管扩张；图 B 结膜面病变呈菜花样，临近的睑板腺开口阻塞导致睑板腺内脂性分泌物堆积。

图 2-2-22　不典型的皮脂腺癌

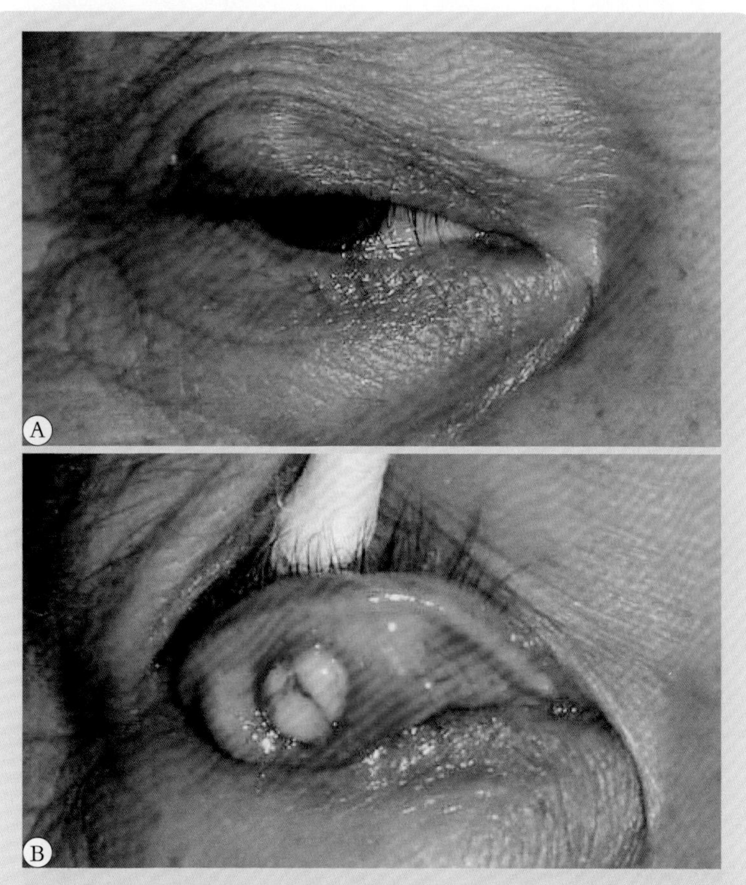

患者个人信息不详。图A右上睑中部皮下硬结；图B结膜面可见位于睑板中部明显隆起的黄白色实性结节，边界较清晰，局部血管轻度扩张。外观不典型，易被误诊为霰粒肿或睑板内表皮样囊肿。（赵素焱供图）

图2-2-23　不典型的皮脂腺癌

小贴士

绝大部分眼睑皮脂腺癌均先累及位于睑缘的睑板腺开口处，但也有一小部分患者的病变从睑板中部开始发生而不累及或之后累及睑缘。

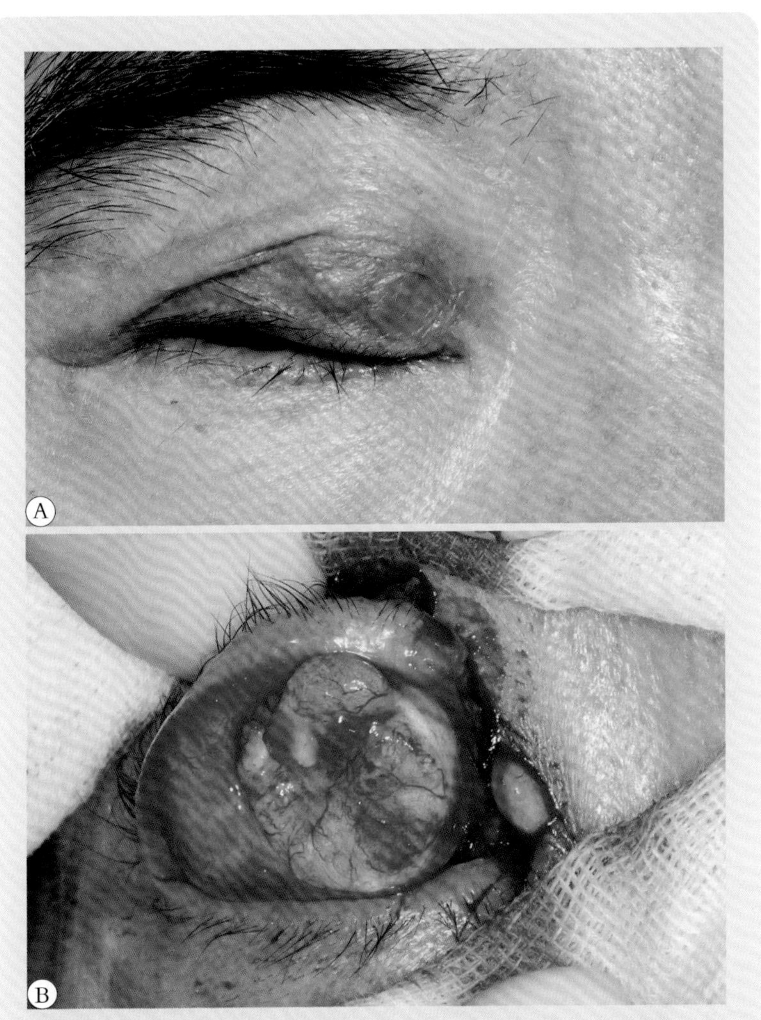

患者男，63 岁，右眼上睑肿物 5 个月。图 A 左眼上睑内侧 1/2 皮下实性结节，结节中央区与皮肤粘连，压迫上睑睁眼困难；图 B 肿物内侧睑缘离断后可见肿物向结膜面明显突起呈黄白色结节，表面血管扩张。

图 2-2-24　不典型的皮脂腺癌

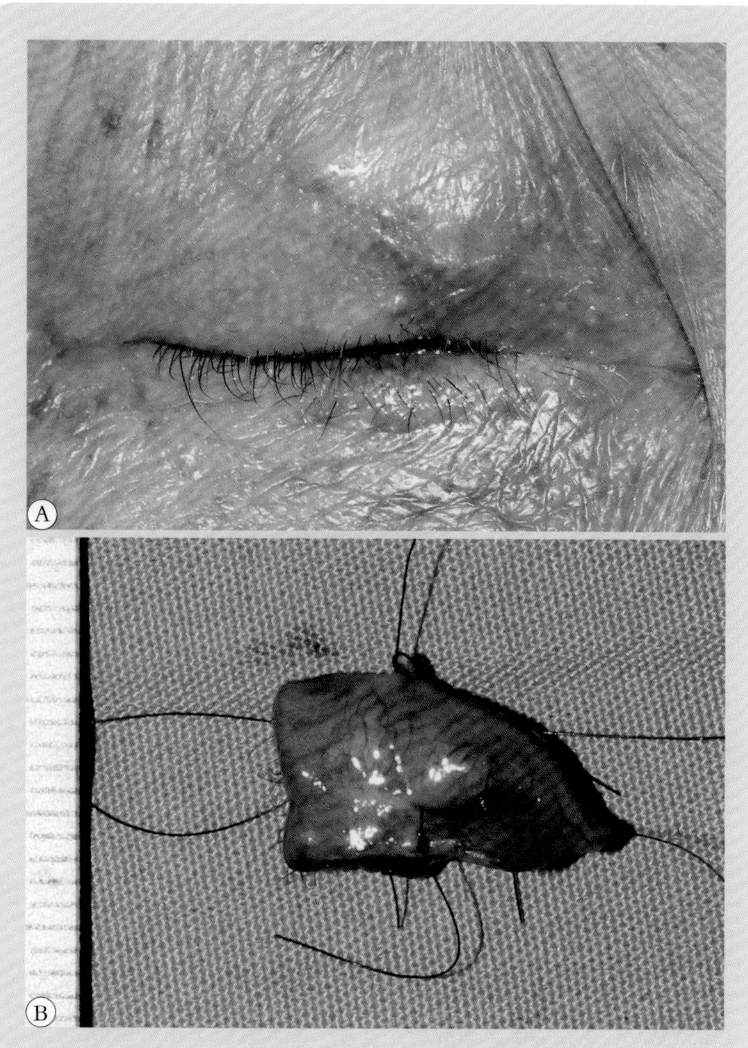

患者男，85 岁，右眼上睑肿物在外院切除后 2 周，病理检查为皮脂腺癌。图 A 右眼上睑中部皮肤瘢痕，局部可见皮下硬结；图 B 手术标本可见结膜面瘢痕及睑板中部轻度隆起的淡黄色实性结节。

图 2-2-25　不典型的皮脂腺癌

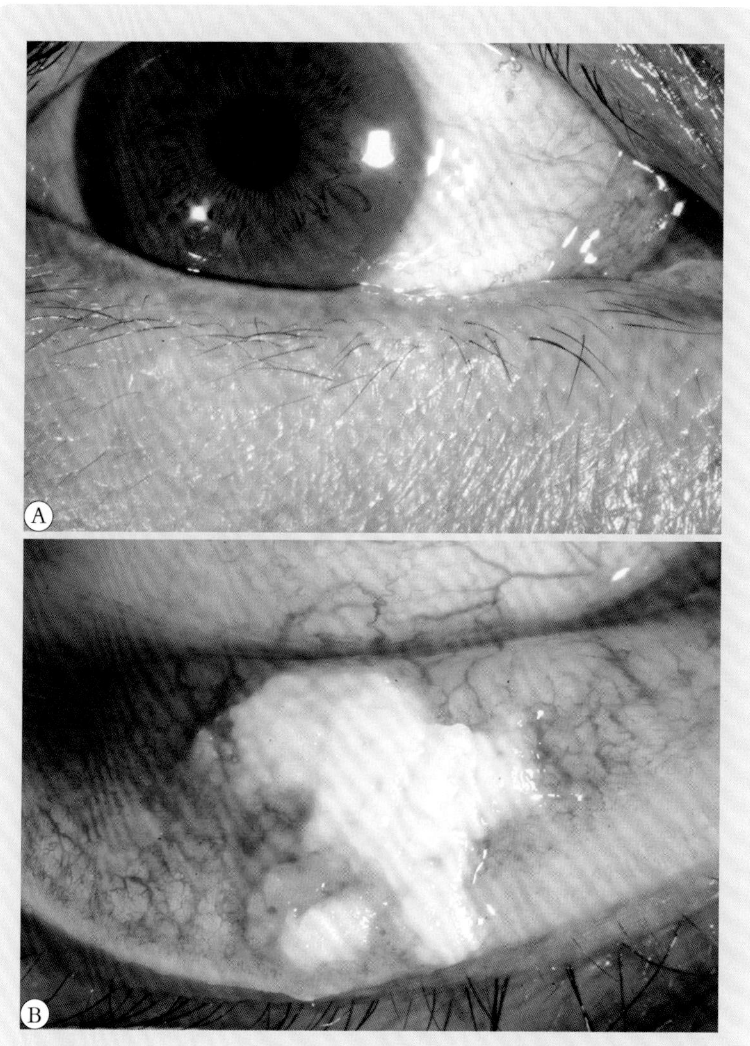

患者女，54 岁。图 A 右眼下睑中部睑缘轻度局限隆起；图 B 下睑结膜面不规则雪花样病变，局部血管轻度扩张，擦之易出血。考虑为肿瘤较表浅，沿结膜下生长并突出于结膜表面所致。

图 2-2-26　不典型的皮脂腺癌

几例预后不佳的皮脂腺癌

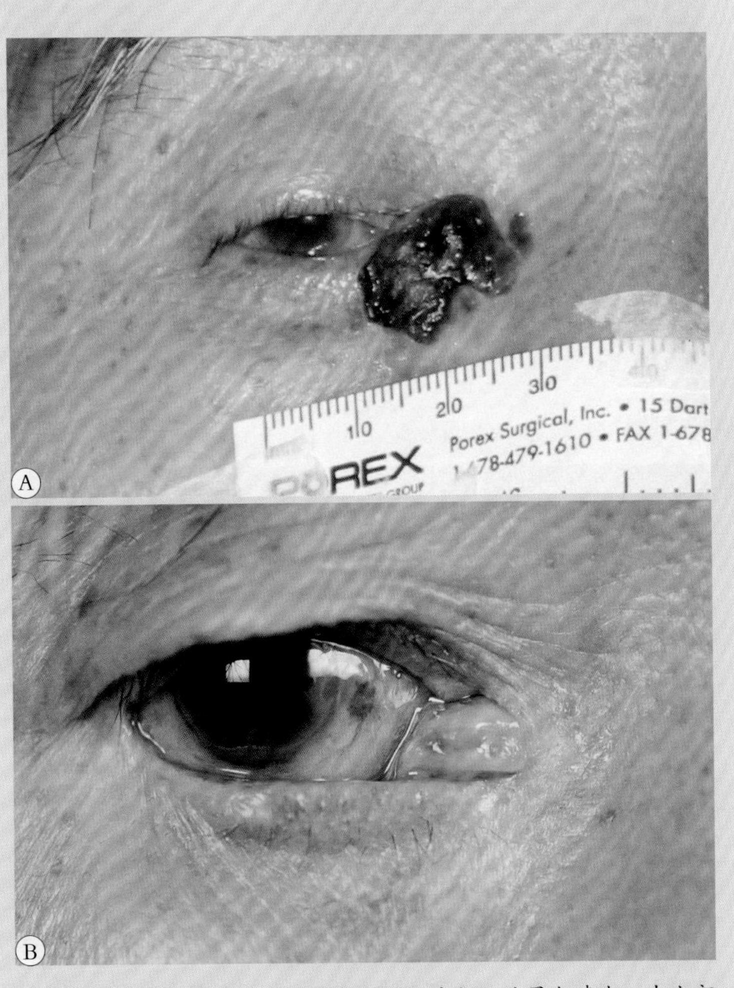

患者男，90 岁。图 A 病变位于右眼下睑内侧，边界欠清晰，中央部破溃结痂；图 B 手术后 1.5 年泪阜部复发，再次手术后 1 年发现耳前淋巴结转移，未继续治疗，后患者失访。

图 2-2-27　皮脂腺癌

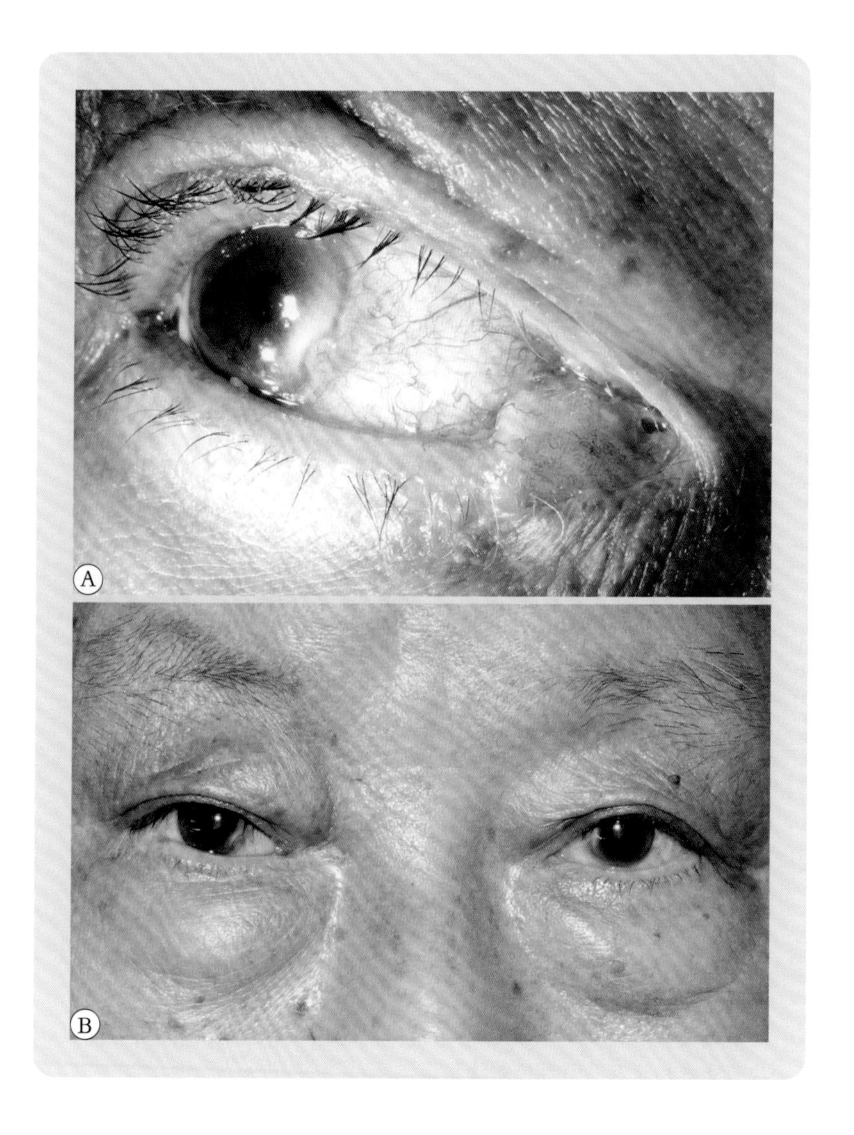
A
B

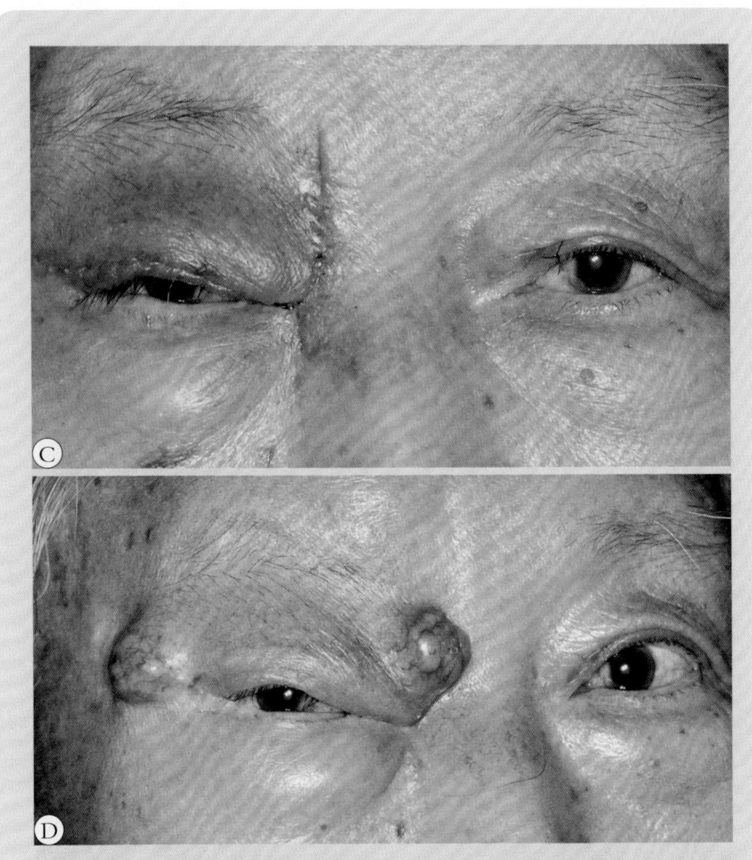

患者男，82 岁，右眼肿物 5 年。图 A 初诊时，右眼下睑内侧累及下睑缘全层、泪小管及泪阜的灰白色实性结节，局部睫毛脱失，予冰冻控制切缘下手术切除；图 B 术后 2 年，内眦部可见皮下硬结，边界不清晰，与皮肤粘连，予放疗后明显变小，放疗 2 年后肿瘤再次复发；图 C 二次手术切除 10 天拆线后；图 D 二次手术后 1 年，内眦部肿瘤复发，外眦部可见肿瘤种植，同时伴耳前淋巴结转移，后再次行手术切除及耳前淋巴结清扫。

图 2-2-28 皮脂腺癌

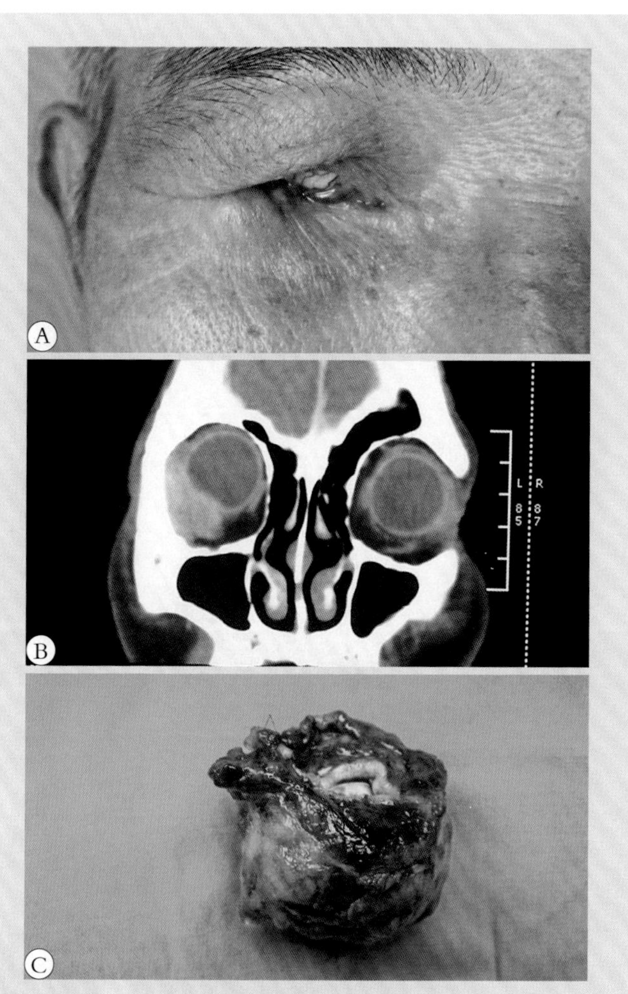

患者男，57 岁，因右眼肿物于当地医院手术切除，未送病理，术后复发。图 A 病变位于右下睑外侧皮下，累及眶内，与眼球壁粘连，顶压眼球向内上方移位，睁眼困难；图 B 眼眶 CT 示肿瘤累及外下方眶内，顶压眼球变形；图 C 眶内容物剜除术后标本。术后予放疗，半年后发现耳前淋巴结转移，1 年后发现脑转移。

图 2-2-29　累及眶内的复发性皮脂腺癌

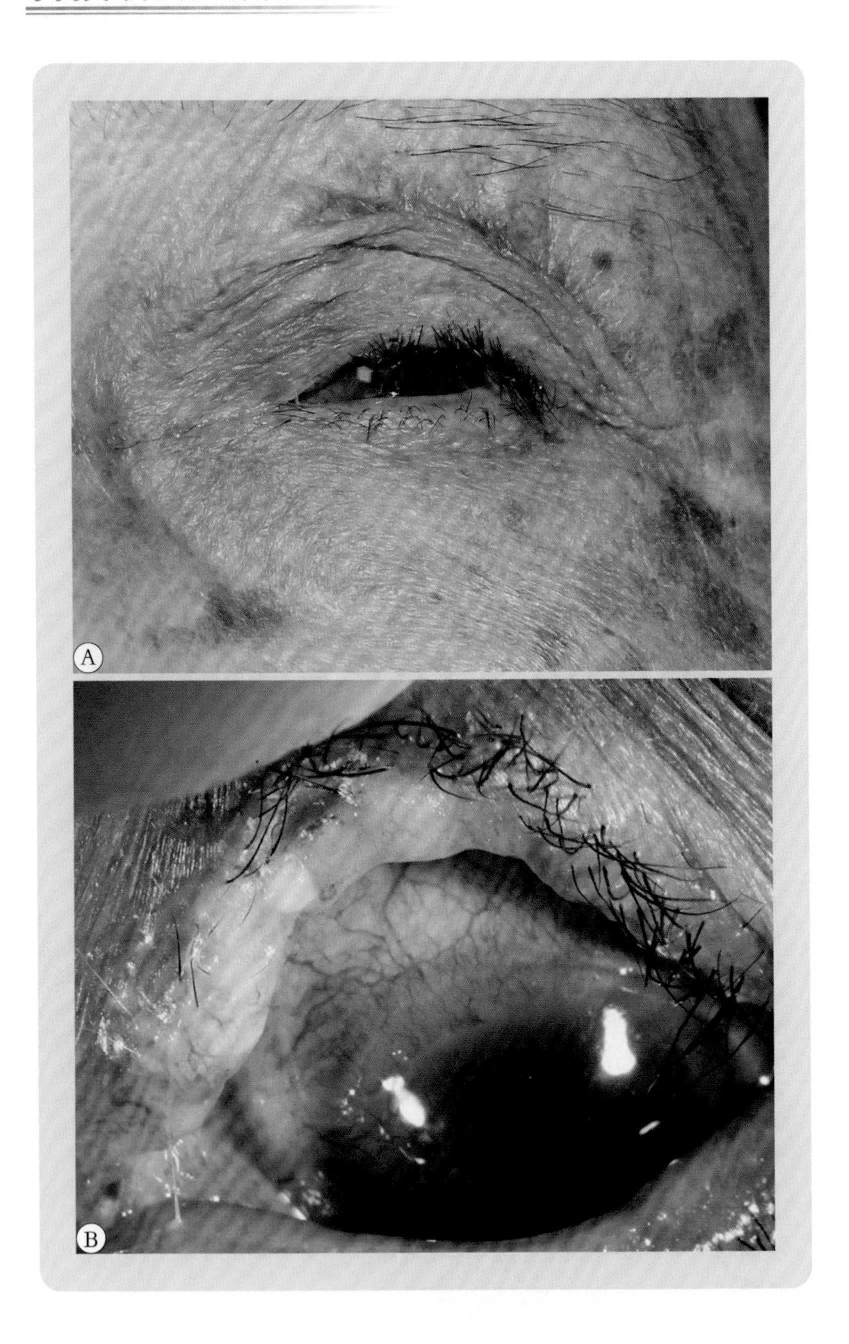
A
B

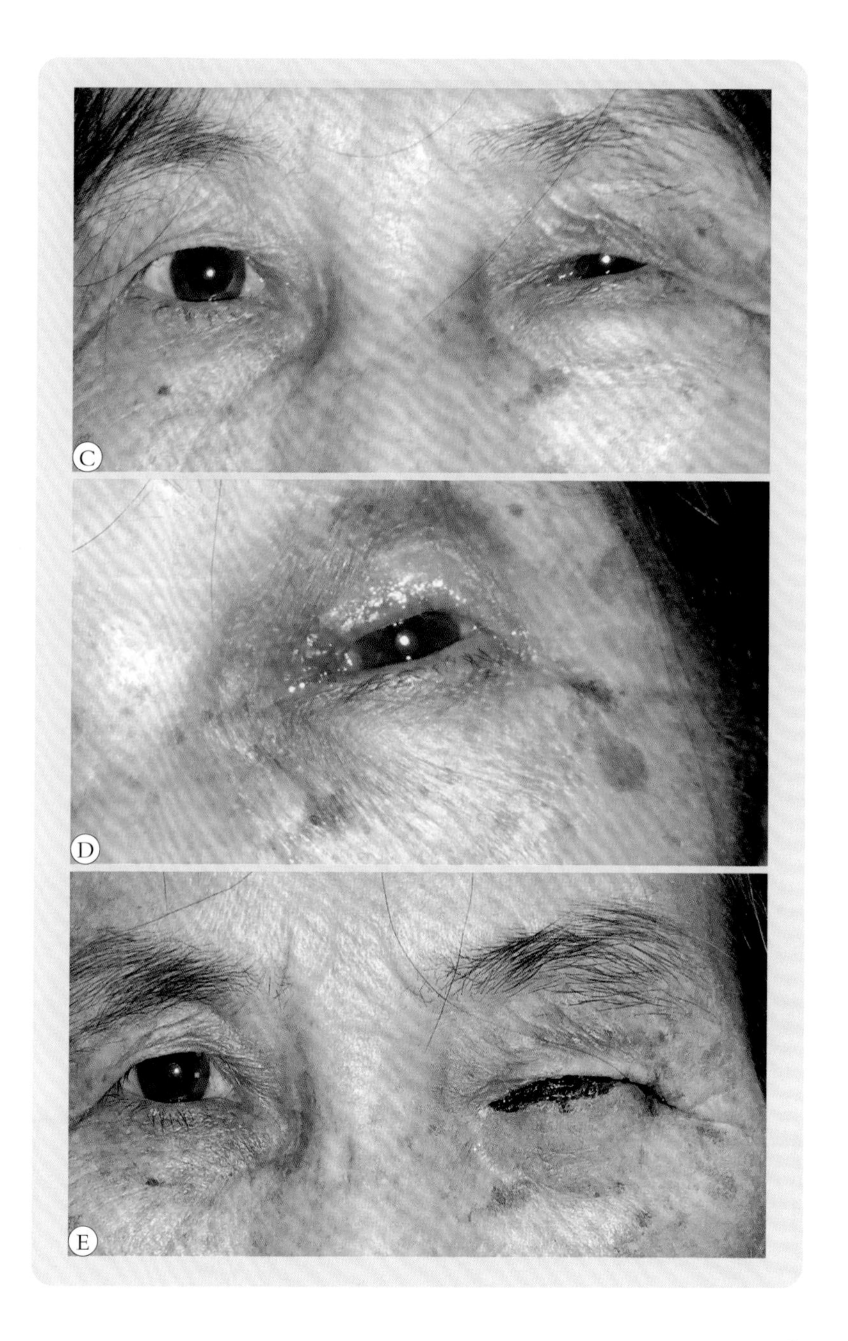
C
D
E

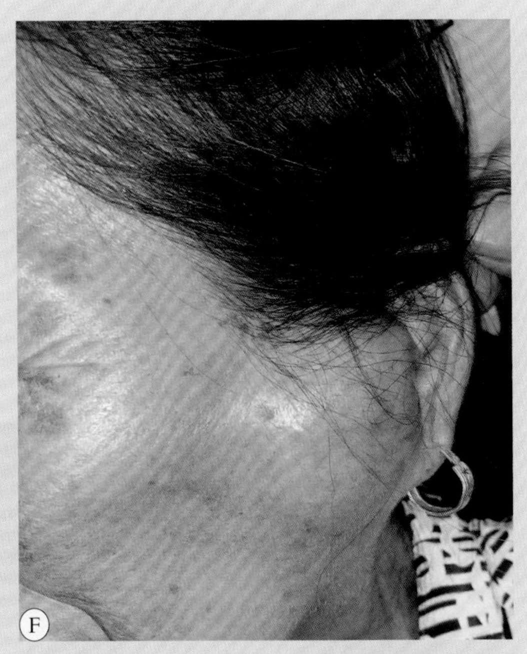

患者女，69岁，因左眼上睑肿物2年前在当地医院行肿物切除，未送病理。1年前因“倒睫”在当地另一医院再次行倒睫矫正术。图A上睑内侧皮下可见一较大硬结，边界不清晰，睁眼困难；图B睑缘黄白色结节，凹凸不平，局部睫毛脱失；图C、图D冰冻控制切缘切除肿瘤，颧颞皮瓣联合对侧游离睑板移植后2周，睑缘形态良好，睁眼略受限；图E拆线后2年内未复查，2年后复查时发现左眼上睑皮下弥漫性病变，睁眼困难；图F耳前淋巴结明显肿大。患者拒绝继续治疗，后失访。

图2-2-30　皮脂腺癌

小贴士

皮脂腺癌被当作霰粒肿或其他良性肿物切除的病例并非少数。外观不典型的霰粒肿、复发的霰粒肿、术前诊断存在疑问的霰粒肿，以及所有的非霰粒肿性占位性病变，切除后均应常规送病理检查。如术后病理诊断为皮脂腺癌，应尽快行二次手术扩大切除。

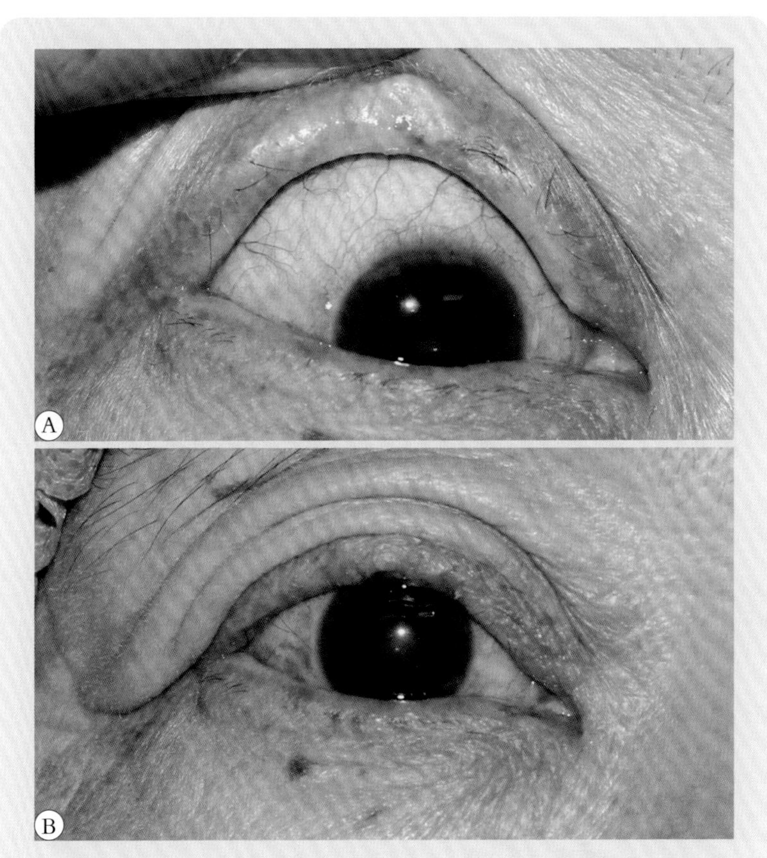

患者女，61岁，右眼反复发红，磨痛2年，外院因倒睫曾予多次拔除，发现肿物1周。图A右眼上睑中部可见一累及睑缘全层的淡黄色结节，表面不平，轻度充血，颞侧睑缘略肥厚，睫毛不规则脱失；图B上睑外侧部分倒睫，颞侧球结膜轻度充血。一期冰冻控制切缘下切除肿物，术后石蜡病理回报颞侧切缘可见异形细胞，术后3个月发现右眼上睑肿物复发，二期手术切除上睑全部及下睑外侧1/2后，冰冻病理检查回报切缘仍有异形细胞，球结膜多点取材，术后石蜡病理明确切缘及球结膜均有肿瘤生长；术后1年再次复发后行眶内容物剜除术。目前术后3年存活良好，定期复查未见复发或转移。

图2-2-31　佩吉特样生长的皮脂腺癌

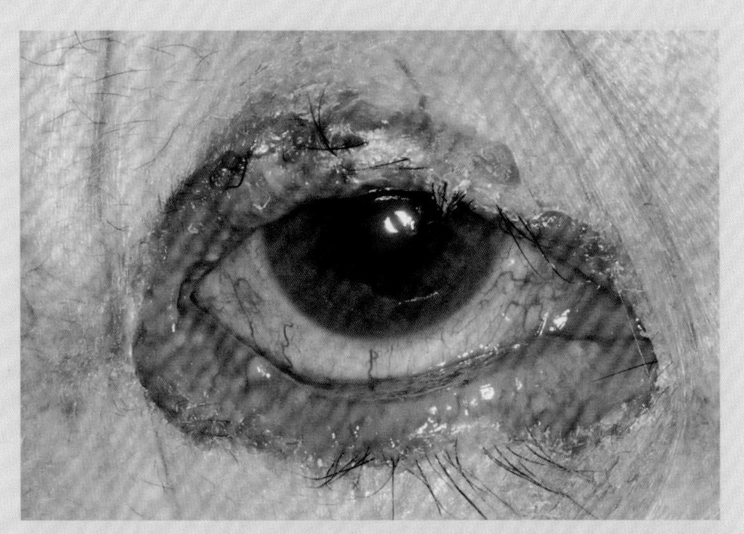

患者女，65 岁，右眼反复发红 3 年，2 年前于外院行倒睫矫正术。右眼上下睑睑缘弥漫性充血增厚糜烂结痂，睫毛不规则脱失，球结膜轻度充血。眼睑病变及球结膜多点取材活检证实为皮脂腺癌佩吉特样生长。患者拒绝行眶内容物剜除术，将眼睑及球结膜肿瘤大部分切除后行睑缘愈着，半年后切开睑缘未见肿瘤明显复发，结膜及眼睑多点取材未见肿瘤。

图 2-2-32　佩吉特样生长的皮脂腺癌

小贴士

一部分皮脂腺癌呈佩吉特样生长，肿瘤深部浸润不明显但累及范围广，很容易累及球结膜，还有部分呈跳跃性生长，无明显边界，容易误诊为睑缘炎，手术很难完整切除，活检时应注意眼睑及球结膜多点取材。佩吉特样生长的皮脂腺癌一般预后不佳，局部使用丝裂霉素可能有一定效果。

第三章

汗腺来源的肿瘤

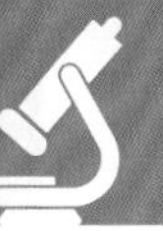

第一节　汗管瘤

眼周汗腺病变中，最常见的是汗管瘤和顶泌汗腺囊瘤，后者将在第九章眼睑囊性病变中叙述，本章仅介绍汗腺来源的实性肿瘤。

汗管瘤（syringoma）临床很常见，女性发病率明显高于男性，一般表现为多个 1 ~ 3 mm 大小的接近肤色的丘疹，双眼对称，多发生于下睑，上睑即使有，一般也较下睑数量少。无特异性治疗方法，一般建议观察。

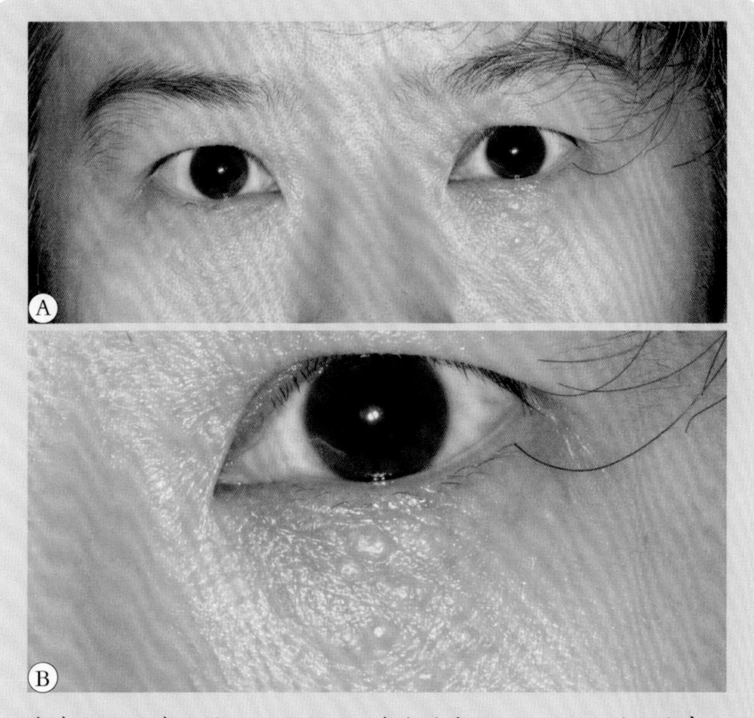

患者女，42 岁。图 A 双眼上下睑多发的直径 1 ~ 2 mm 的小丘疹，双眼基本对称，上睑数量明显少。图 B 放大后可见病变接近肤色，扁平，轻度隆起，边界清晰。该患者未手术。

图 3-1-1　汗管瘤

第二节　乳头状汗管囊腺瘤

乳头状汗管囊腺瘤（syringocystadenoma papilliferum）是顶泌汗腺来源的良性肿瘤，少见，多表现为实性或囊实性，病变中央常有一脐凹或溃疡，呈乳头状增生的汗管鳞状上皮开口于此，挤压后有时会有透明液体溢出。

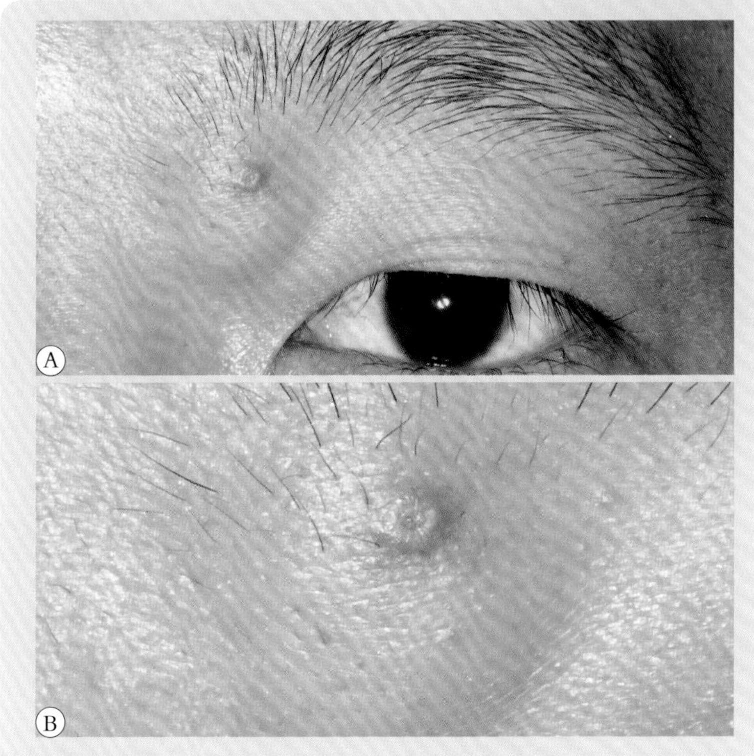

患者男，32 岁。图 A 左眉弓下方皮下囊实性硬结，表面光滑，病变中央皮肤可见一特征性的脐凹，为汗腺导管开口；图 B 病变局部放大显示脐凹。

图 3-2-1　乳头状汗管囊腺瘤

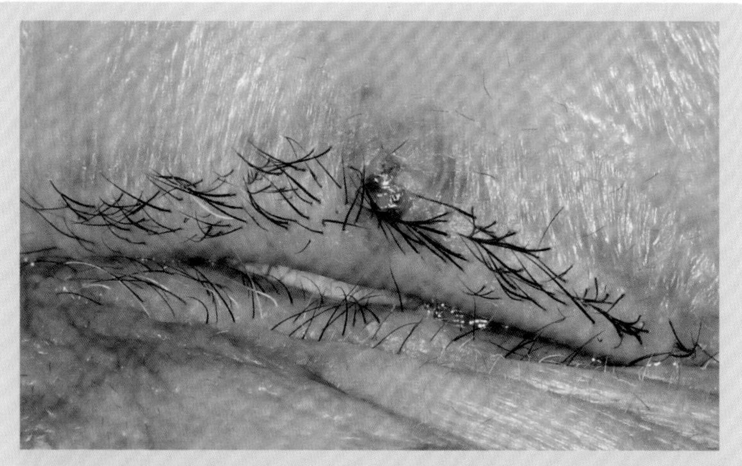

患者男，85 岁，左眼肿物 1 年，近期抓破后出血。病变位于上睑中部睫毛根部，轻度突起，稍充血，边界欠清晰，中央上皮糜烂，不易与霰粒肿区分。

图 3-2-2　乳头状汗管囊腺瘤

第三节　多形性腺瘤

多形性腺瘤（pleomorphic adenoma）又称为混合瘤（mixed tumor），多发生于泪腺和涎腺，发生于泪腺的又多发生于眶部泪腺。本节主要介绍发生于眼周汗腺或Moll腺的多形性腺瘤，来源于睑部泪腺的多形性腺瘤因为并不常见，所以也放到本节一起进行介绍。

多形性腺瘤临床多表现为边界清楚的皮下灰白色实性结节，一般很难与皮肤分开，术前不易确诊。发生于Moll腺的多形性腺瘤需要注意与霰粒肿鉴别。手术完整切除可防止肿瘤复发。

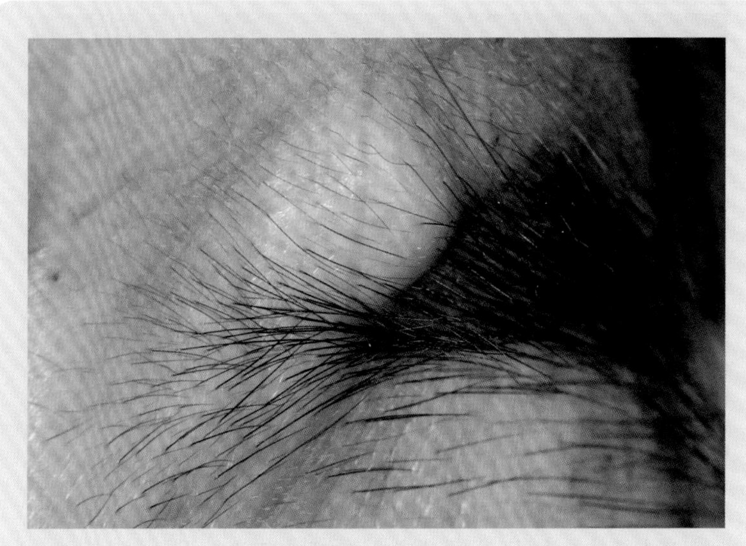

患者女，84岁，左眼眉弓上方皮下肿物3年。病变灰白色实性，表面光滑，质地坚实，边界清晰，与皮肤不可分开。

图3-3-1　多形性腺瘤

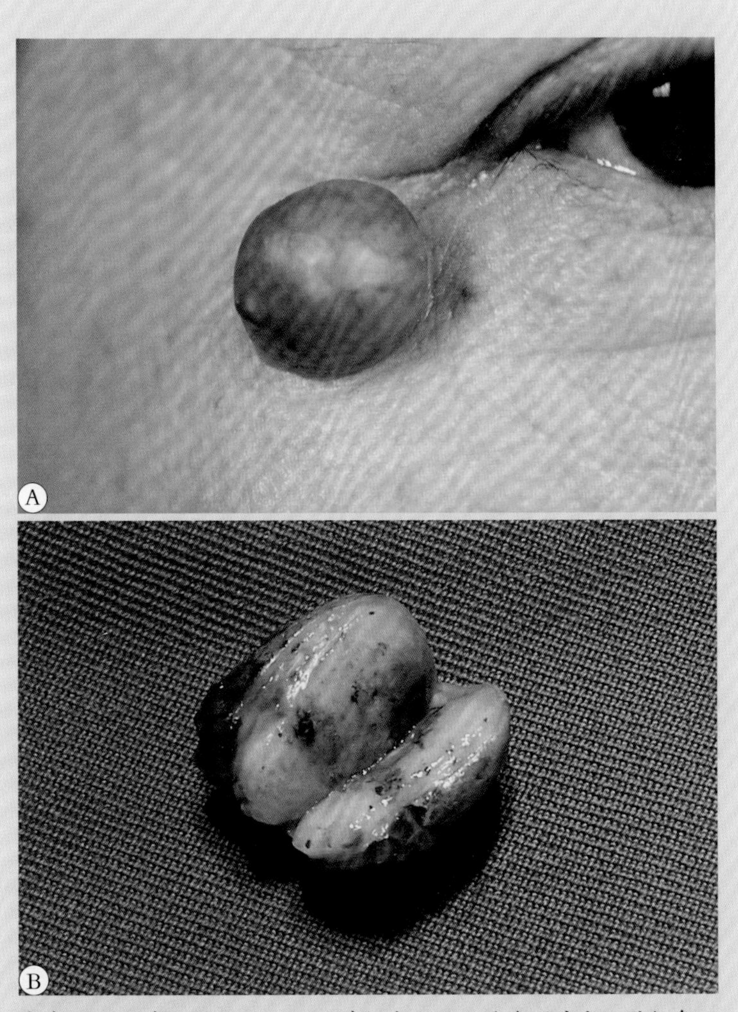

患者男，56 岁。图 A 右眼下睑外侧皮下孤立的球形病变，黯红色，明显隆起于皮肤表面，边界清晰，与皮肤不可分；图 B 切开后剖面可见肿瘤有完整包膜，内为灰白色较为均质的肿瘤组织，其特征与来源于泪腺的多形性腺瘤基本相同。

图 3-3-2　多形性腺瘤

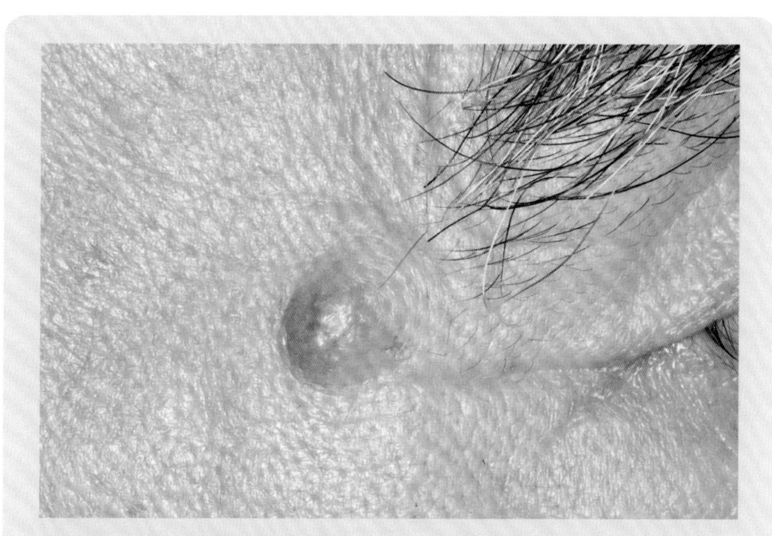

患者男，76 岁，右眼眉弓外侧皮下灰白色实性肿物 5 年，增大 1 年。病变表面光滑，质地中等，边界清晰，与皮肤不可分，局部肤色略深，易误诊为色素痣或表皮样囊肿。

图 3-3-3　多形性腺瘤

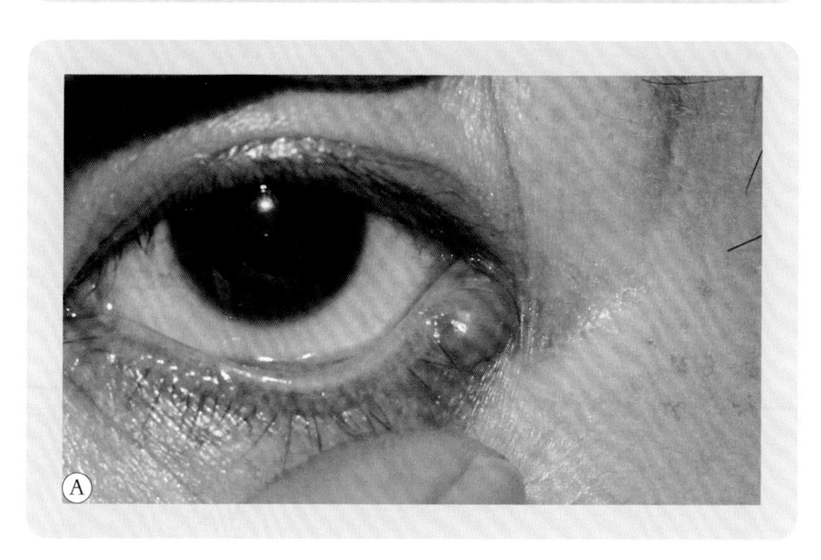

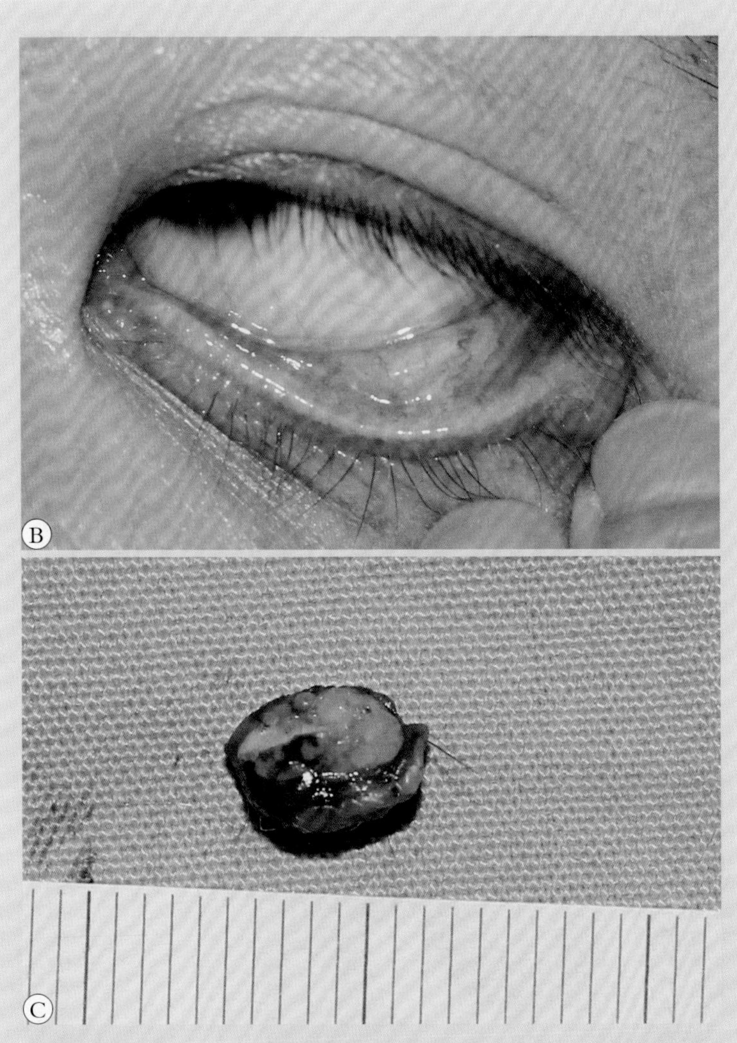

患者女，47 岁。图 A 左眼下睑外侧睫毛根部边界清晰的灰白色实性结节，表面光滑，与皮肤不可分；图 B 示病变已经累及睑结膜面，所以需按照眼睑全层肿物的处理方法切除；图 C 切除后的肿物标本。

图 3-3-4 Moll 腺来源的多形性腺瘤

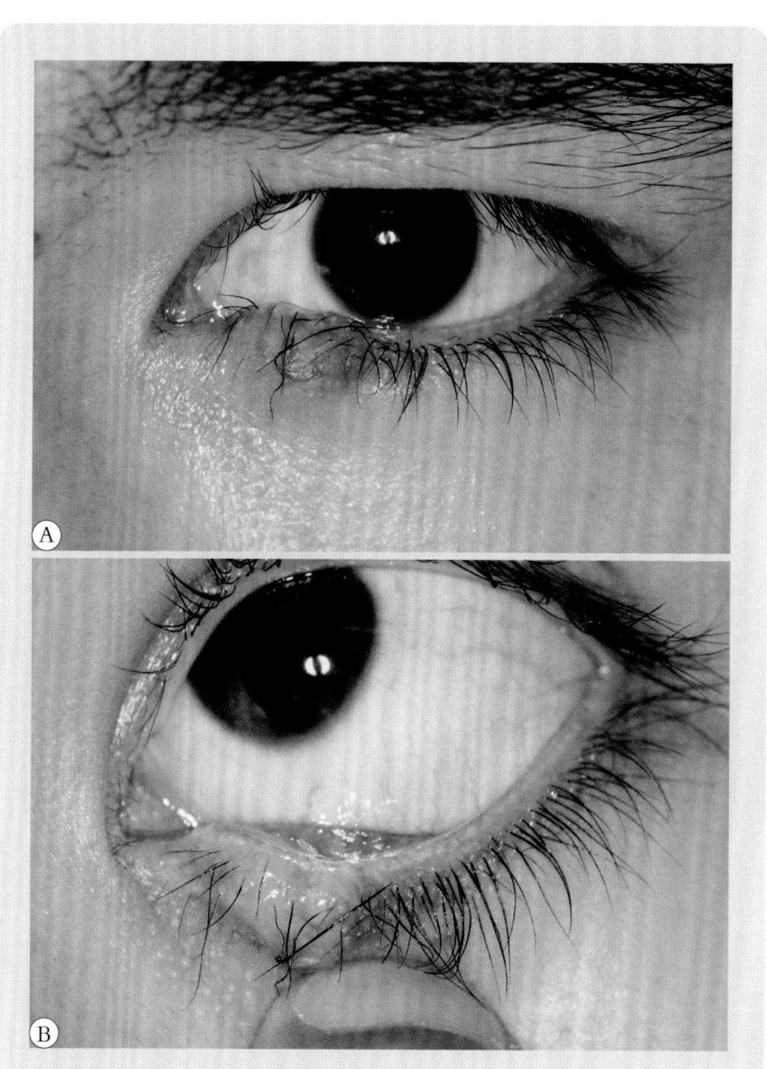

患者男，20 岁，左眼下睑肿物，1 年前曾于当地医院手术切除，后复发。图 A 病变位于下睑内侧紧邻下泪小点，灰白色结节状，轻度充血，边界欠清晰；图 B 病变累及睑缘全层。

图 3-3-5　Moll 腺来源的多形性腺瘤

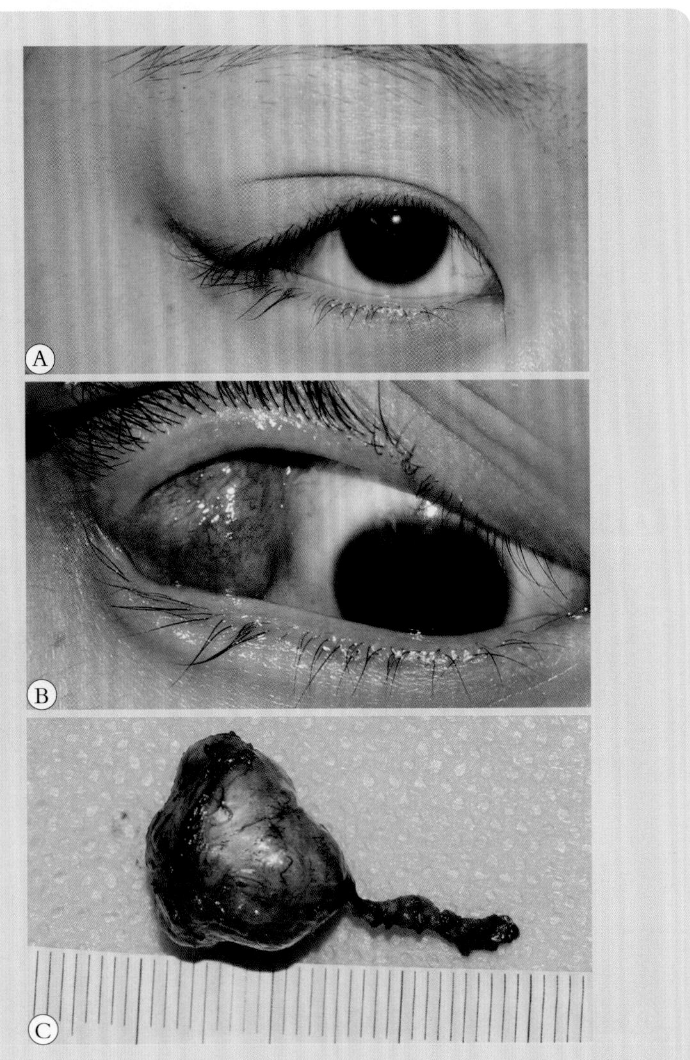

患者女，21 岁。图 A 右眼上睑外侧皮下实性肿物；图 B 肿物明显隆起于结膜面，边界清晰；图 C 肿瘤标本。来源于睑部泪腺的多形性腺瘤并不多见，要注意与其他眼睑肿物或霰粒肿进行鉴别。

图 3-3-6　睑部泪腺来源的多形性腺瘤

第四章

毛囊来源的肿瘤

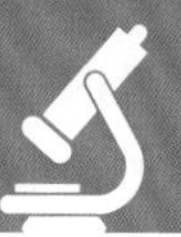

第一节 毛母质瘤

毛母质瘤（pilomatricoma）又称为钙化上皮瘤（calcifying epithelioma），是向毛基质方向分化的毛囊良性肿瘤，临床常见，青少年多发，常表现为发生在眉弓附近的边界清晰的圆形皮下结节，色泽黯红或者青紫，质地偏硬，与表皮粘连。毛母质瘤外观比较典型，临床上易于识别，病变位于皮下时较为安静，增长缓慢，包膜完整易于切除干净；但有部分病变会从表皮侧排出，排出过程中常会继发急性感染导致眉弓部脓肿，应及时进行切开引流，切开同时应彻底清除脓肿腔内的钙化脓栓，否则脓肿很难被控制；也有部分病例会形成慢性肉芽肿。

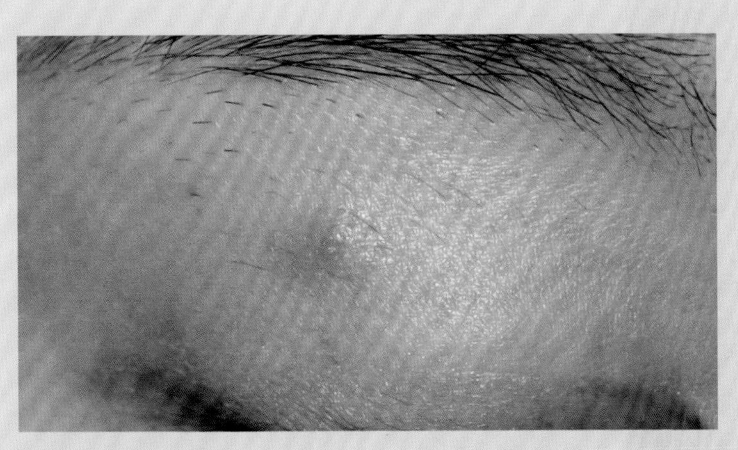

患者女，24 岁，右眼上睑皮下肿物 1 个月。病变呈青紫色，与皮肤粘连，易与血管瘤混淆，但质地偏硬且压之不褪色。

图 4-1-1 较小的毛母质瘤

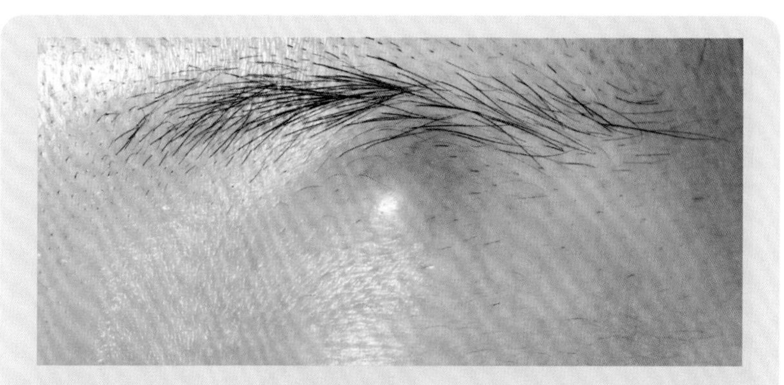

患者女，25 岁，左眼眉弓下肿物 2 个月。病变呈青紫色，与皮肤粘连，质地偏硬。

图 4-1-2　毛母质瘤

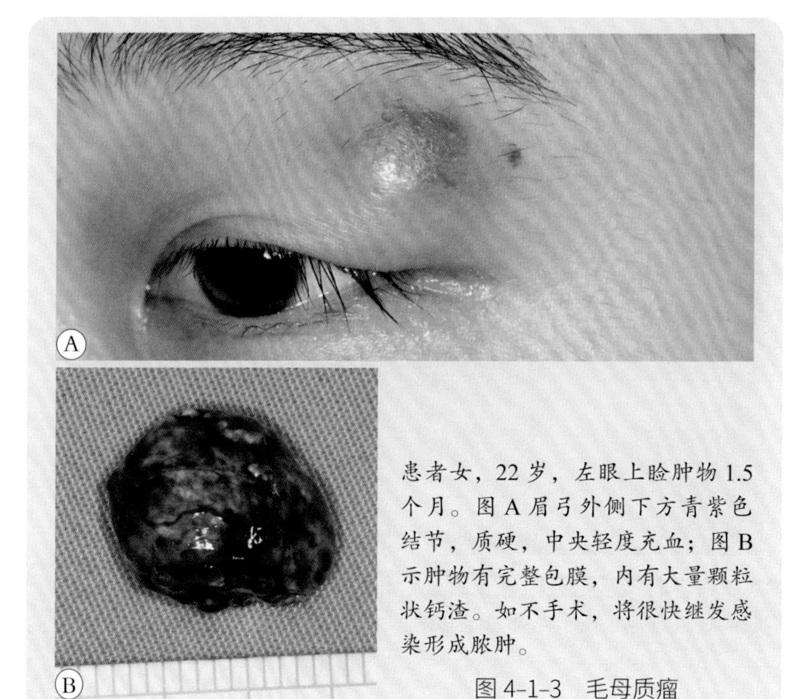

患者女，22 岁，左眼上睑肿物 1.5 个月。图 A 眉弓外侧下方青紫色结节，质硬，中央轻度充血；图 B 示肿物有完整包膜，内有大量颗粒状钙渣。如不手术，将很快继发感染形成脓肿。

图 4-1-3　毛母质瘤

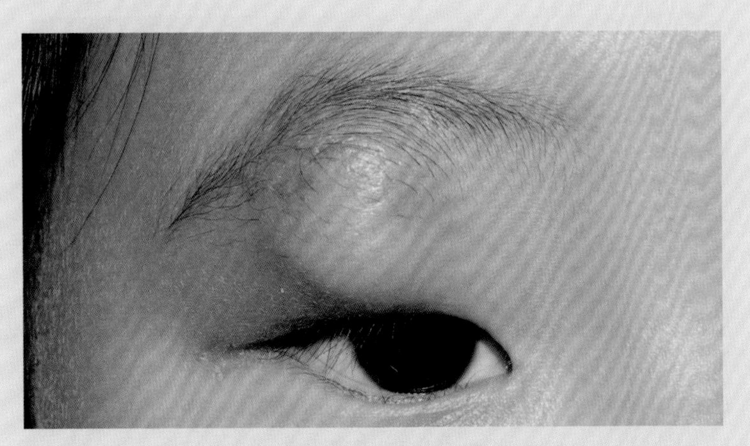

患儿女，6岁，外伤后发现右眼眉弓下方皮下肿物2个月。病变呈青紫色，与皮肤粘连，质地偏硬。（周吉超供图）

图4-1-4　毛母质瘤

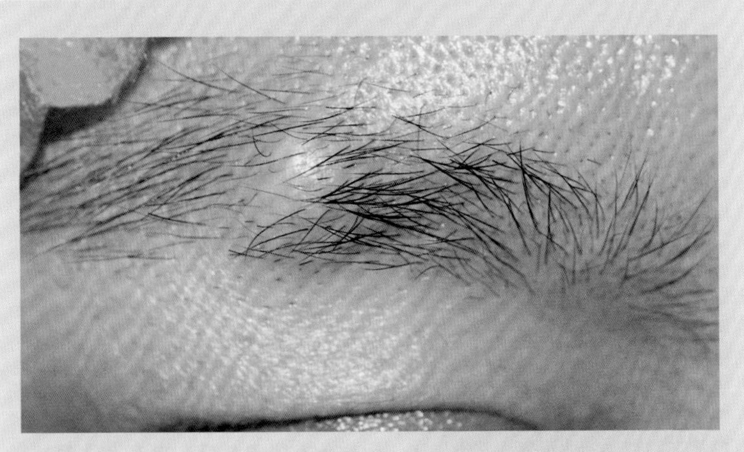

患者女，47岁，右眼眉弓中部皮下肿物1个月。病变色灰白，与皮肤粘连，质地偏硬，局部眉毛稀疏，不易与表皮样囊肿区分。

图4-1-5　毛母质瘤

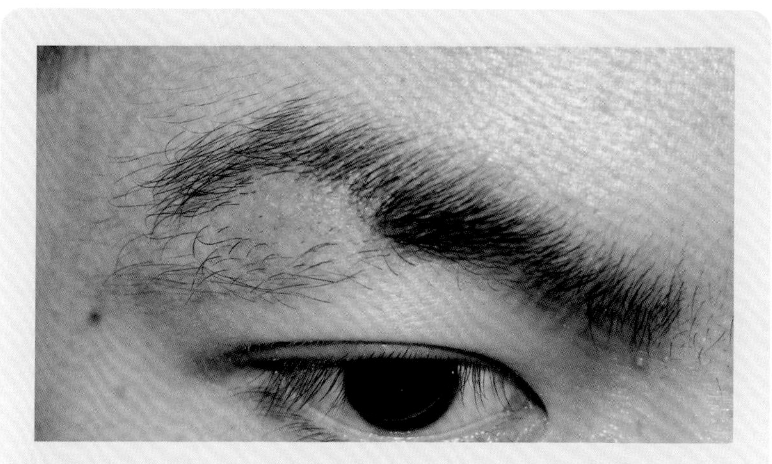

患者男，23 岁，右眼眉弓外侧皮下肿物半年。病变呈灰白色，与皮肤粘连，质地偏硬，局部眉毛稀疏。

图 4-1-6　毛母质瘤

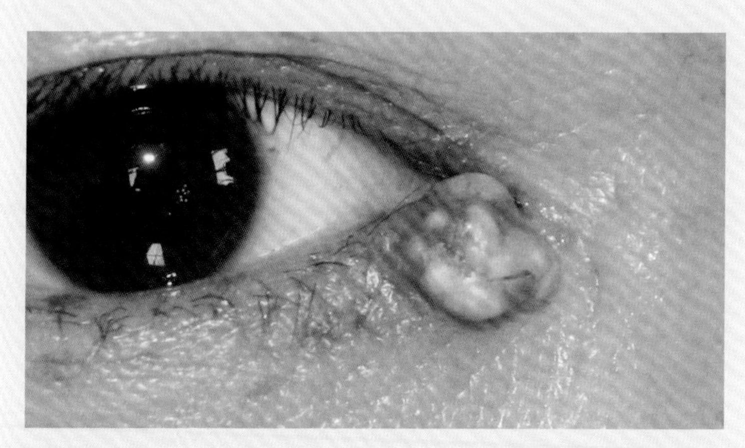

患者男，51 岁，右眼下泪小点下方睫毛根部肿物 1 月余。病变边界清晰，内呈颗粒状，表面血管轻度扩张，易与皮脂腺癌或腺瘤混淆。

图 4-1-7　发生于睑缘的毛母质瘤

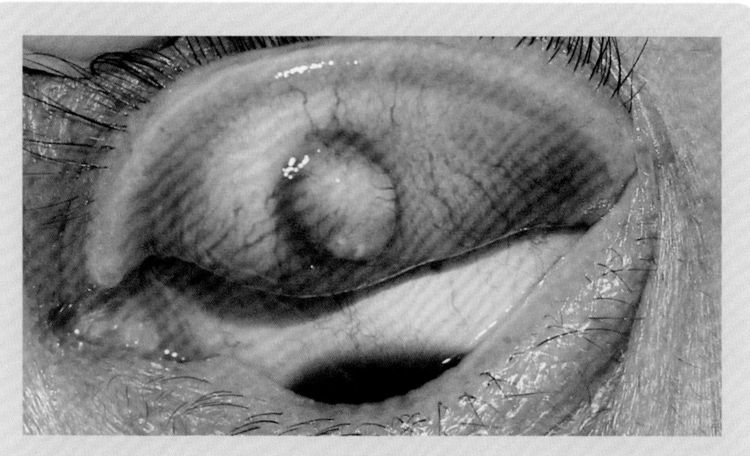

患者男，60岁，左眼肿物近20年，近1月自觉不适。病变位于左眼上睑结膜下，灰白色，实性，边界清晰，周边略充血，不易与霰粒肿或发生于睑板内的表皮样囊肿鉴别。

图4-1-8 发生于睑板内的毛母质瘤

小贴士

毛母质瘤多发生于毛发相对密集的地方，譬如眉弓部，发生于睑板内的鲜有报道，因睑板内正常并无毛发，考虑其发生与睑板腺和毛囊具有同源性有关。

第二节　毛囊瘤

毛囊瘤（trichofolliculoma）是毛囊来源的良性错构瘤，面部多发，个别发生于眼睑，特别是睫毛根部，表现为黄白色实性结节，典型病变中央常有一小凹陷，单根或多根白色较细的毳毛从小凹陷中长出，压迫后可有皮脂溢出。不完整切除可能会导致肿瘤复发。

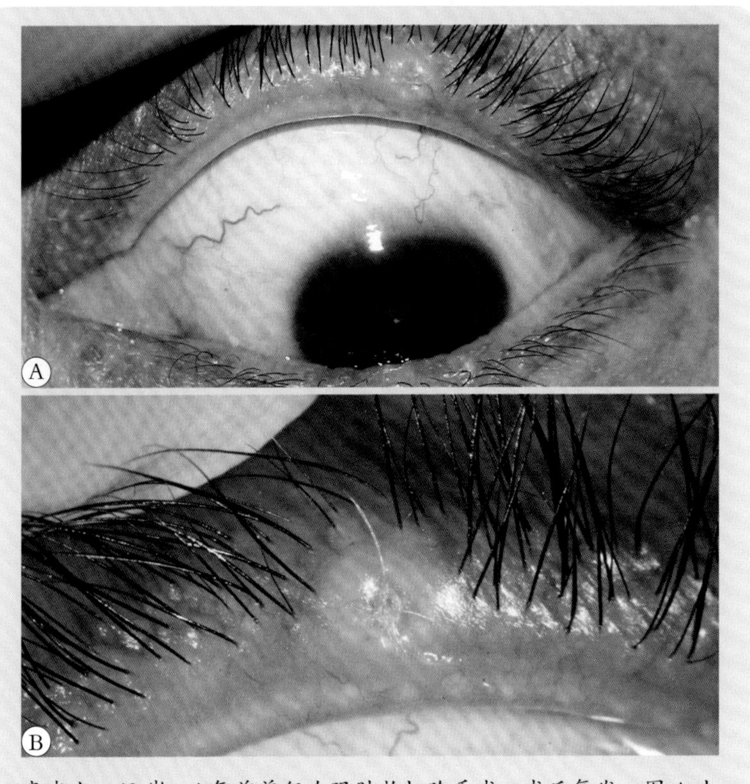

患者女，49岁，4年前曾行左眼肿物切除手术，术后复发。图A上睑睫毛根部可见灰白色小结节；图B结节中央可见小凹陷，小凹陷内有数根白色棉絮样细软的毳毛穿出。

图4-2-1　毛囊瘤

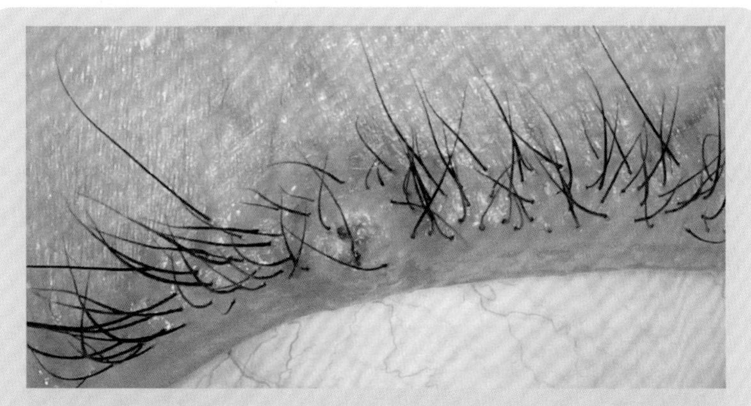

患者男，39岁。病变位于右上睑睫毛根部，灰白色，中央略凹陷，未见明显毳毛。需与麦粒肿或基底细胞癌鉴别。

图4-2-2 毛囊瘤

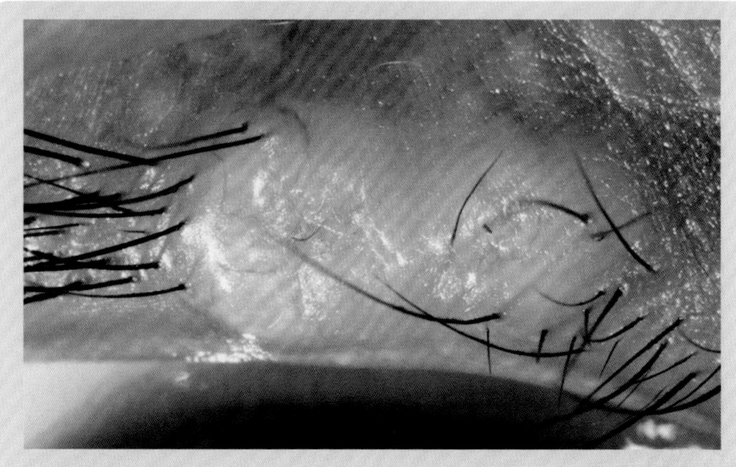

患者女，34岁，右眼肿物，4年前曾激光治疗，后复发，近半年明显增大。病变位于右眼上睑睫毛根部，为两个相连的灰白色实性结节，边界清晰，局部睫毛缺失，两个结节中央各有一个小凹陷，凹陷处可见多根细小毳毛。

图4-2-3 毛囊瘤

第三节　毛囊皮脂腺囊性错构瘤

毛囊皮脂腺囊性错构瘤（folliculosebaceous cystic hamartoma）也是一种毛囊来源的错构瘤，病变位于真皮内，由毛、皮脂腺和间质组成。该病文献报道不多，临床特征不明显，可发生于眼周皮下，也有报道发生于睑板内。

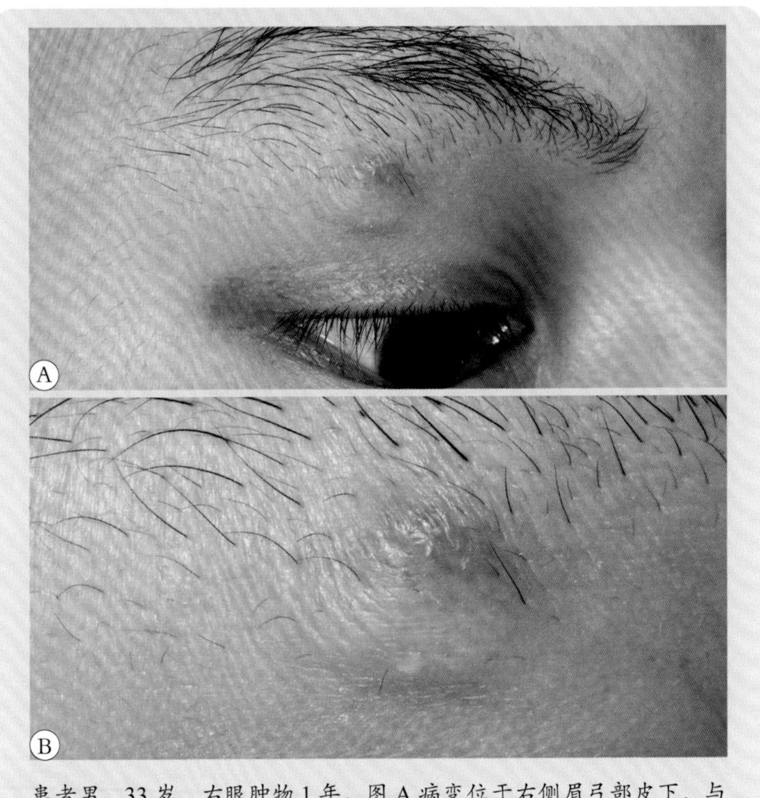

患者男，33 岁，右眼肿物 1 年。图 A 病变位于右侧眉弓部皮下，与表皮粘连的灰白色实性结节；图 B 局部放大后可见病变中央表皮略充血糜烂。

图 4-3-1　毛囊皮脂腺囊性错构瘤

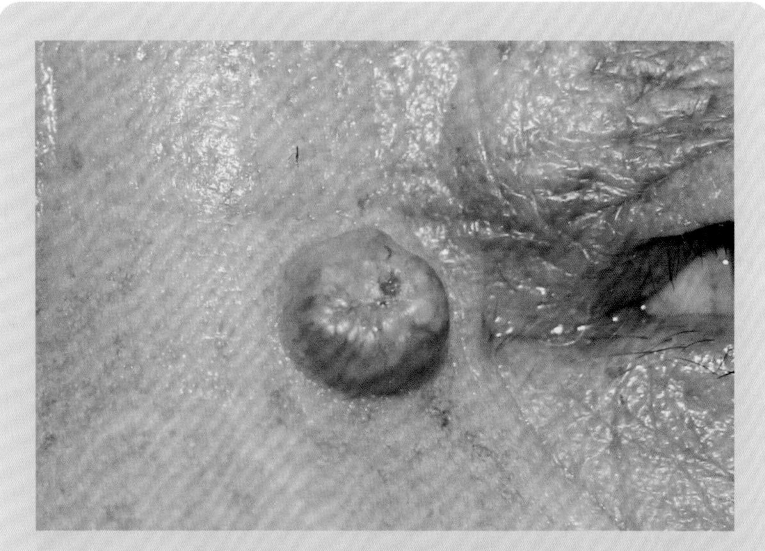

患者女，71岁，左眼内眦部肿物10年。病变明显隆起于皮肤表面，边界清晰，色略红，中央可见扩张的毛孔，肿物内可见增生的黄白色皮脂腺。

图 4-3-2 毛囊皮脂腺囊性错构瘤

第四节　毛鞘瘤

毛鞘瘤（trichilemmoma）为起源于外毛根鞘细胞的良性肿瘤，临床不常见，好发于头颈部，眼周是除鼻部外的第二好发部位。一般表现为实性结节，外观无特异性。面部多发性的毛鞘瘤要注意除外多发性错构瘤综合征（Cowden 综合征）。手术完整切除可防止复发。

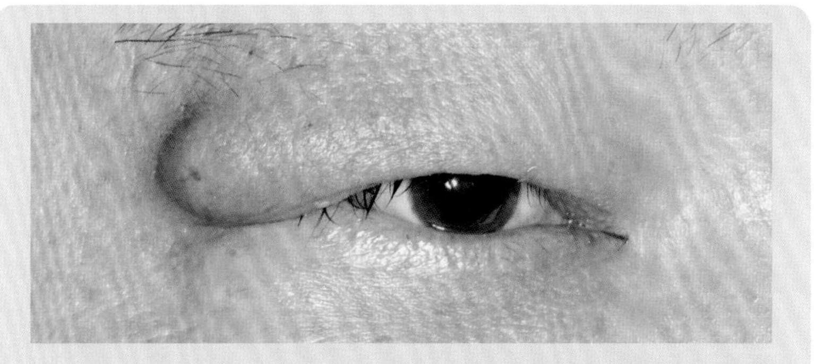

患者男，55 岁，右眼上睑外侧皮下肿物 5 年，近期增大。病变灰白色，实性，与皮肤粘连，局部表皮有破溃。

图 4-4-1　毛鞘瘤

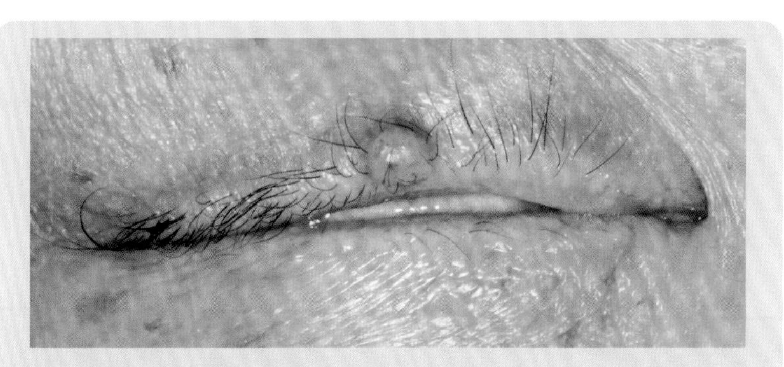

患者男，61 岁，右眼上睑睫毛根部实性肿物 2 个月。病变边界清晰，表面光滑，无明显充血压痛。

图 4-4-2　毛鞘瘤

第五章

黑素细胞来源的肿瘤

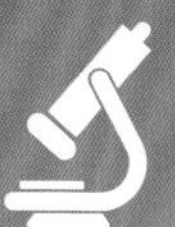

第一节　黑素细胞痣

黑素细胞痣（melanocytic nevus）是由胚胎发育时神经嵴中的黑素细胞迁移到皮肤后形成，是最常见的眼周肿物之一。色素痣可发生于眼睑皮肤的任何部位，也可累及睑板、睑结膜和球结膜。

与发生于全身其他部位的色素痣一样，眼睑色素痣按痣的发生时间分为先天性和获得性；按痣的成熟程度分为交界痣、复合痣和皮内痣。先天性色素痣和交界痣相对更容易恶变为恶性黑色素瘤。部分色素痣色素并不明显，称为无色素痣。

分裂痣是一种特殊的变异类型，发生于胚胎睑裂形成之前，随着睑裂的形成一分为二，所以常位于上下睑相对应的位置，但大小并不一定完全对称。

大部分色素痣一般不需要特别治疗，如果短期内发生明显变大、破溃、颜色变化等改变，或者出于美容需要，可以考虑手术切除。

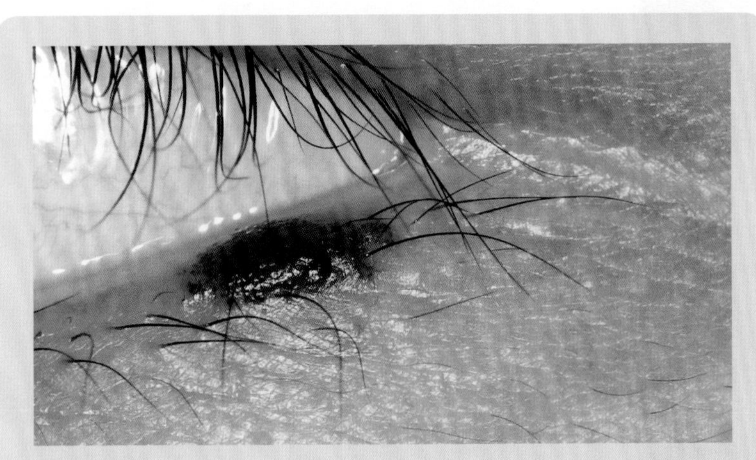

患者男，10 岁，左眼下睑外侧黑褐色结节，扁平，边界清晰，表面光滑，累及睑缘前层，容易与脂溢性角化混淆。

图 5-1-1　睑缘复合痣

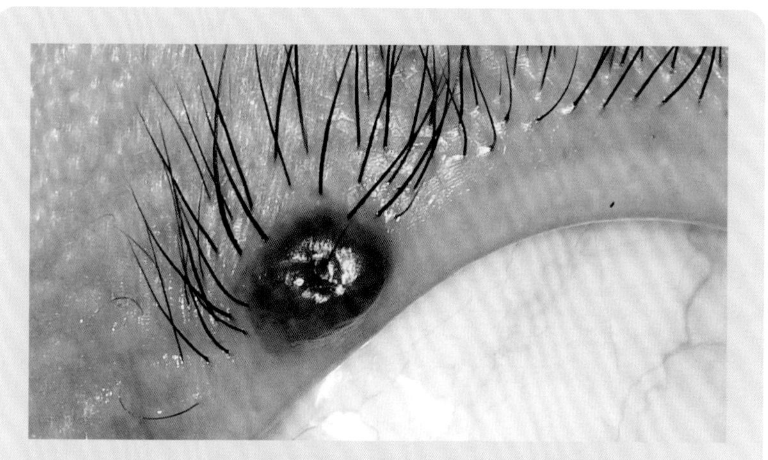

患者女，42 岁，右眼上睑外侧黑褐色结节，边界清晰，表面光滑，累及睑缘前层，中央毛发生长。

图 5-1-2　睑缘复合痣

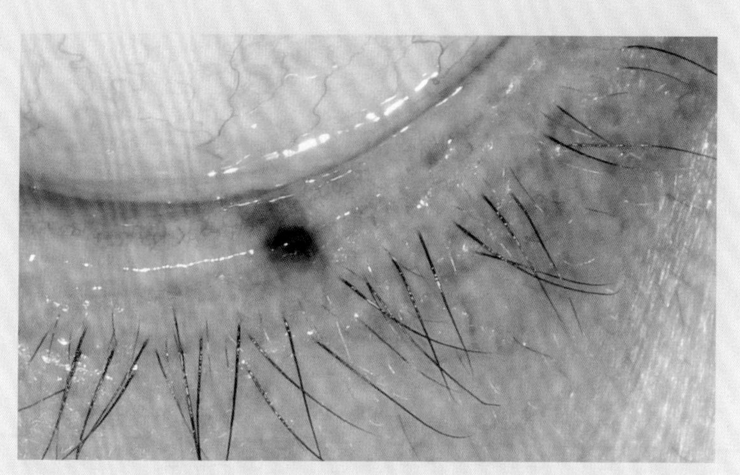

患者男，51 岁，左眼下睑中部黑褐色结节，累及睑缘后层及睑板内。

图 5-1-3　睑缘复合痣

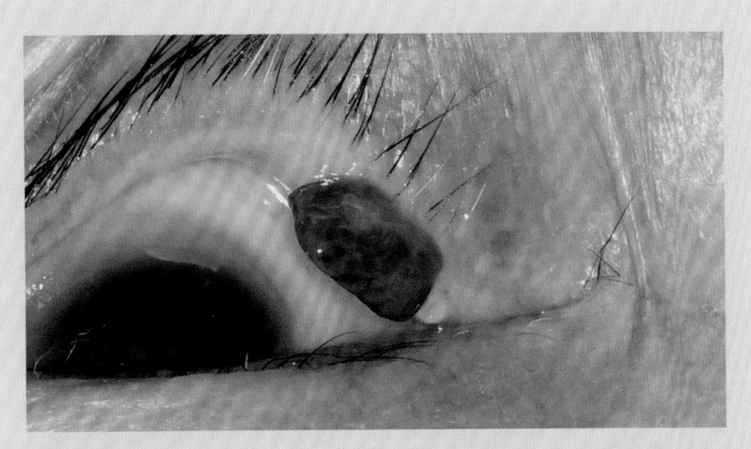

患者女，83 岁，右眼上睑内侧泪小点旁黑褐色结节，累及睑缘全层，表面光滑。

图 5-1-4　睑缘复合痣

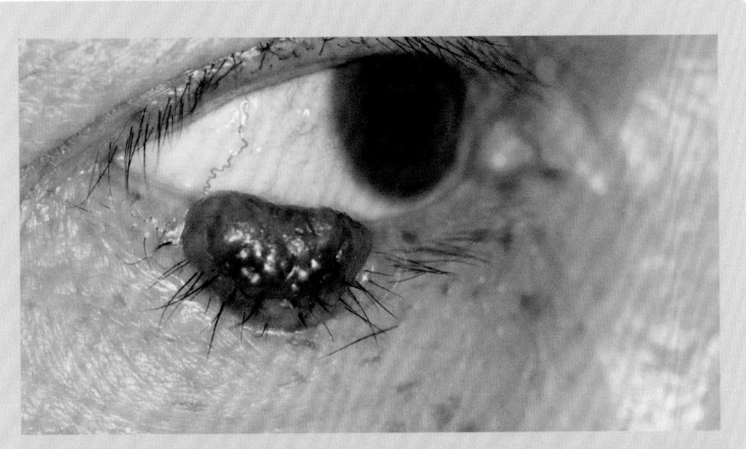

患者男，64 岁，右眼下睑外侧黑褐色结节，边界清晰，表面可见多个突起的小结节但仍较光滑，累及睑缘全层，有毛发生长。

图 5-1-5　睑缘复合痣

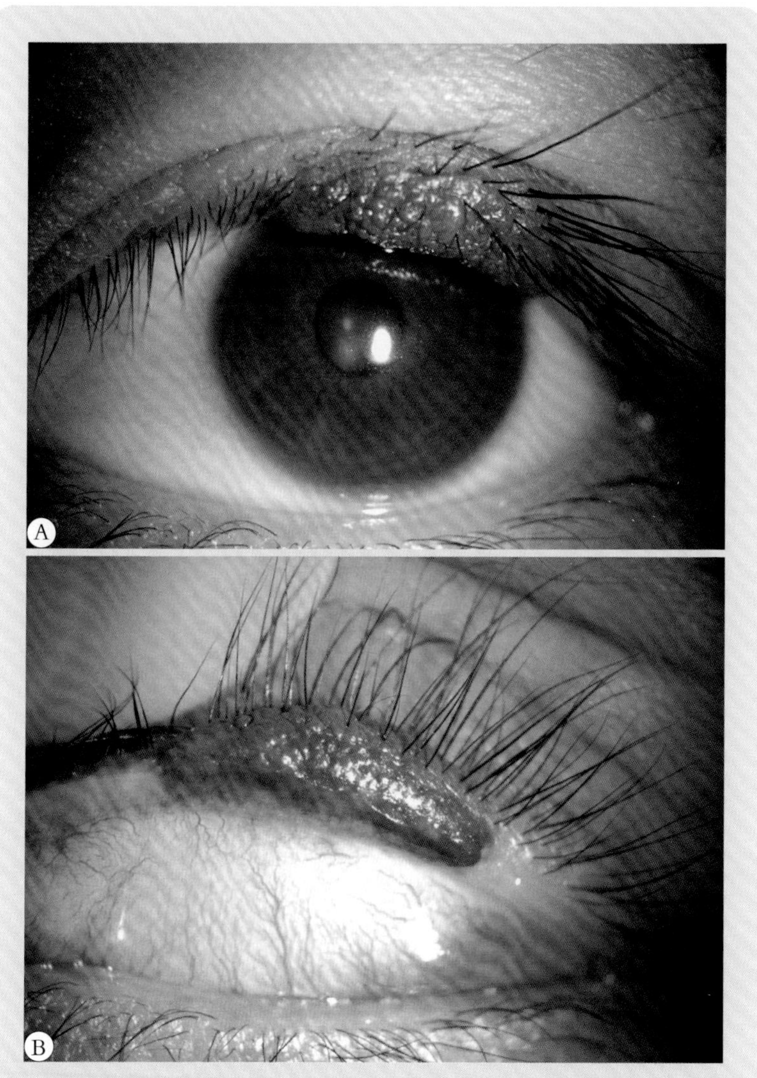

患者女，23 岁。图 A 左眼上睑中部黑褐色结节；图 B 病变累及睑缘全层，表面乳头状，有睫毛生长。

图 5-1-6　睑缘复合痣

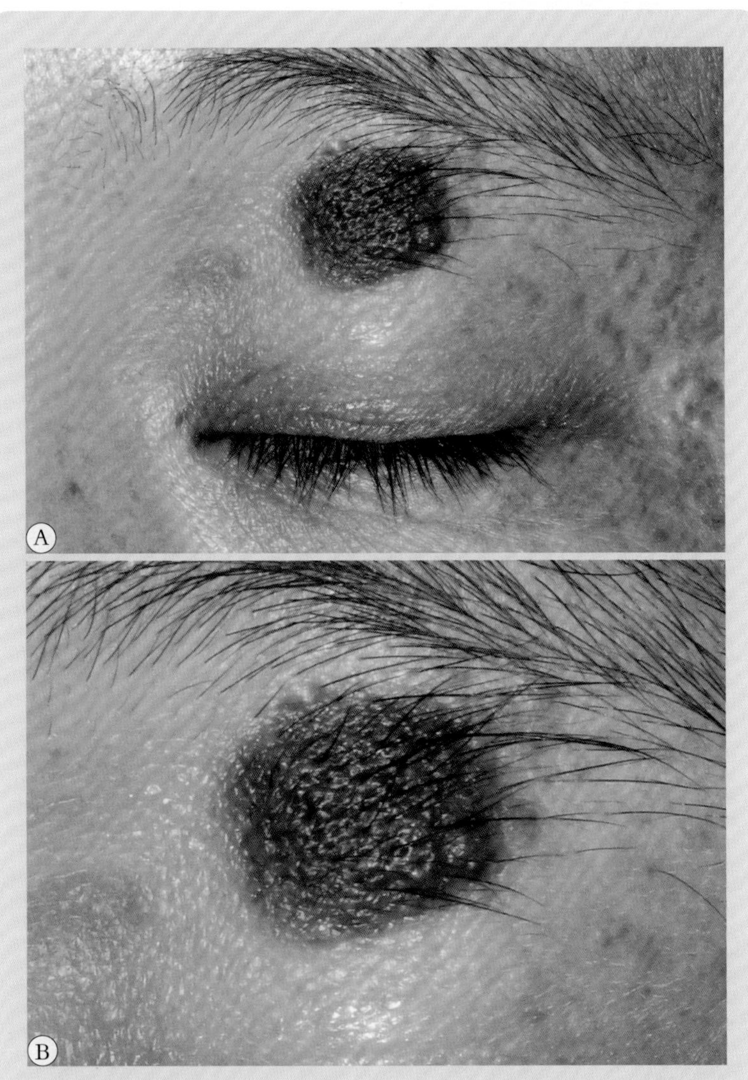

患者女，42 岁。图 A 左眼眉弓下方皮肤灰褐色结节，轻度隆起；图 B 肿物表面呈乳头状突起，有毛发生长。

图 5-1-7　眼睑复合痣

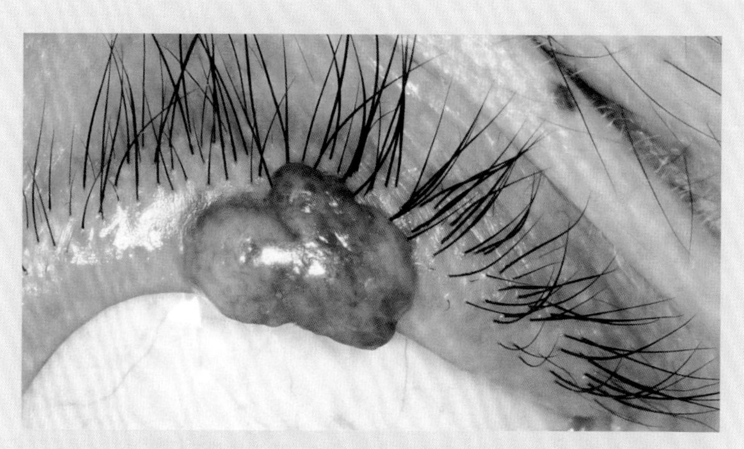

患者女，67岁，左眼上睑黑褐色结节，色素不均匀，表面光滑，边界清晰，略呈分叶状，累及睑缘全层。

图5-1-8　睑缘复合痣

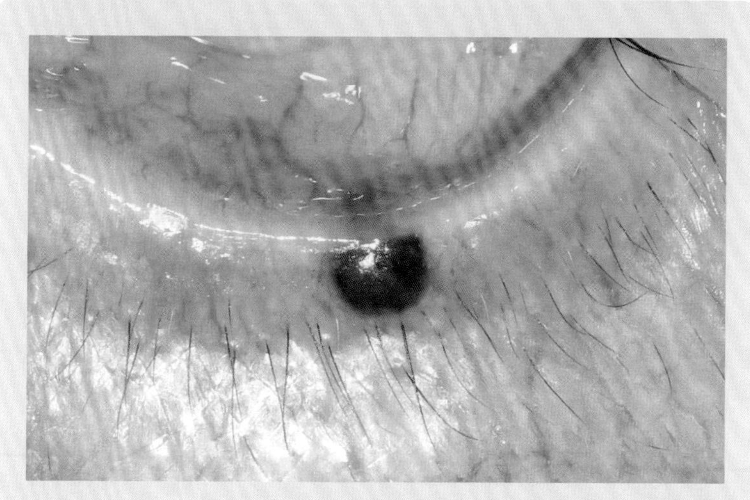

患者男，79岁，左眼下睑缘中部黑褐色结节，累及睑缘后层及睑板内。

图5-1-9　睑缘皮内痣

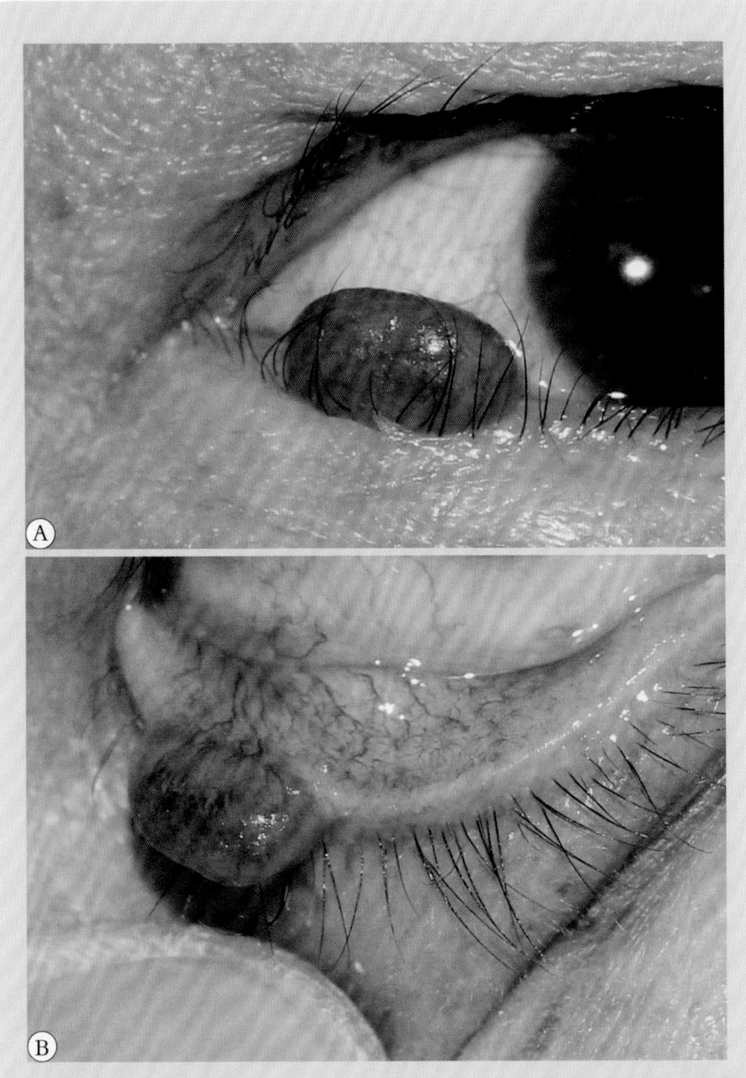

患者女，58 岁。图 A 右眼下睑外侧黑褐色结节，表面光滑，边界清晰；图 B 病变累及睑缘全层和睑结膜。

图 5-1-10　睑缘皮内痣

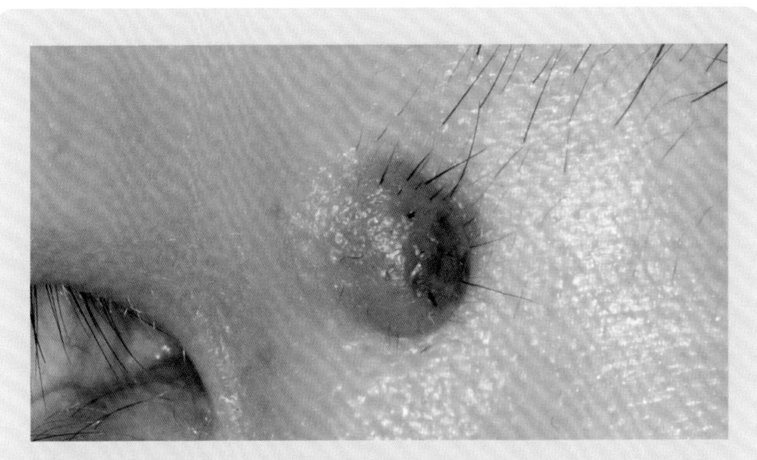

患者男，30 岁，右眼内眦部皮肤黑褐色结节，表面光滑，边界清晰，有毛发生长。

图 5-1-11　皮内痣

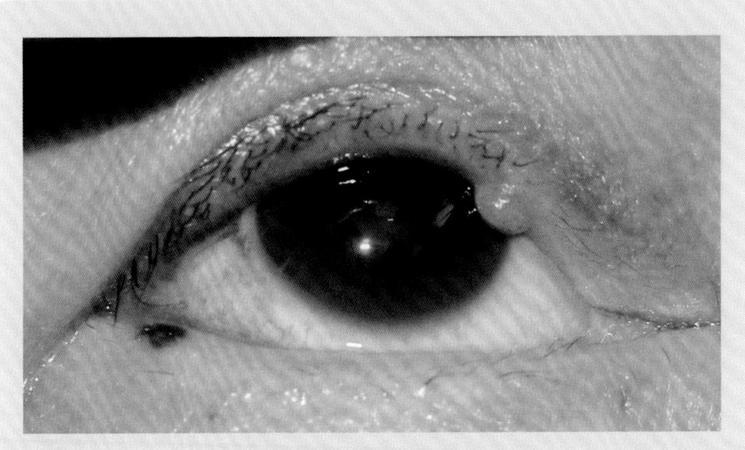

患者女，59 岁，右眼上睑内侧灰白色结节，主要累及睑缘后层，同一眼外侧下睑缘可见另一色素痣，颞侧球结膜可见黑变病。

图 5-1-12　睑缘无色素痣，皮内痣

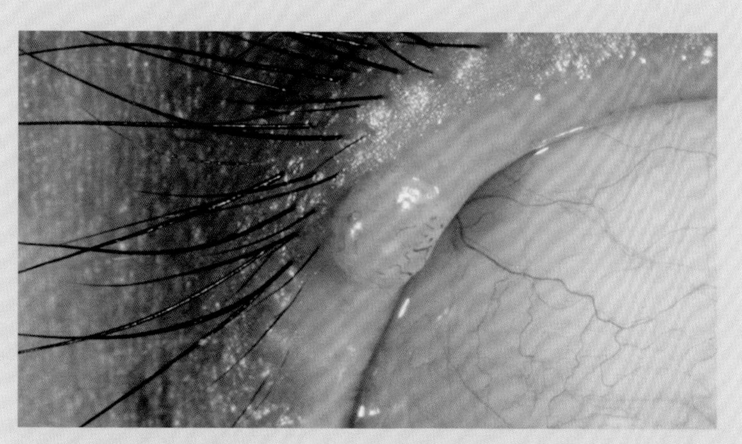

患者女，38岁，右眼上睑外侧灰白色结节，累及睑缘全层，表面光滑，边界清晰，可见血管扩张，中央可见睑板腺开口阻塞导致的脂质存留。

图5-1-13　睑缘无色素痣，皮内痣

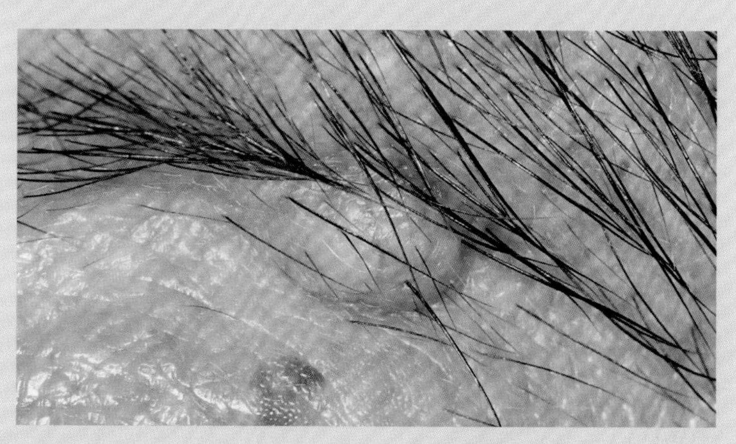

患者男，80岁，左眼眉弓下方皮肤灰白色结节，表面光滑，边界清晰，有毛发生长。

图5-1-14　眉弓无色素痣，复合痣

特殊部位和特殊类型的黑素细胞痣

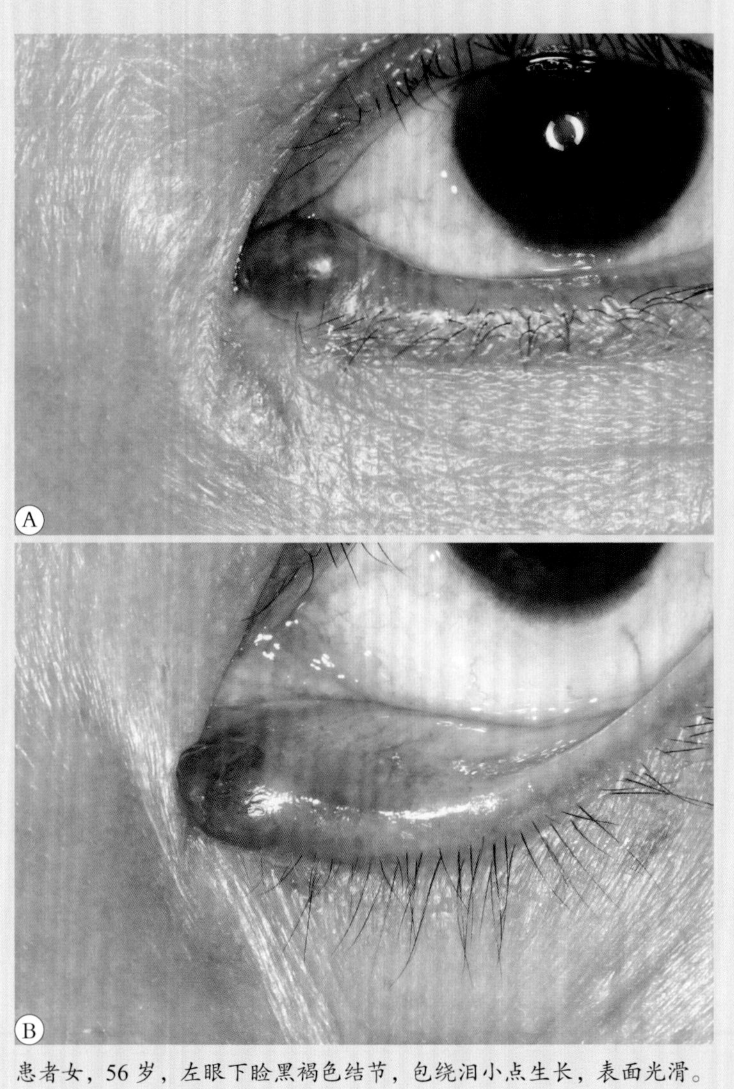

患者女，56 岁，左眼下睑黑褐色结节，包绕泪小点生长，表面光滑。

图 5-1-15　泪小点色素痣，复合痣

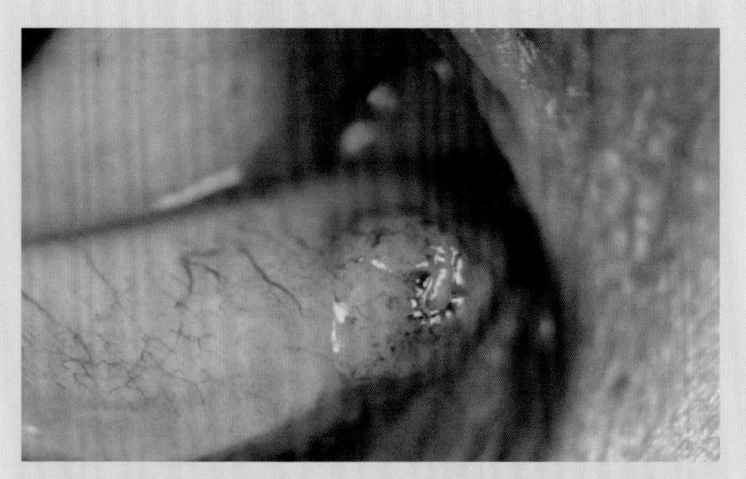

患者女，50 岁，右眼下睑黑褐色结节，包绕泪小点生长，表面光滑。

图 5-1-16　泪小点色素痣，复合痣

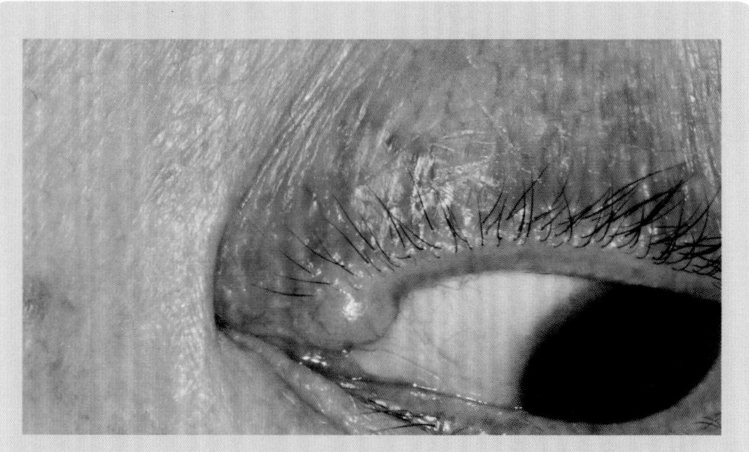

患者女，60 岁，左眼上睑灰白色结节，包绕泪小点生长，表面光滑，可见血管扩张。

图 5-1-17　泪小点无色素痣，复合痣

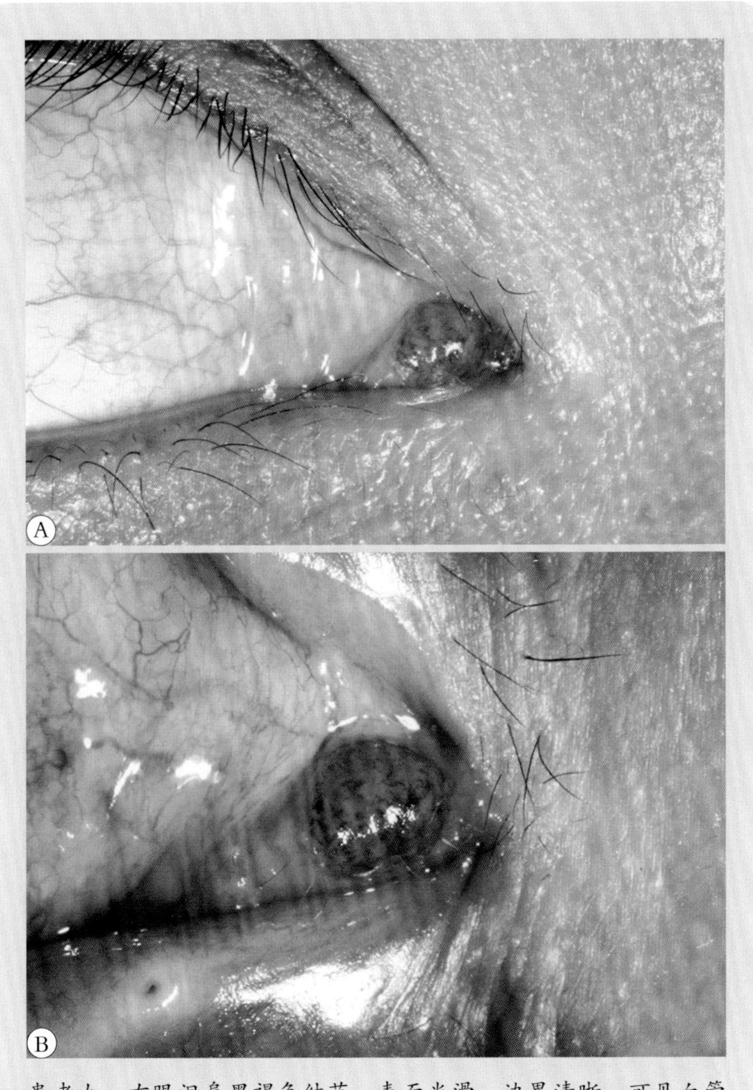

患者女，右眼泪阜黑褐色结节，表面光滑，边界清晰，可见血管扩张。

图 5-1-18　泪阜复合痣

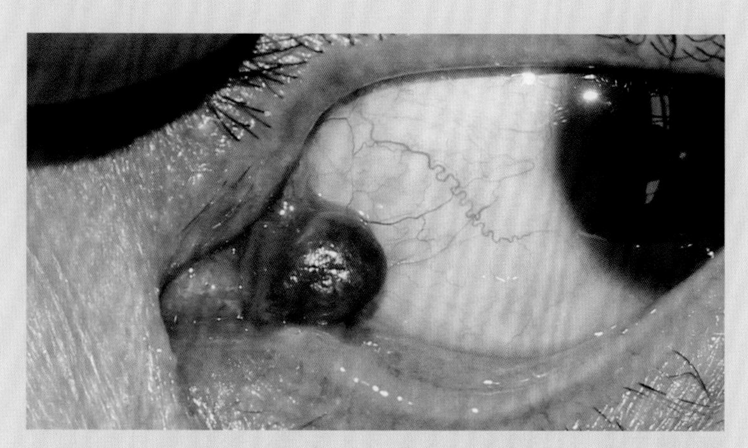

患者男，42 岁，左眼半月皱襞可见黑色结节，表面光滑，边界清晰。

图 5-1-19　大细胞样色素痣

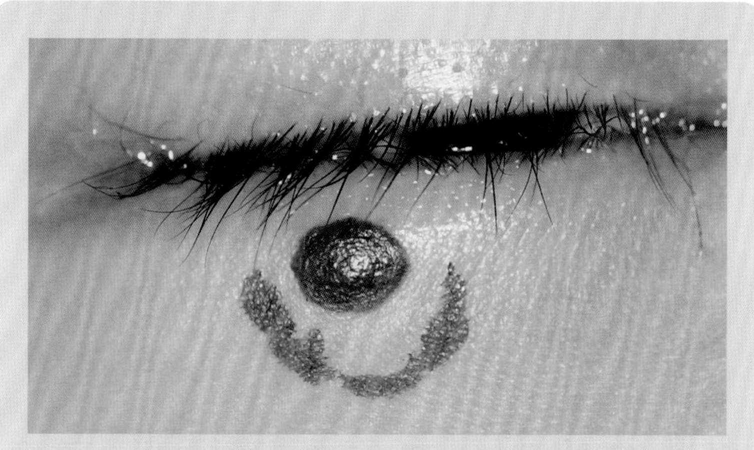

患者女，5 岁，右眼肿物半年余。病变位于右眼下睑皮肤，为红褐色扁平结节，边界清晰，表面光滑有光泽。该患儿四肢另有数个大小不等的良性幼年黑素瘤（Spitz 痣）。

图 5-1-20　Spitz 痣

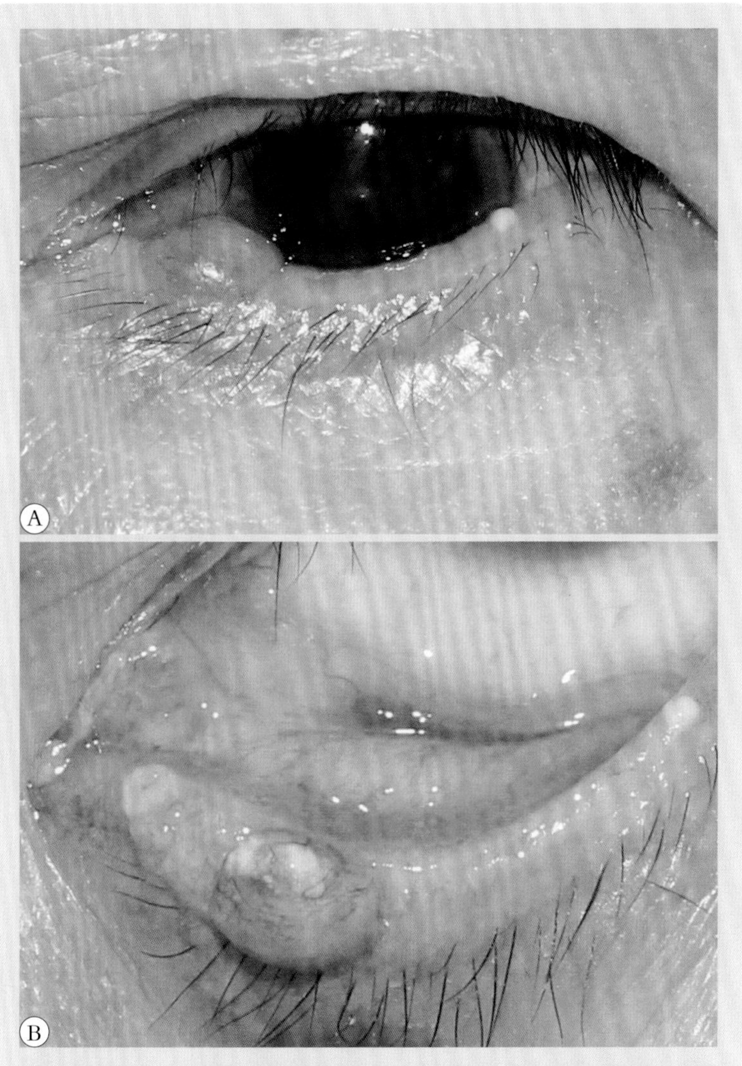

患者男，83岁。图A左下睑缘灰白色结节，表面血管轻度扩张，病变位于睑缘后层；图B肿物中央可见因睑板腺开口阻塞形成的局部脂质堆积。

图5-1-21 睑缘皮内痣伴睑板腺开口阻塞

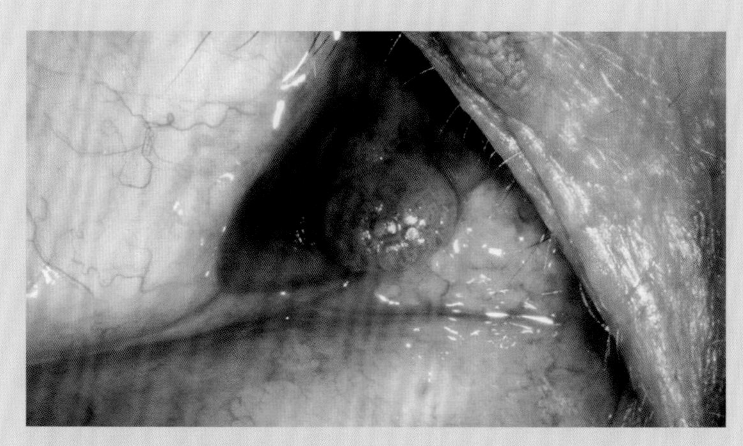

患者男，42岁，右眼半月皱襞可见黑褐色扁平结节，中央可见疣状结节。

图 5-1-22　皮内痣伴结膜上皮乳头状增生

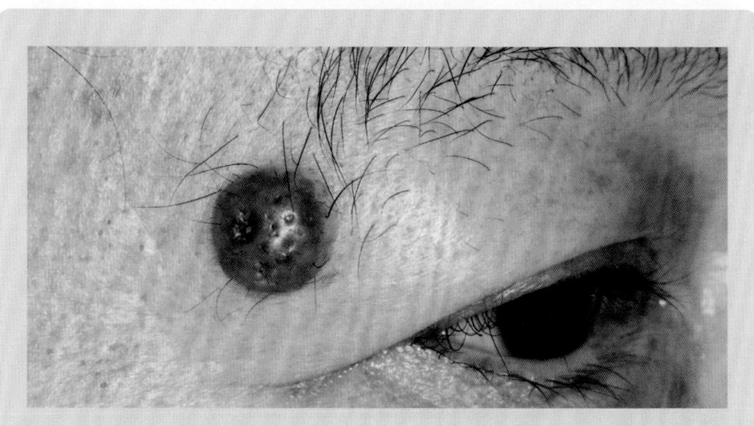

患者女，58岁，右眼眉弓外侧皮肤可见黑褐色明显隆起的结节，边界清晰，表面可见扩张的毛囊开口。病理可见病变内含有错构的毛囊及皮脂腺结构。

图 5-1-23　皮内痣合并毛囊皮脂腺错构瘤

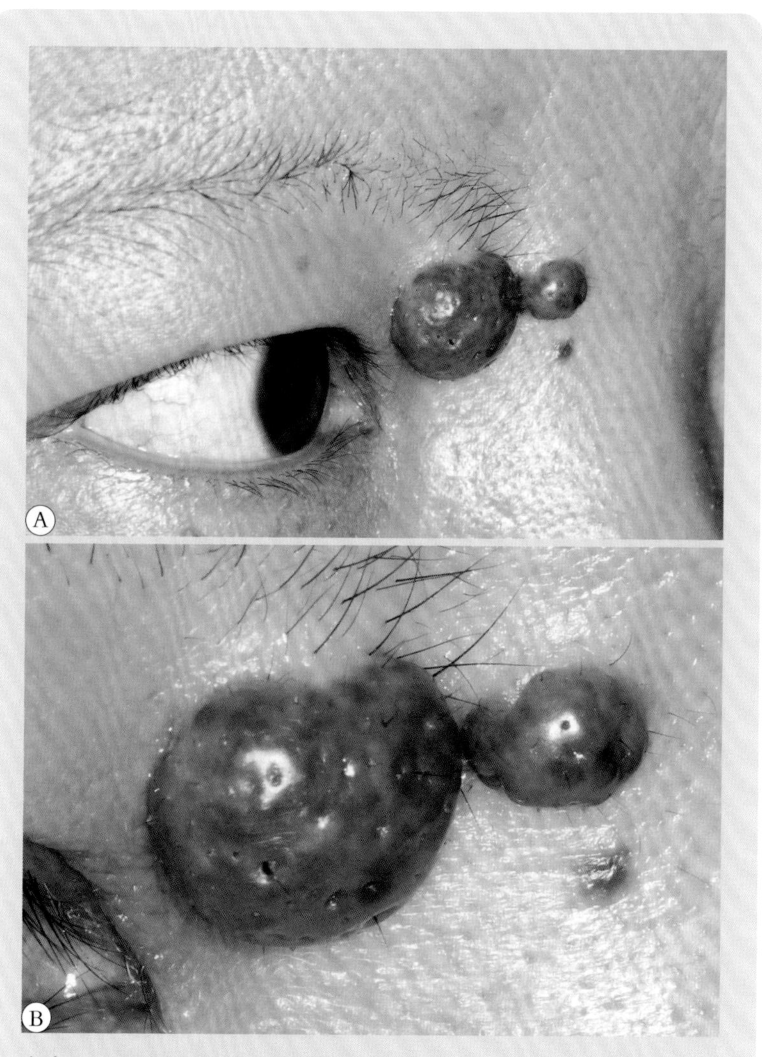

患者女，42 岁，右眼内侧眉弓下 2 个相连的黑褐色结节，明显隆起，边界清晰，表面可见扩张的毛囊开口，其下方另有一个更小的色素痣。病理显示病变内除痣细胞外，还可见到毛囊、皮脂腺、脂肪及软骨结构。

图 5-1-24　皮内痣合并迷芽瘤

分裂痣

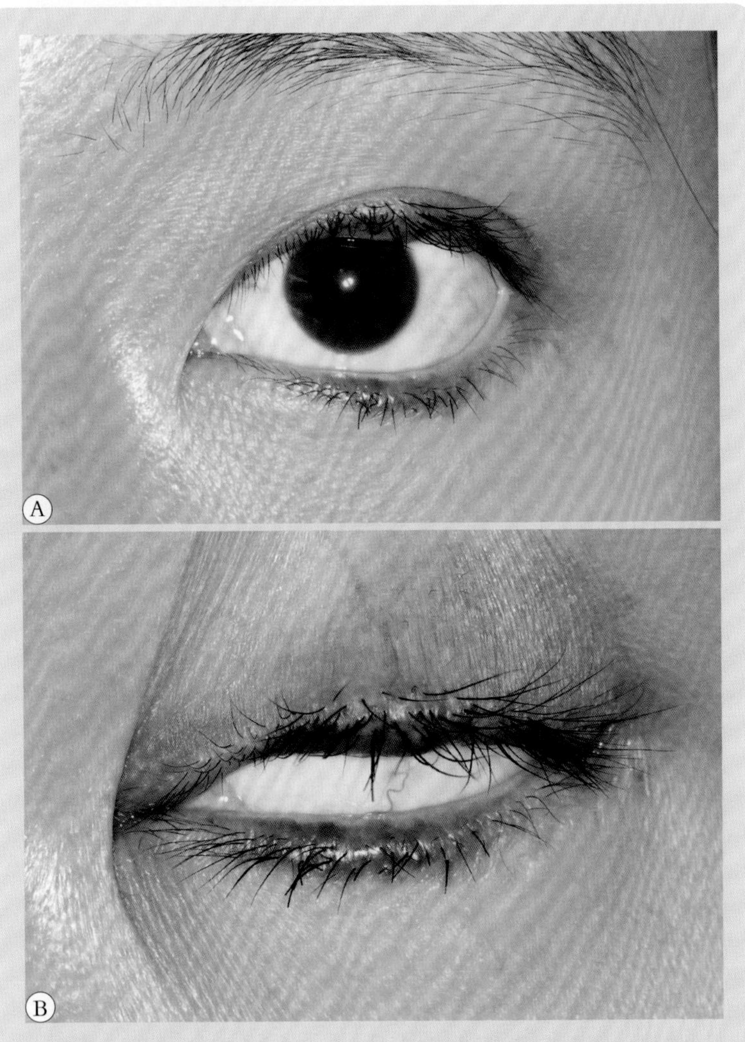

患者女，31 岁，左眼上下睑中部对称性黑褐色结节，累及睑缘全层，下睑外侧曾手术部分切除。

图 5-1-25　分裂痣

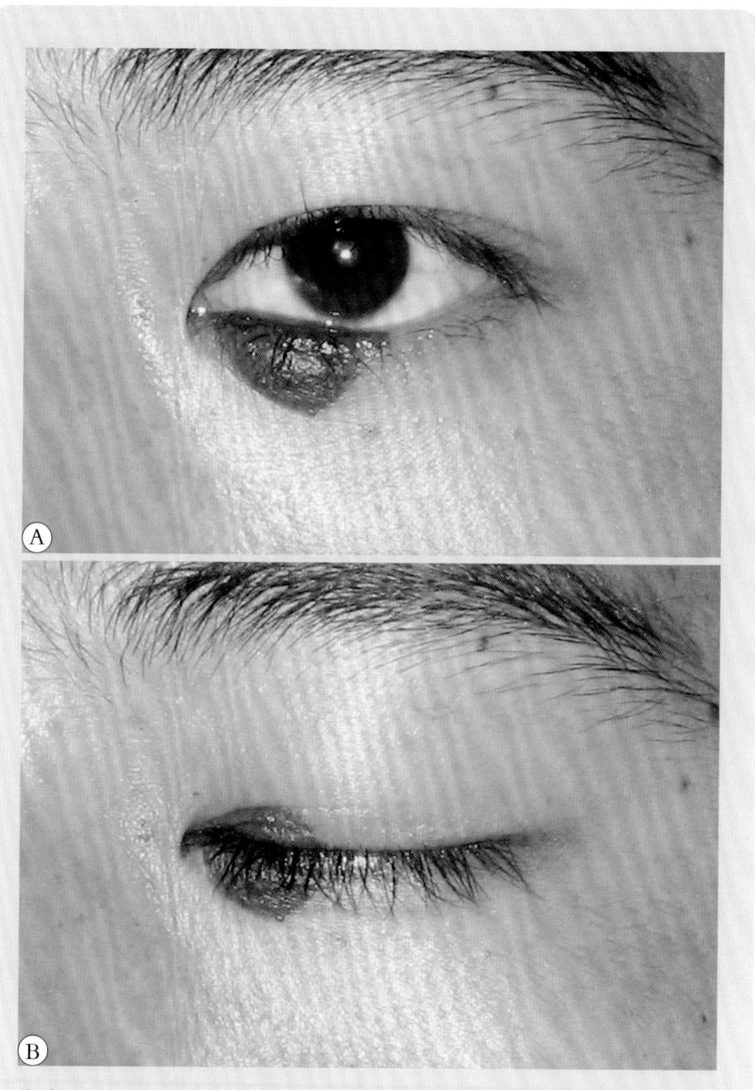

患者男。图 A 左眼上下睑内侧不对称的扁平黑褐色病变，轻度隆起，下睑病变较上睑明显大；图 B 闭眼后为一个完整病变。

图 5-1-26　分裂痣

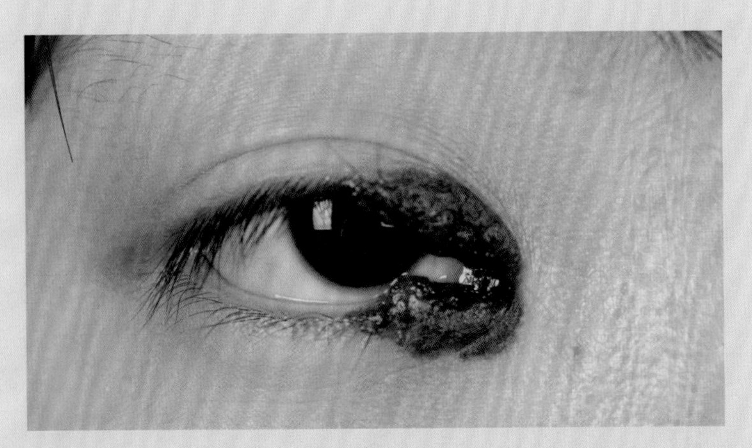

患者女，19岁，右眼上下睑内侧及内眦部对称性黑褐色结节，累及睑缘全层及上下泪小点。

图 5-1-27　分裂痣

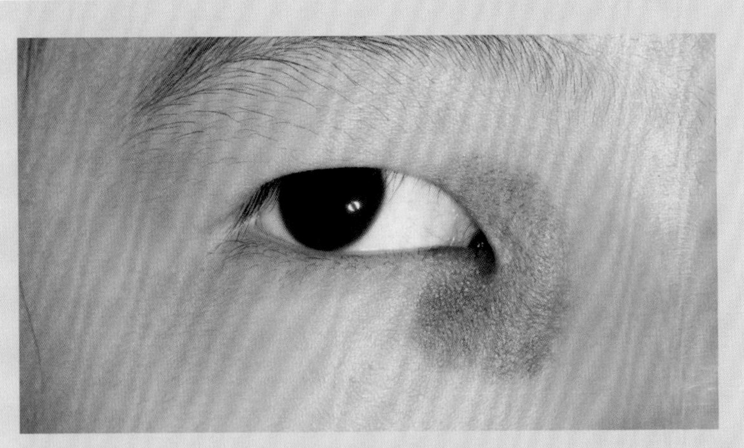

患儿女，8岁，右眼上下睑内眦部扁平黑褐色病变，泪阜同时有色素痣。

图 5-1-28　部分相连的分裂痣

第二节 黑素瘤

黑素瘤(melanoma)也称为恶性黑素瘤，在眼部可以发生于眼睑、结膜、葡萄膜、眼眶或泪囊。原发于眼睑的黑素瘤并不常见，仅占所有眼睑恶性肿瘤的 1%，多数是由结膜黑素瘤累及眼睑。眼睑黑素瘤的生物学特征与全身皮肤黑素瘤基本一致，约半数是在交界痣、皮肤的恶性雀斑或原发性获得性结膜黑变病的基础上逐渐发展而来，另外半数无明显原发病灶。黑素瘤多发于成人，儿童也可发病，男性的发病率和死亡率均较女性高。浅肤色、长期暴露于紫外线照射下及着色性干皮病是该病的易发因素。

对于仅累及眼睑的恶性黑素瘤，早期扩大切除是最佳的治疗方法；对于累及球结膜的病变，一般采取手术切除联合局部冷冻和化疗；而对于累及眶内的患者，如果无全身转移，应尽早行眶内容物剜除术。近年来，生物治疗的快速发展为黑素瘤的治疗提供了新的途径。黑素瘤有多年后转移或复发的可能，所以患者在手术后仍需长年定期随访。

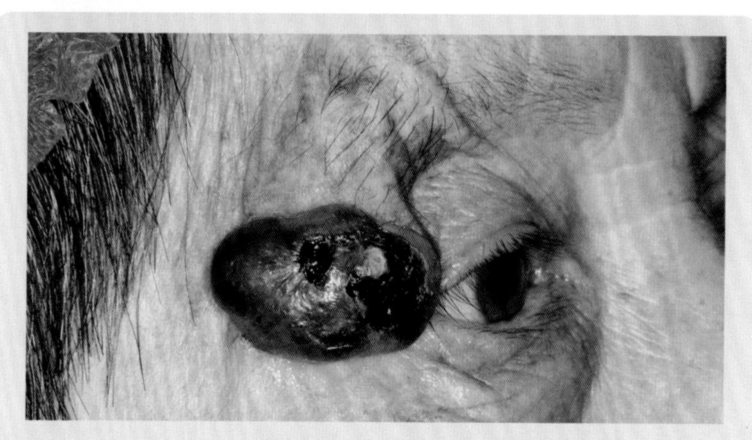

患者女，71 岁，右眼肿物十余年，近半年明显增大。病变位于右眼眉弓外侧皮肤，色黑，边界清晰，明显隆起，表面破溃。该病变仅从外观判断易被误诊为基底细胞癌。

图 5-2-1 黑素瘤

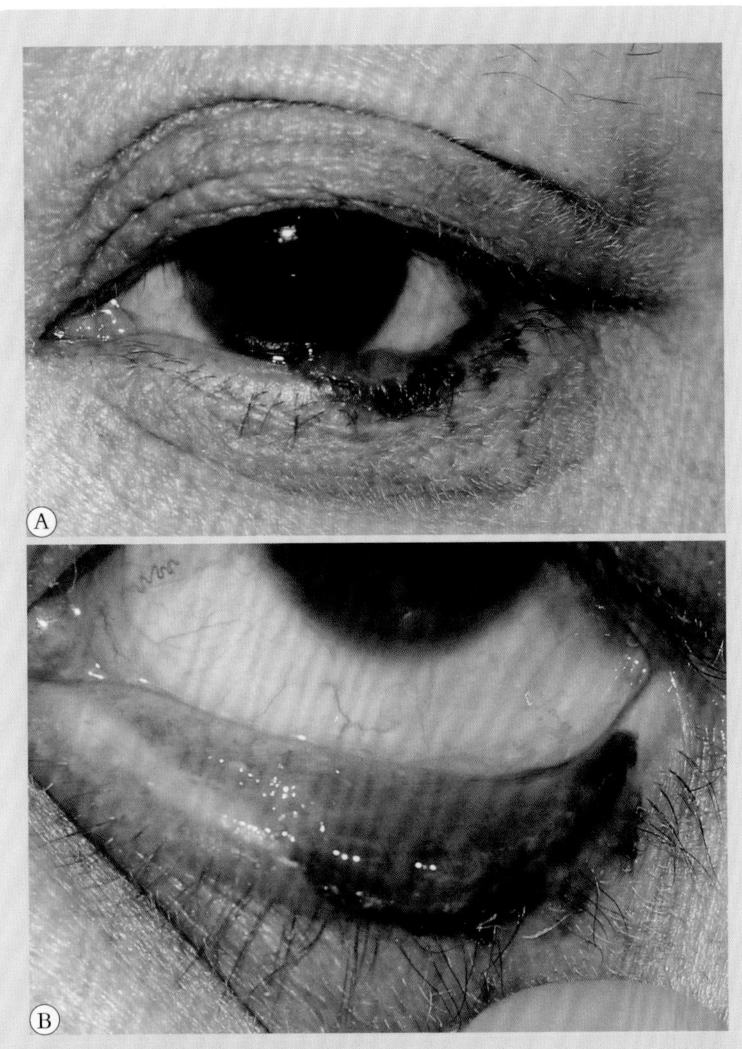

患者女，48 岁，左眼肿物半年。图 A 病变位于左眼下睑中外 1/2，黑褐色，轻度隆起于睑缘，边界不清晰，睫毛生长无明显受累；图 B 睑结膜面受累，色泽较皮肤侧病变略淡。

图 5-2-2 黑素瘤

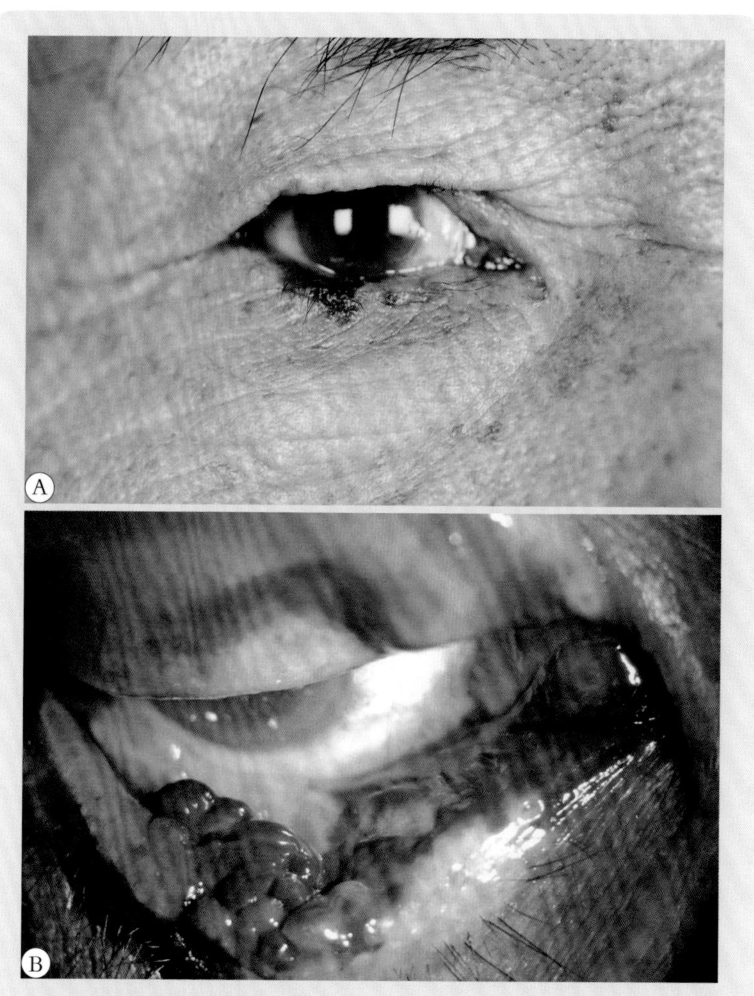

患者男，65岁，右眼肿物多年，近3个月增大。图A病变位于下睑缘，黑褐色，无明显隆起，边界不清晰；图B病变累及下睑缘、上下睑结膜、上下穹窿结膜、部分球结膜、泪阜及半月皱襞，其中下睑中部睑结膜面呈分叶状隆起的结节。该患者行局部切除后，因角膜溃疡行眼内容物剜除术，术后5年未见复发或转移。

图5-2-3 黑素瘤

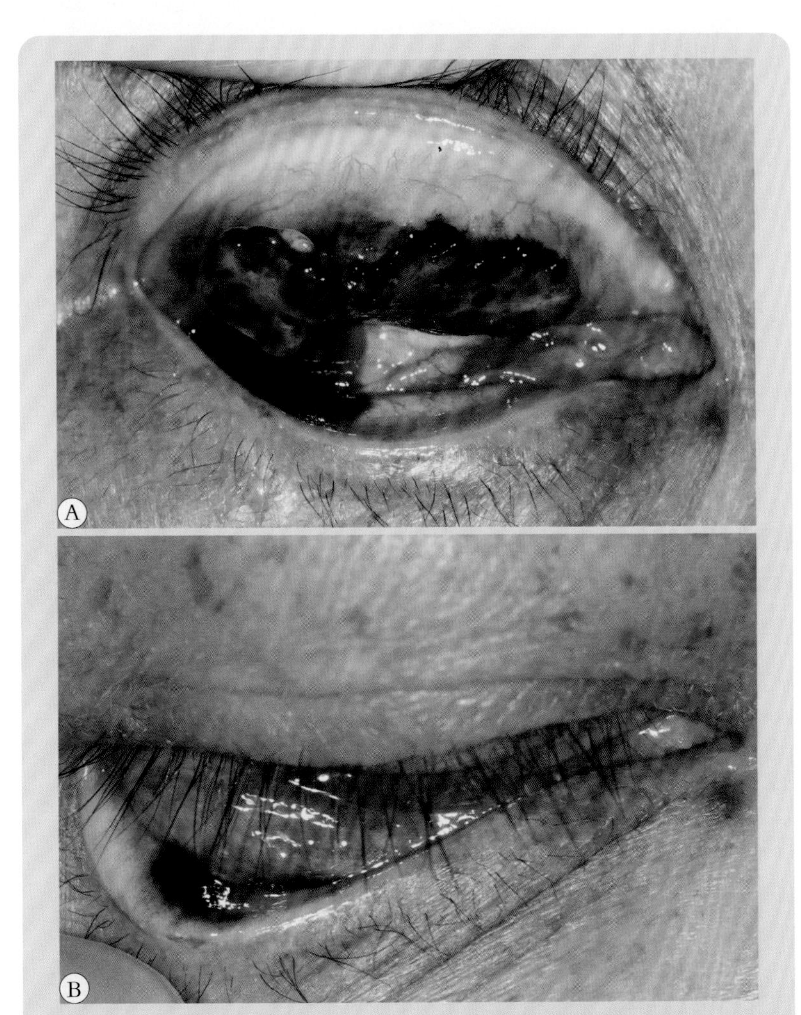

患者男，58岁，右眼摩擦感10个月，发现肿物3个月。图A病变主要位于上方穹窿结膜及上睑结膜，呈黑色明显隆起的结节，边界不清晰；图B下睑结膜也可见到类似但较小的病变，病理证实均为黑素瘤。该患者在局部切除术后未行其他治疗，术后1.5年电话随访，未复发。

图5-2-4　黑素瘤

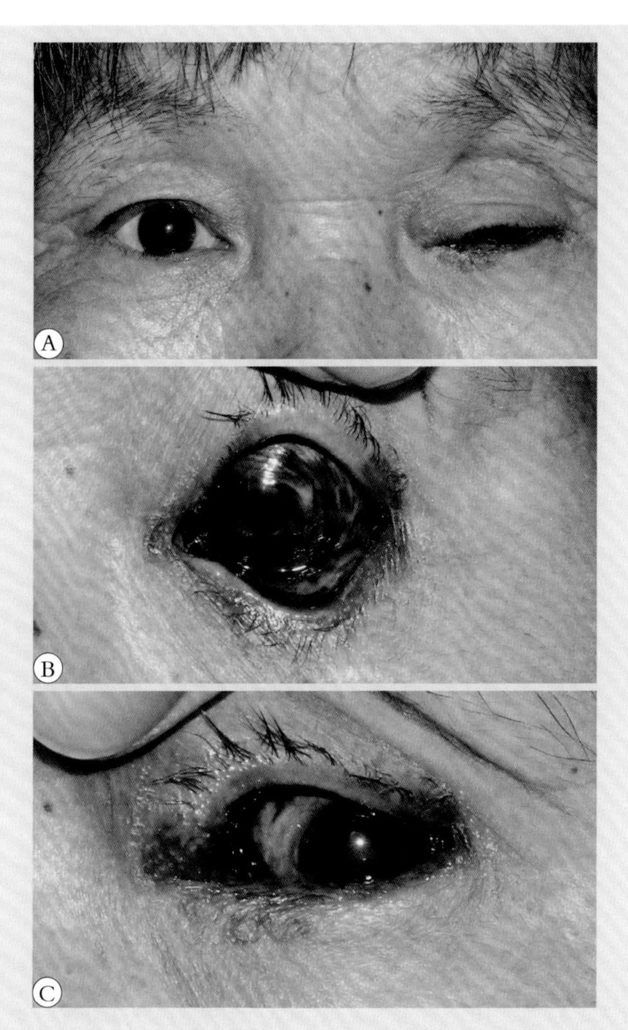

患者女，62 岁，左眼肿物十余年，近半年加重，睁眼受限。图 A 左眼上睑皮下肿物，累及提上睑肌及眶内；图 B 睑结膜及球结膜弥漫黑色病变；图 C 上睑内侧结膜面可见明显隆起的黑色硬结，边界不清晰，累及上下泪小点及睑缘皮肤。该患者行眶内容物剜除术治疗，术后 3 年复查未见复发或转移。

图 5-2-5　黑素瘤

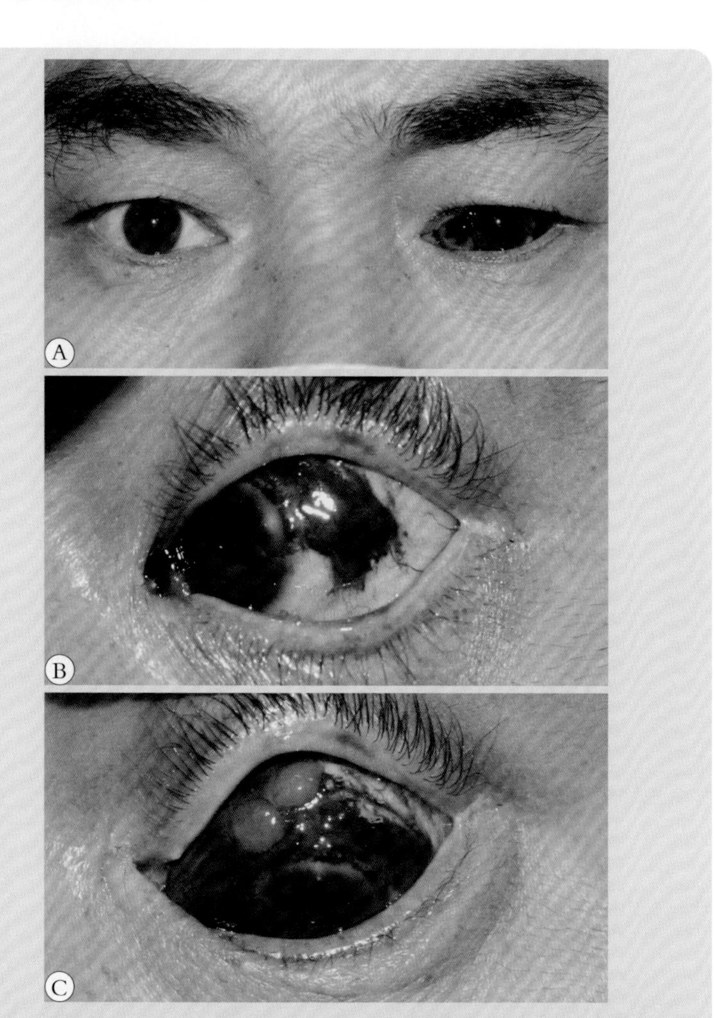

患者男，44 岁，10 个月前因左眼下睑“透明”肿物在外院行手术切除活检，诊断为黑素瘤，近 1 个月复查再次发现肿物。图 A 左眼结膜弥漫黑褐色病变，主要累及上方、鼻侧及颞侧球结膜；图 B 颞上方球结膜下病变，轻度隆起，边界不清晰；图 C 上方球结膜下弥漫病变，可见数个灰白色结节隆起于结膜面，鼻侧结膜下出血。该患者经检查发现肺、肝、脊柱等多器官存在转移病变，未继续治疗，后失访。

图 5-2-6 黑素瘤

小贴士

大部分黑素瘤为黑褐色，也有部分黑素瘤为无色素型，特别是手术后复发的黑素瘤，往往色素不明显，给临床诊断带来很大困难。

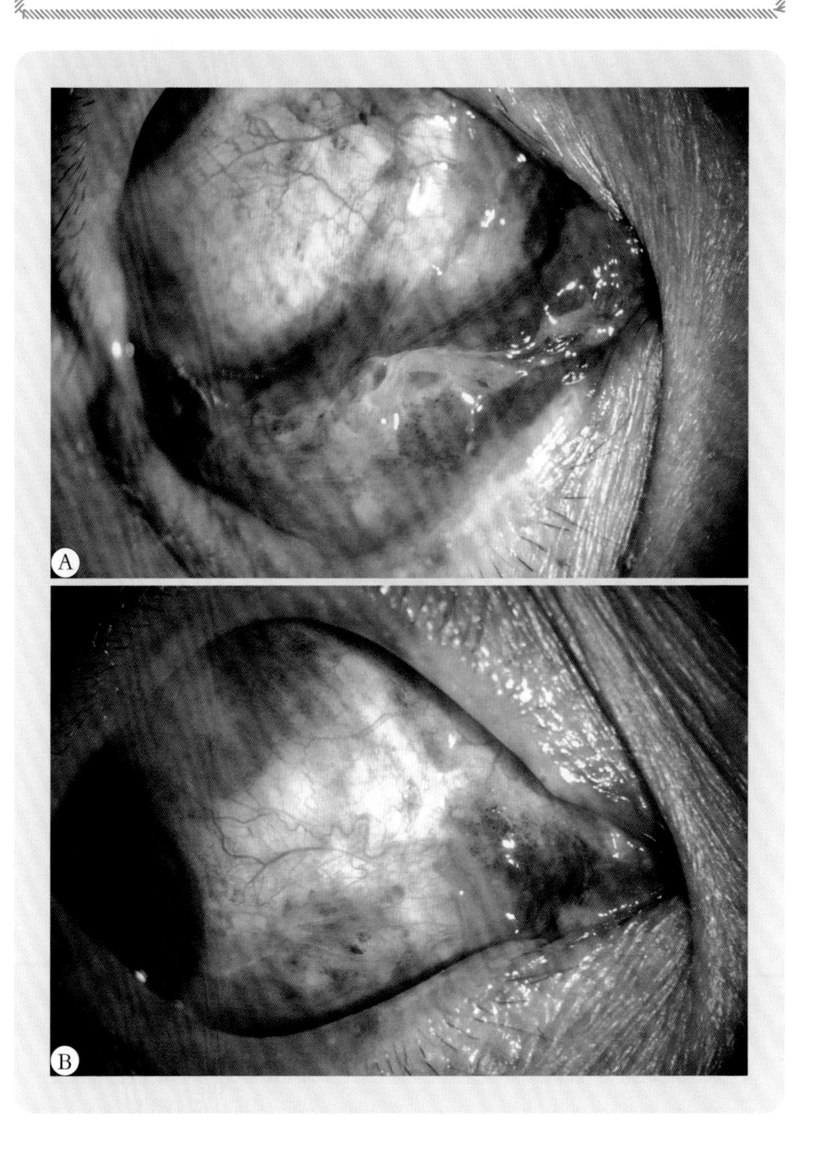

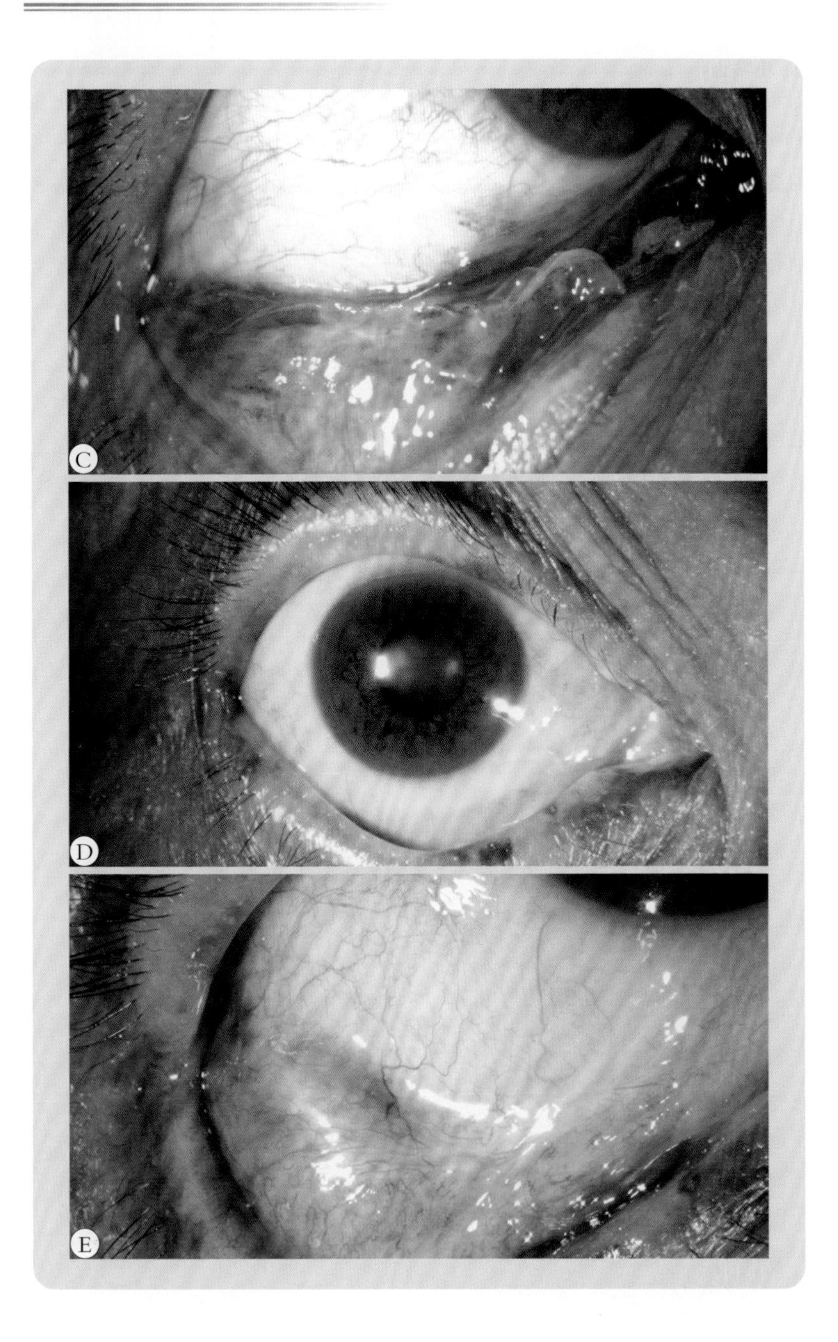
C
D
E

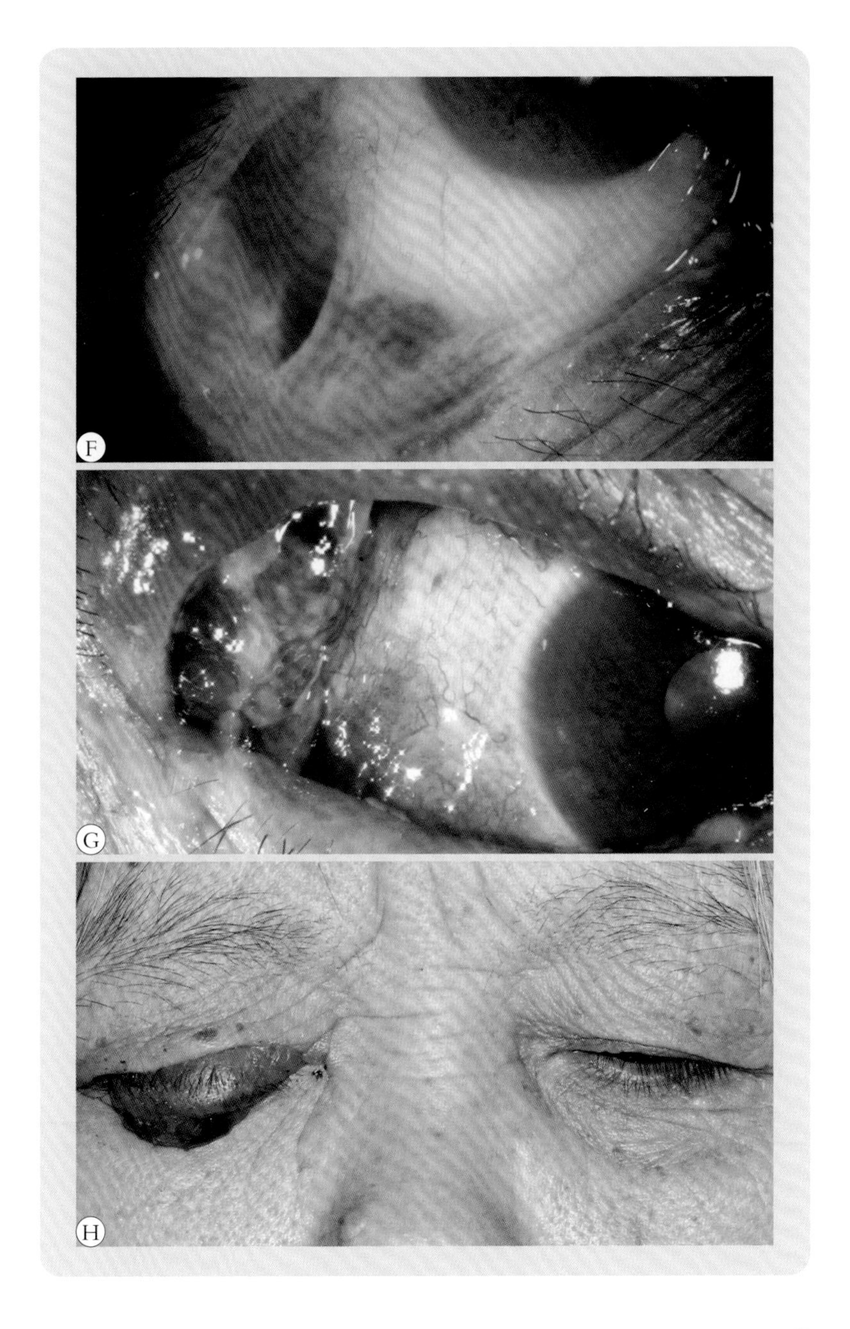
F
G
H

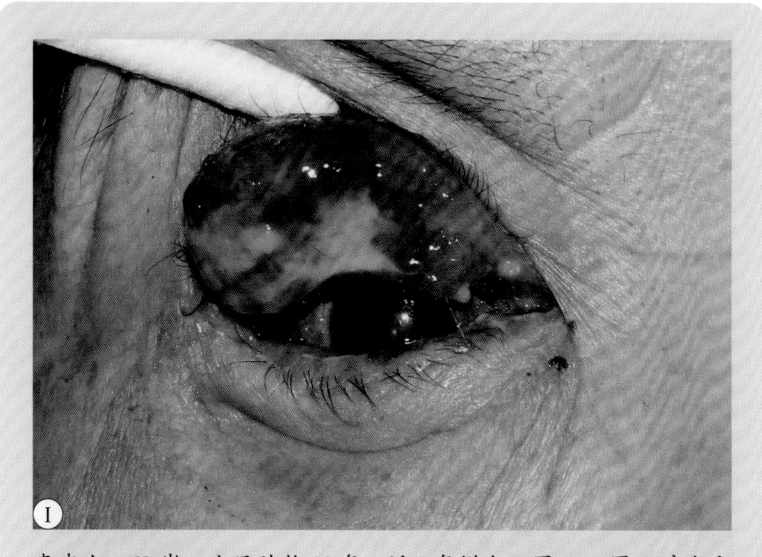

患者女，62岁，右眼肿物10年，近1年增大。图A～图C病变主要累及右眼下睑结膜、下穹窿结膜、部分球结膜、泪阜、半月皱襞及下泪小点，边界不清晰，下穹窿结膜可见结节样隆起，活检证实为黑素瘤，予局部切除，后用0.04%丝裂霉素滴眼液点眼1个月，因丝状角膜炎不能耐受而停用；图D、图E术后1年复查，结膜及泪阜病变基本消退，颞下穹窿结膜下黑褐色结节，予二次手术局部切除；图F二次手术后1年复查，结膜下病变消退，局部结膜可见黑变病样表现，球结膜多点活检证实仍为黑素瘤，患者未继续治疗；图G二次手术后2.5年复查，上睑结膜、上穹窿结膜、球结膜及睑部泪腺区可见弥漫病变，肿瘤表面糜烂渗出，患者仍拒绝治疗；图H、图I二次手术后3年，上睑明显充血肿胀，睁眼困难，上睑结膜及穹窿结膜病变较前明显增大，糜烂出血，行第3次手术，眶内容物剜除术治疗，术后患者未进行其他治疗。第3次术后10个月病变局部复发，并有耳前及颈前淋巴结转移，肺及骨转移，半年后死亡。

5-2-7 黑素瘤

第六章

神经来源的肿瘤

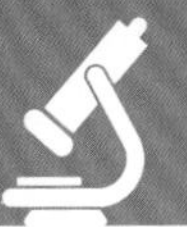

第一节　神经鞘瘤

神经鞘瘤（neurilemmoma）也称为雪旺细胞瘤（schwannoma），是来源于周围神经鞘的雪旺细胞的良性肿瘤，眼周的神经鞘瘤大部分位于眶内，发生于眼睑皮下、泪阜、结膜下或眼内葡萄膜的神经鞘瘤偶有报道。眼睑皮下神经鞘瘤主要表现为位于皮下的包膜完整的无痛性实性硬结，增长缓慢，外观无特异性，术前很难明确诊断，完整切除可以避免复发。

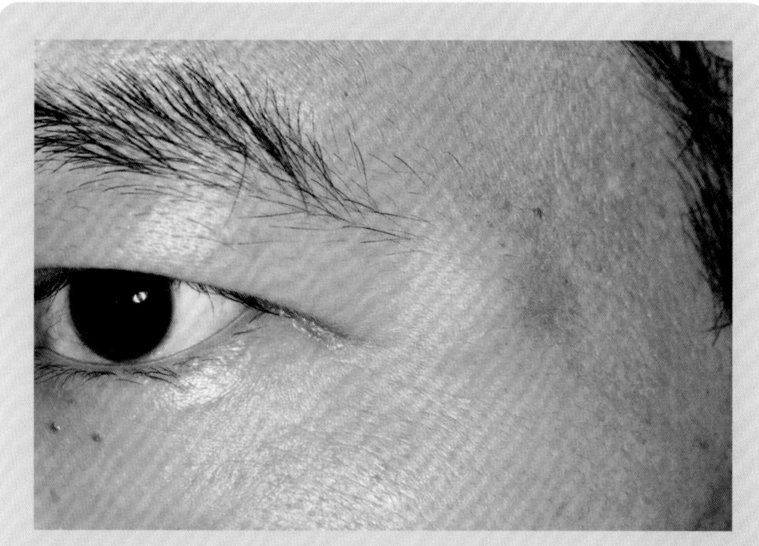

患者男，40 岁，左眼肿物 1 年。病变位于左眼颞侧皮下，表面光滑，边界清晰，中等硬度，与表皮无粘连。

图 6-1-1　神经鞘瘤

第二节　神经纤维瘤病与神经纤维瘤

神经纤维瘤病（neurofibromatosis）又称为 von Recklinghausen 病，一般分为 I 型（周围皮肤型）和 II 型（中央型或听神经瘤型）。常累及眼部的 I 型神经纤维瘤病是一种常染色体显性遗传性疾病，一般 10 岁左右开始发病，严重者会累及眶内及头面部，包括全身的牛奶咖啡斑、眼睑丛状神经纤维瘤、虹膜结节、蝶骨缺损、脑膜脑膨出和继发的搏动性眼球突出等一系列症候群。

神经纤维瘤（neurofibroma）是来源于周围神经的良性肿瘤，发生于眼睑的神经纤维瘤多为 I 型神经纤维瘤病全身表现的一部分，丛状型多见，表现为上睑外侧弥漫质软的肿物，无明显边界，压迫上睑呈“S”形改变，手术很难切除干净，术后易复发。

需要注意的是，神经纤维瘤病的患者同时发生神经鞘瘤、胶质瘤、黑素瘤、横纹肌肉瘤等肿瘤的概率都较正常人大。

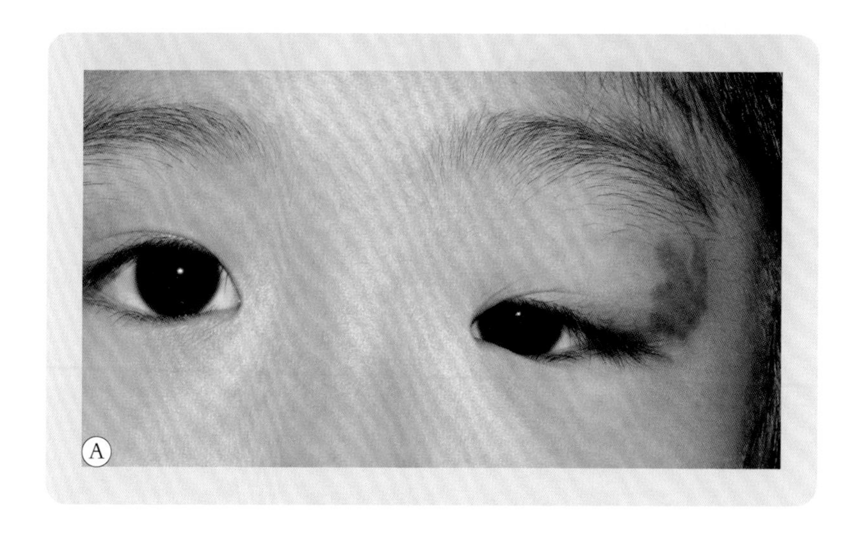

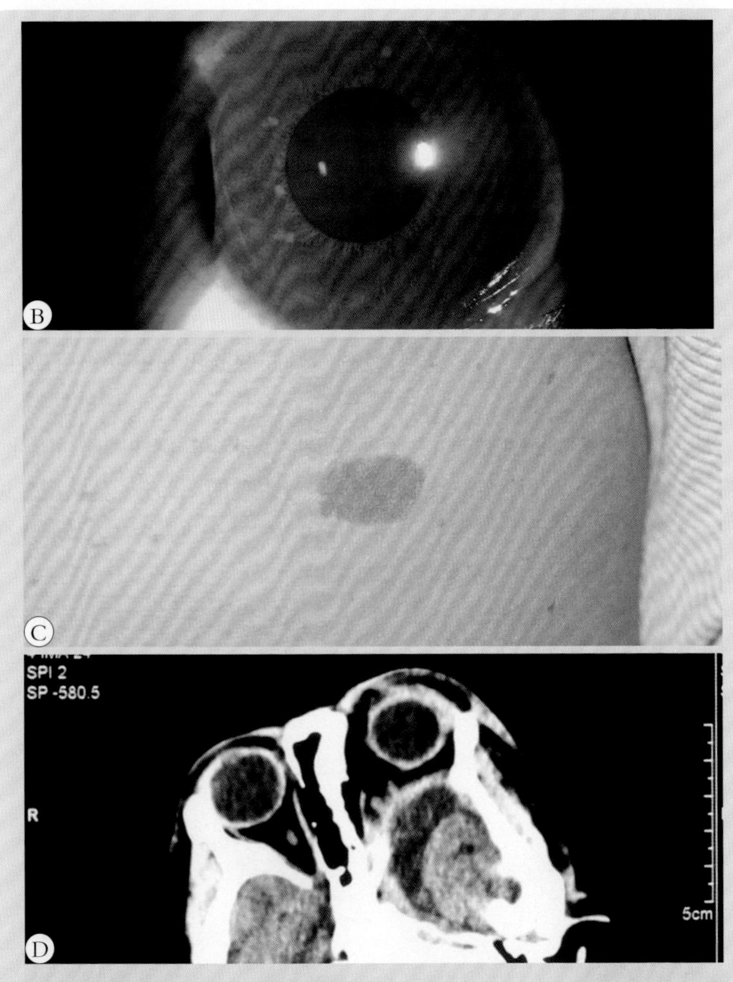

患儿女，6岁，左眼肿胀，睁眼困难2年。图A左眼上睑外侧可及弥漫条索状的皮下硬结，质软，边界不清晰，压迫上睑外侧下垂呈"S"形，眼球搏动性突出并向内下方移位；图B双眼虹膜可见多个轻度突起的灰白色Lisch结节；图C全身皮肤可见多数大小不等的牛奶咖啡斑；图D眼眶CT可见左侧蝶骨大翼缺损，脑组织膨出于眶内，眶内侧壁向内凹陷变形。

图6-2-1　神经纤维瘤病

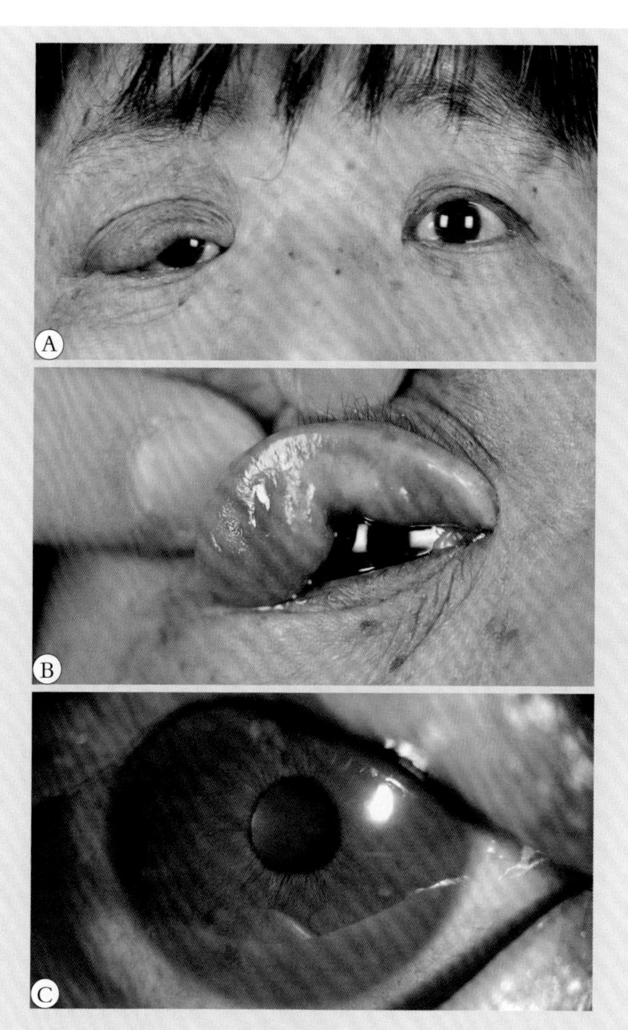

患者女，52 岁，右眼自幼肿胀，睁眼困难。图 A 右眼上睑外侧皮下可及条索状皮下硬结，质软，边界不清晰，可见搏动性眼球突出并向内下方移位，肿瘤压迫上睑外侧使上睑呈“S”形下垂，全身多处牛奶咖啡斑；图 B 上睑明显变长；图 C 双眼虹膜可见多个大小不等的灰白色及褐色 Lisch 结节。

图 6-2-2　神经纤维瘤病

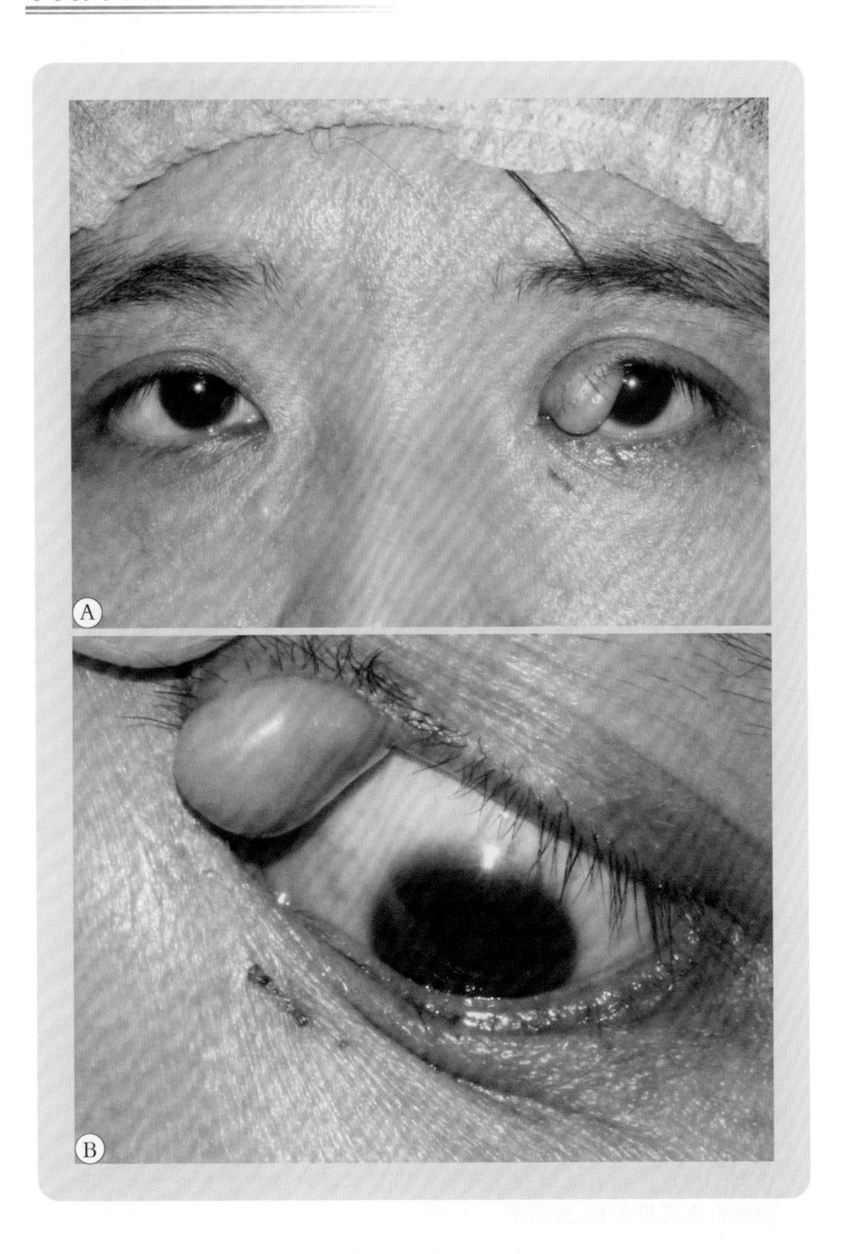
A
B

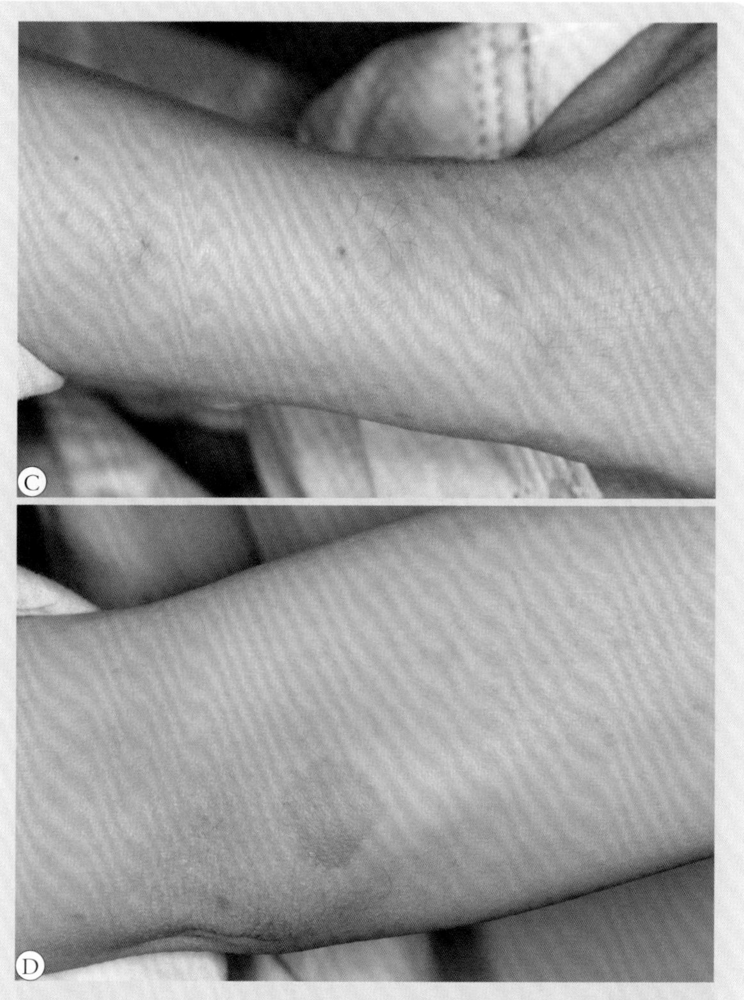

患者女，37岁，左眼肿物20年，10年前曾手术切除，后复发。其母亲患有“神经纤维瘤病”。图A、图B左眼上睑内侧皮下灰白色结节，质软，边界不清晰；图C、图D患者双侧前臂可见多数大小不等的皮下结节及牛奶咖啡斑。该患者未见Lisch结节、眼球突出等表现。多数眼睑的神经纤维瘤位于上睑外侧，位于内侧者相对少见。

图6-2-3　神经纤维瘤病

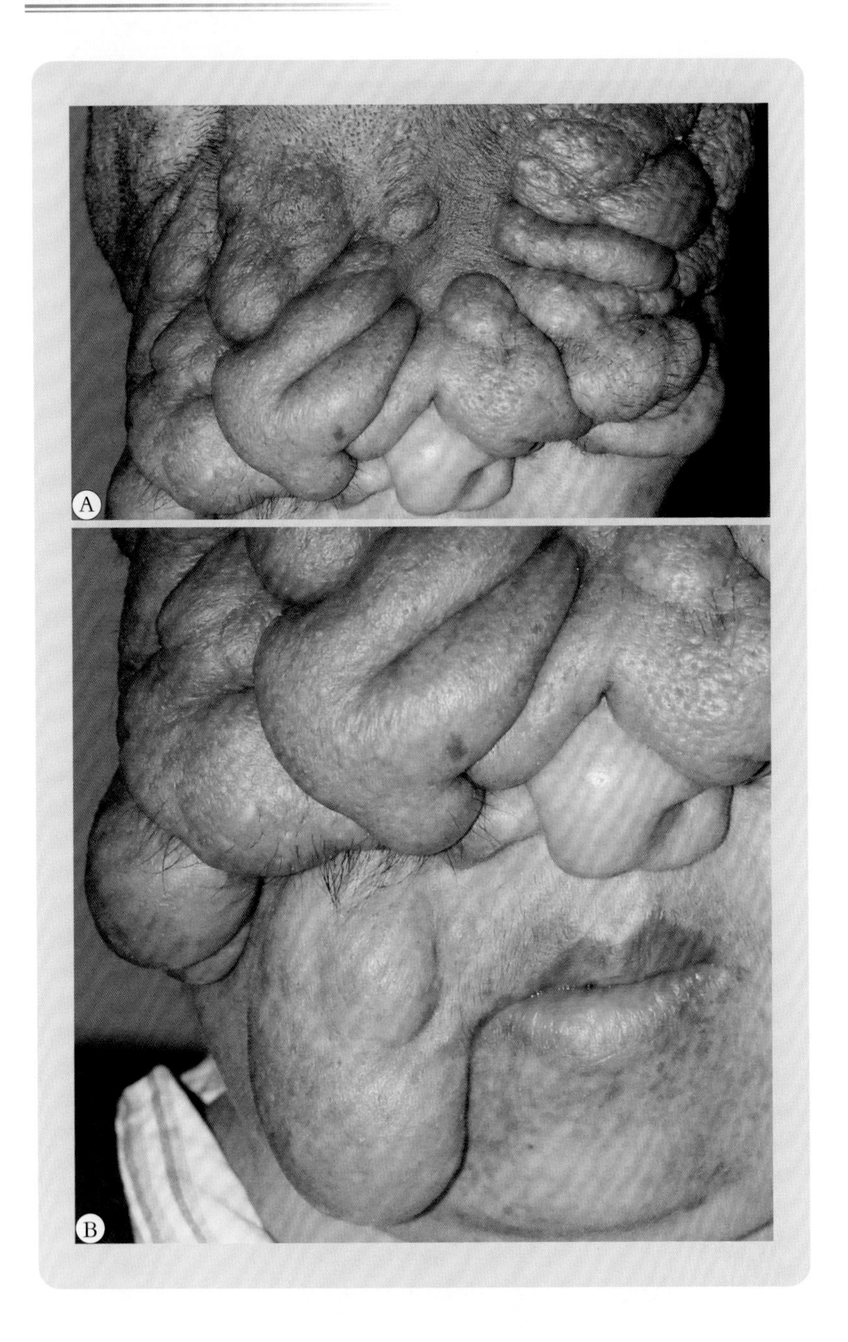
A
B

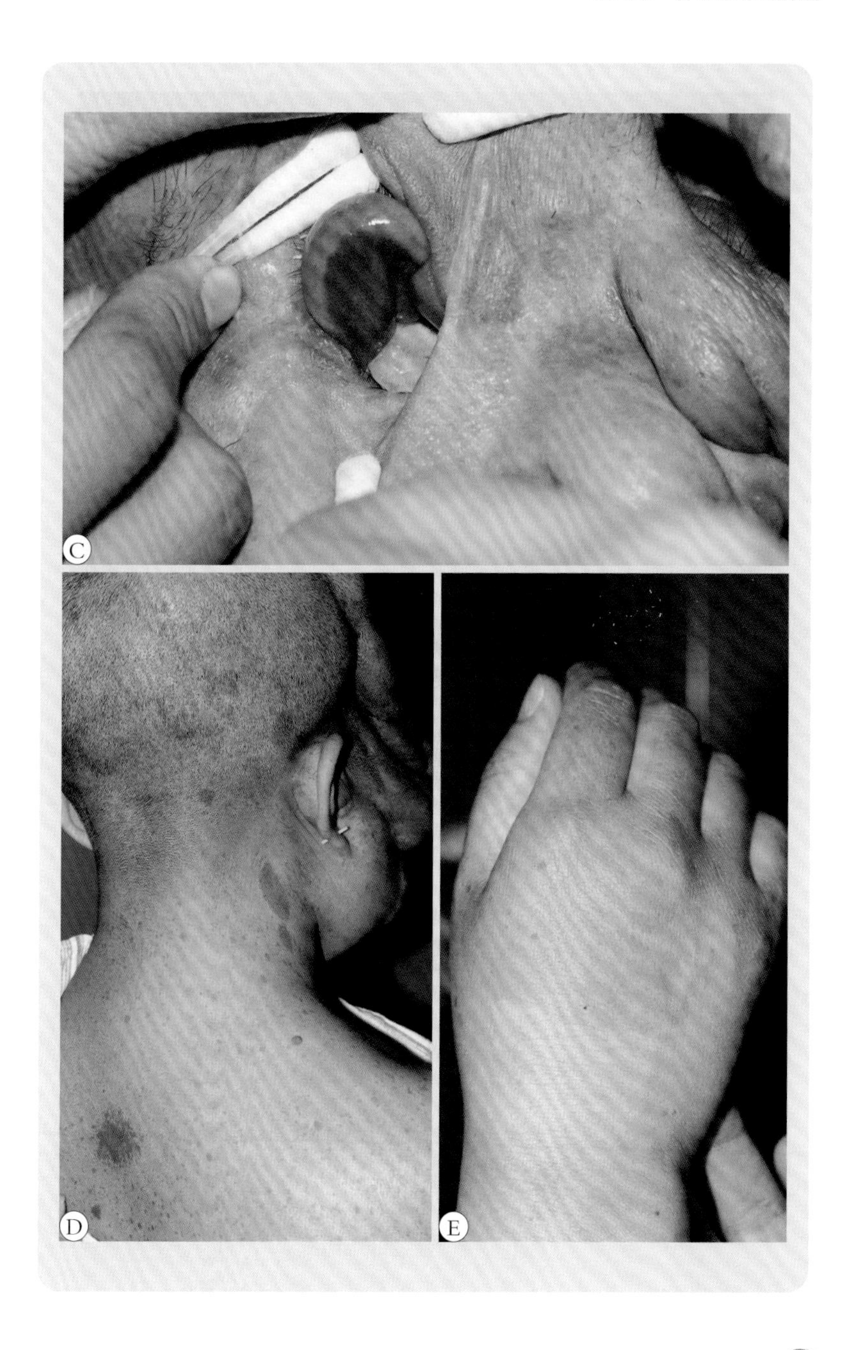
C
D
E

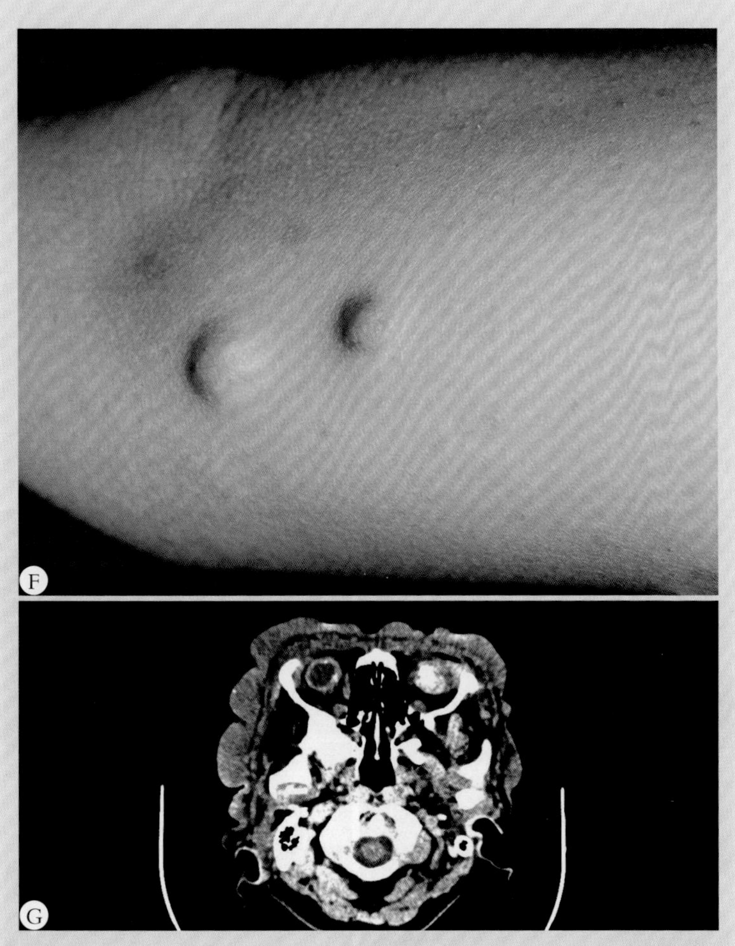

患者女，21岁，双眼自幼有肿物并失明，无家族史。图A、图B双眼上睑及头面部可见多数边界不清的条索状结节，质软，上睑不能睁开；图C上睑明显变长、变厚，双眼角膜完全混浊，眼球萎缩无光感；图D～图F躯干及四肢皮肤可见多数大小不等的牛奶咖啡斑及皮下结节；图G眼眶CT示双眼眼球萎缩钙化，眶周弥漫软组织肿物，脑膨出不明显。

图6-2-4 神经纤维瘤病

第三节　神经束膜瘤

神经束膜瘤（perineurioma）是发生于周围神经内外束膜细胞的肿瘤，常发生于皮下组织，也可发生于皮肤或神经内，发生于眼周的少见，临床表现为边界清晰的皮肤或皮下实性结节，无特异性，主要依靠术后病理诊断。发生于神经内的神经束膜瘤可引起疼痛症状。

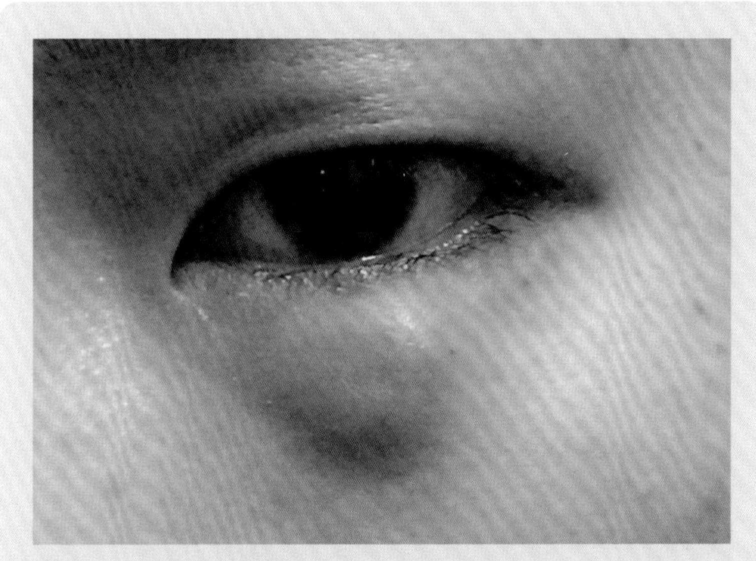

患者女，26岁，左眼下睑皮下孤立的实性结节，边界清晰，表面光滑。

图 6-3-1　神经束膜瘤

第四节 默克尔细胞癌

默克尔细胞癌（Merkel cell carcinoma）是一种较少见的皮肤恶性肿瘤，又称为皮肤神经内分泌癌（cutaneous neuroendocrine carcinoma）。一般认为，Merkel 细胞是一种来源于神经嵴的皮肤或黏膜神经内分泌受体细胞，主要负责触觉的调节。默克尔细胞癌的发生可能与紫外线照射有一定相关性，眼睑和头面部等日光暴露部位皮肤的发生率相对较高，老年人相对较多发，上睑特别是上睑缘部位较多见。病变多生长较缓慢，呈鲜红色或黯红色，表面血管扩张，质地偏软，形状偏扁平。手术彻底切除是目前最佳的治疗手段，10% ~ 50% 的病例会发生转移。

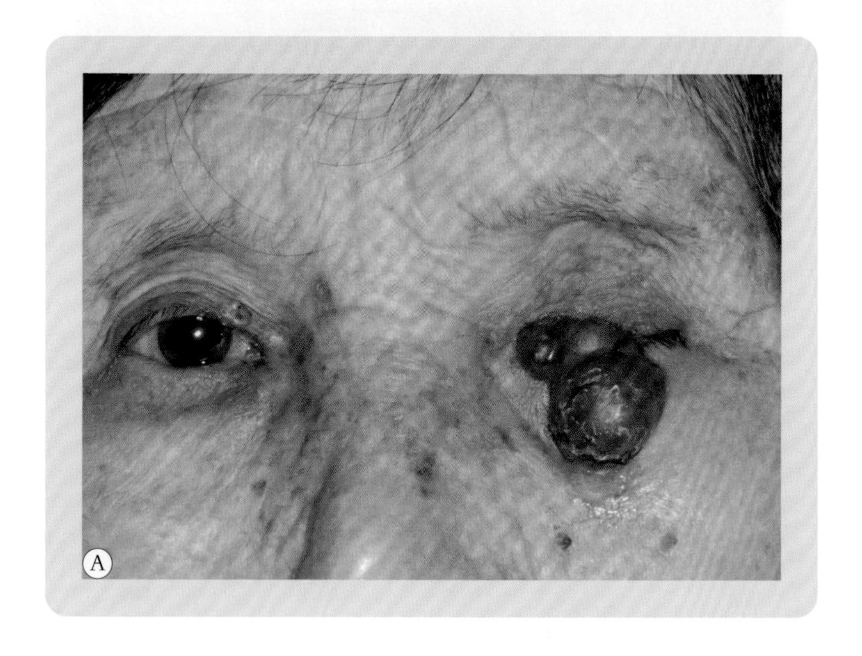

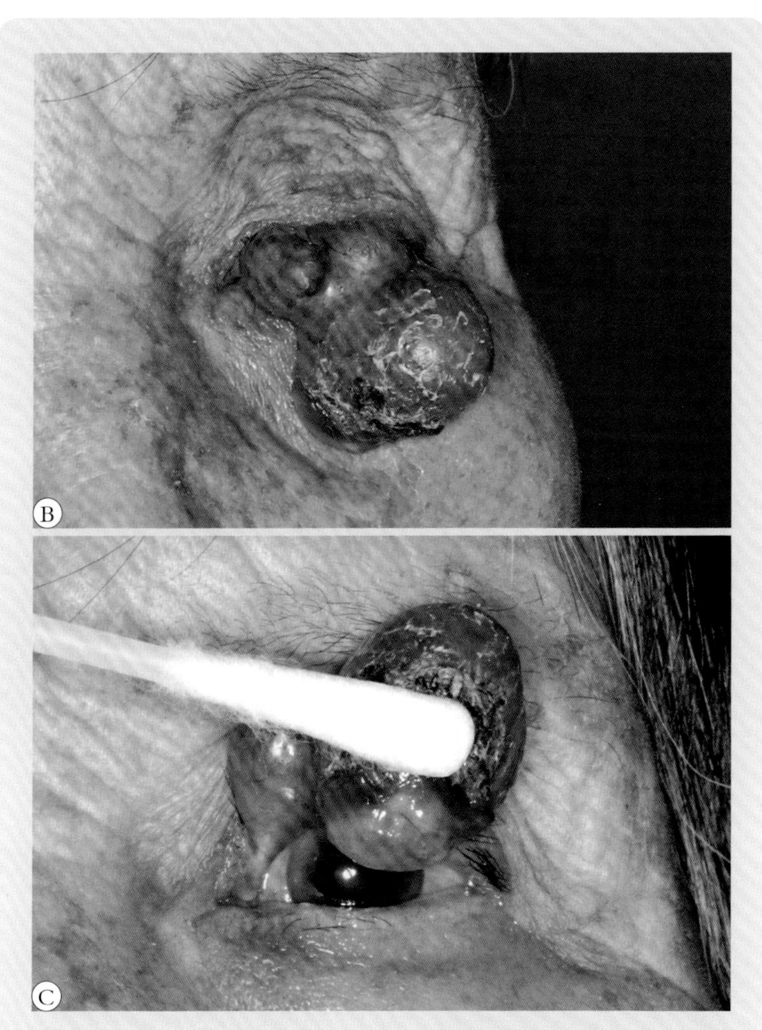

患者女，82岁，左眼肿物2年，近4个月明显增大伴破溃出血。图A病变位于左眼上睑内侧，压迫上睑睁眼困难；图B肿物呈结节状突起于睑缘表面，质软，肿瘤内血管扩张呈黯红色，局部破溃结痂；图C肿物累及上睑全层。

图6-4-1　默克尔细胞癌

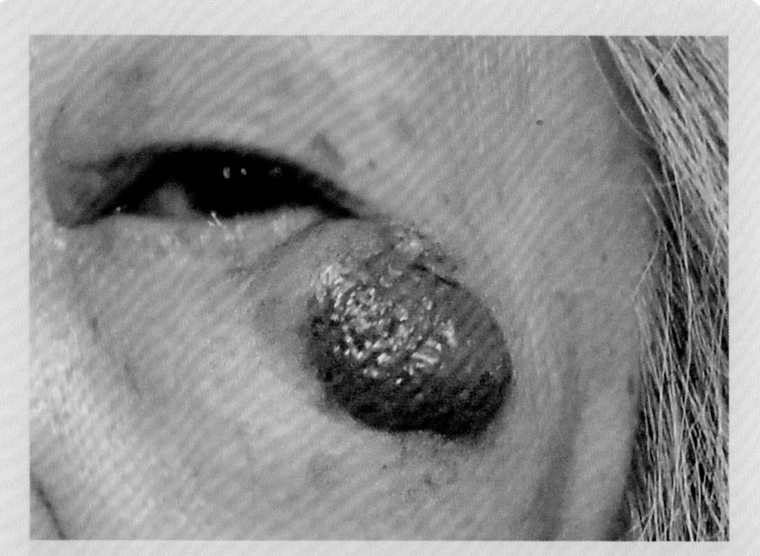

患者女，病变累及左眼下睑外侧皮肤，色红，边界不清晰。（赵素焱供图）

图 6-4-2　默克尔细胞癌

第七章

血管性肿瘤

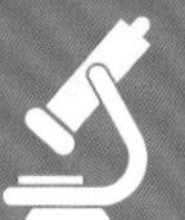

第一节　先天性毛细血管瘤

一般俗称的“血管瘤”实际包括两种不同类型的病变，一类是由血管内皮细胞增生而导致的血管性肿瘤，另一类是由血管结构异常而导致的血管畸形，每一种类型又被分为多个亚型。在眼周，这些疾病均可以单独发生于眼睑，但更多的是发生于眼眶，或由眶内病变累及眼睑。

先天性毛细血管瘤（congenital capillary hemangioma）又称为婴儿型血管瘤（infantile hemangioma）或草莓痣（strawberry nevus）或婴儿血管内皮瘤（infantile hemangioendothelioma），是婴儿时期最常见的良性肿瘤，多数病变在婴儿出生时或出生后数周内发生，双胞胎或多胞胎可同时出现。头颈部是婴儿型血管瘤的好发部位，病变可仅累及眼睑或同时累及眶内，发病初期增长较快，约在患儿 1 岁左右停止生长并逐渐变小，大部分病例到 5 ~ 7 岁时病变可基本消退。眼睑病变较为特异，一般呈鲜红色或紫红色，轻度隆起，质地较软，哭闹时增大。毛细血管瘤的发病原因不清，有研究显示其发生可能与胎盘有密切的关系。

单纯发生在眼睑的婴儿型血管瘤可不予治疗，累及眶内的病变如存在影响视功能的风险时才考虑治疗，治疗方法包括口服或局部注射糖皮质激素，口服或外用 β 受体阻滞剂等，对于保守治疗效果欠佳或者诊断不明者可行手术切除。

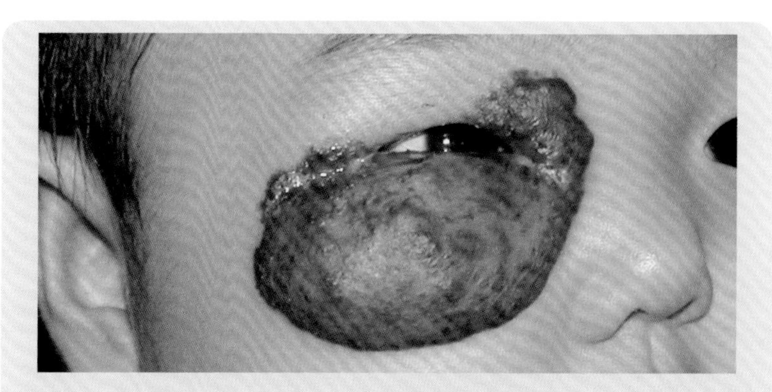

患者个人信息不详。右眼下睑巨大的紫红色肿物，边界较清晰，轻度隆起。（王毅供图）

图 7-1-1 仅累及眼睑的毛细血管瘤

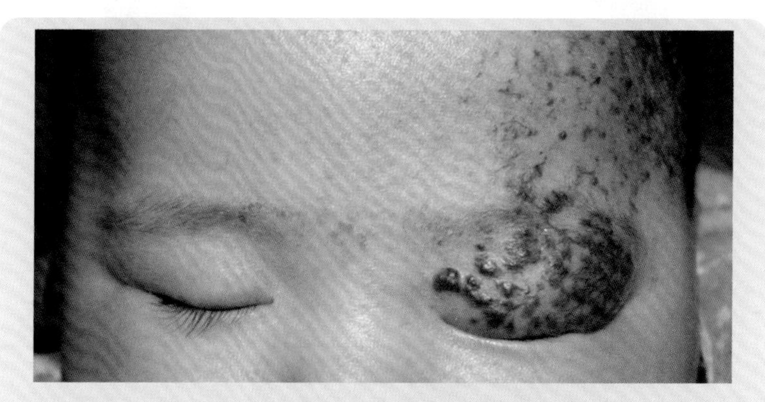

患者个人信息不详。左侧上睑及额部皮肤弥漫鲜红色病变，呈典型的草莓状外观，眼球轻度突出。（王毅供图）

图 7-1-2 累及眼睑及眶内的毛细血管瘤

小贴士

有部分毛细血管瘤患儿会伴发全身其他异常（PHACE 综合征）或伴发中枢神经系统、肝脏及胃肠道等其他器官的血管瘤，较大的病变还可能会导致患者全身的血小板减少引起全身凝血障碍从而危及生命（Kasabach-Merritt 综合征）。

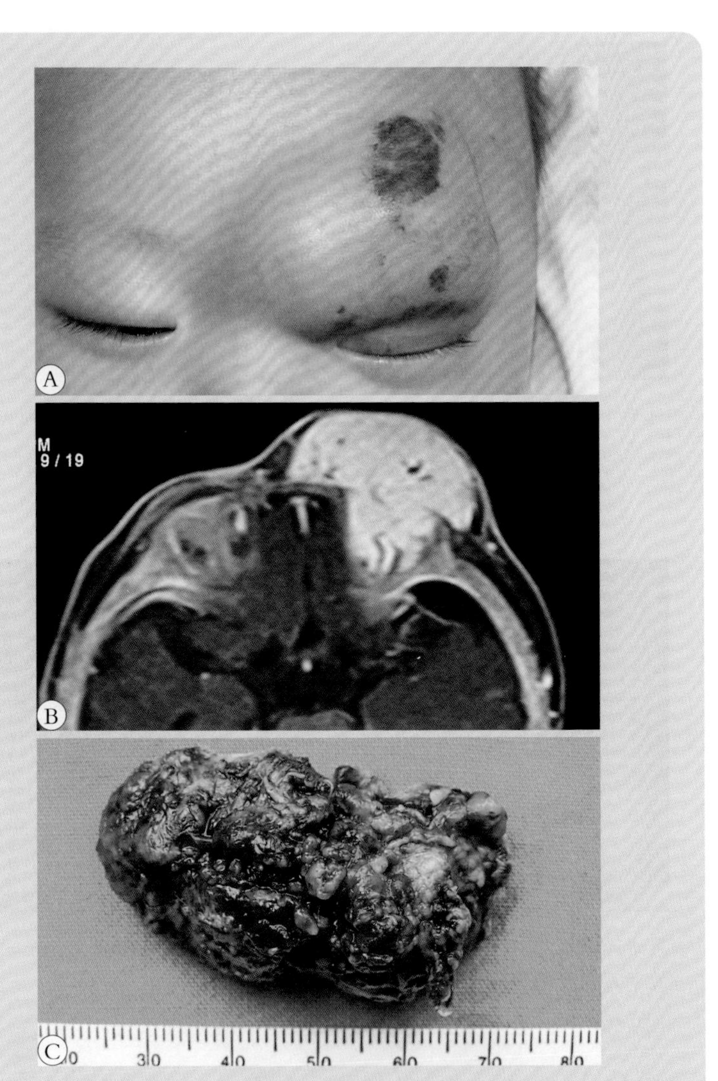

患儿男，4个月。图A左眼上睑皮肤多处鲜红色较为扁平的病变，眶前部巨大实性肿物；图B磁共振成像（MRI）检查示肿瘤累及眼睑及眶内，明显强化；图C切除的肿瘤标本。（王毅供图）

图7-1-3　累及眼睑及眼眶的毛细血管瘤

第二节　获得性血管瘤

获得性血管瘤（acquired hemangioma）又称为樱桃样血管瘤（cherry hemangioma）或老年性血管瘤（senile hemangioma）。在组织病理学上其与婴儿型血管瘤有很多的相似之处，但与后者不同，获得性血管瘤发生于稍大的儿童或成年人，临床并不少见。获得性血管瘤多表现为眼睑皮肤或睑结膜的 0.5 ~ 5 mm 鲜红色或紫红色丘疹，质地较软，压之褪色，刺激后或手术切除时会出血较多；有时血管瘤表面伴有糜烂溃疡出血等继发改变，称为化脓性肉芽肿型（pyogenic granuloma）毛细血管瘤或分叶状毛细血管瘤（lobular capillary hemangioma）。

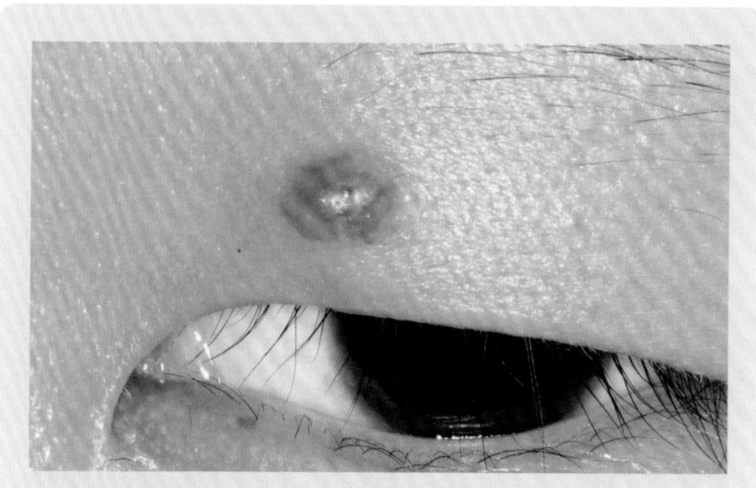

患者男，12 岁，左眼上睑紫红色肿物，轻度隆起，边界清晰，压之褪色。

图 7-2-1　获得性血管瘤

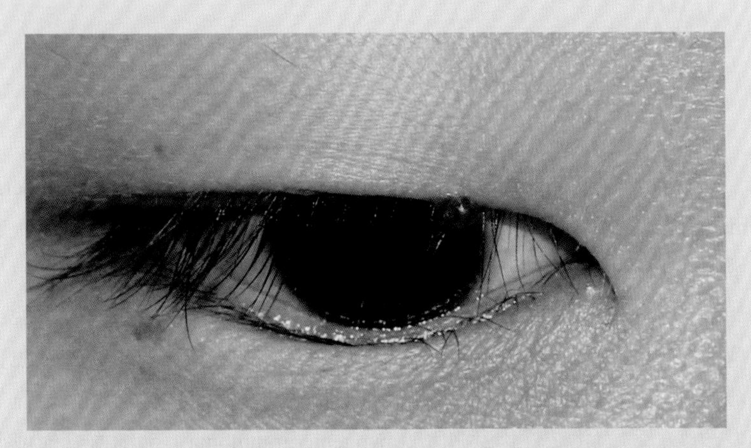

患者女，26 岁，右眼肿物 2 个月。病变位于右眼上睑皮肤，鲜红色，明显隆起，边界清晰。

图 7-2-2　获得性血管瘤

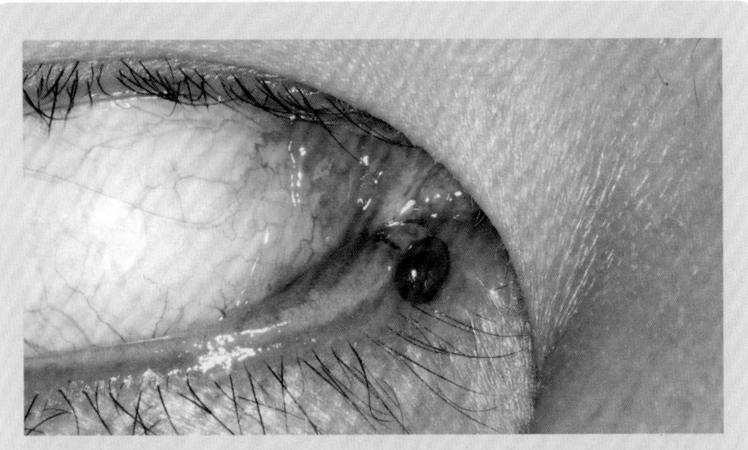

患者男，22 岁，右眼下泪小点下方肿物 2 周，色鲜红，明显隆起，边界清晰。

图 7-2-3　获得性血管瘤

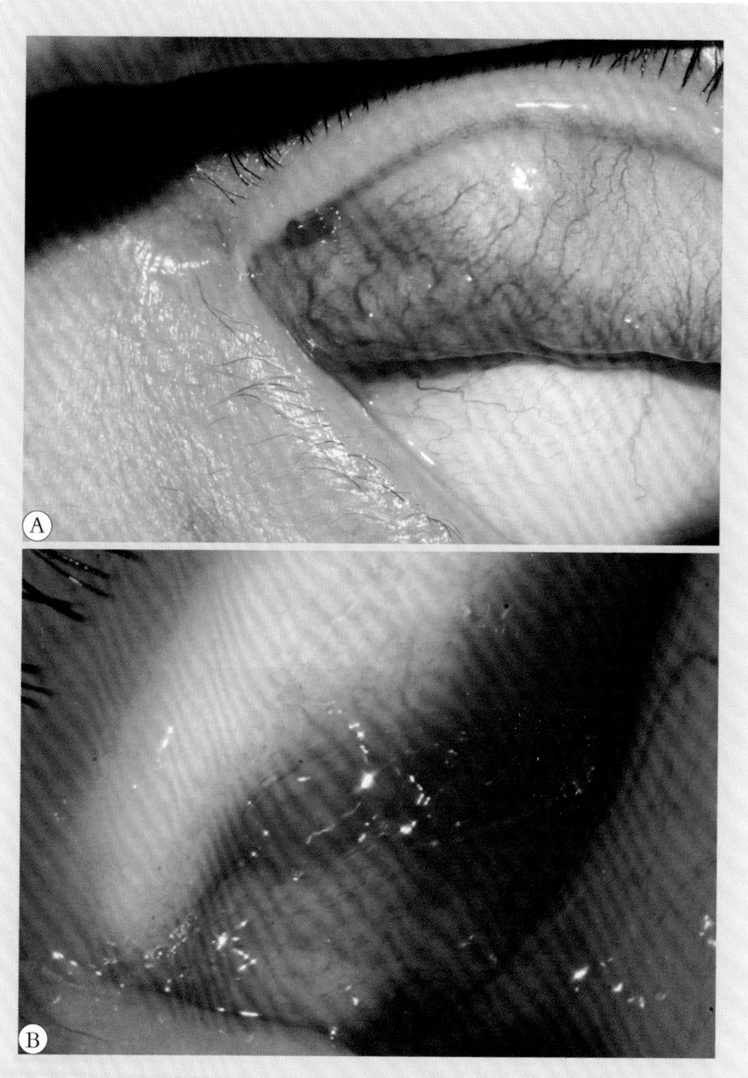

患者男，35岁。图A右眼上睑结膜鲜红色病变，明显隆起，易与霰粒肿破溃后导致的结膜肉芽肿混淆；图B为病变局部放大后。

图7-2-4 获得性血管瘤

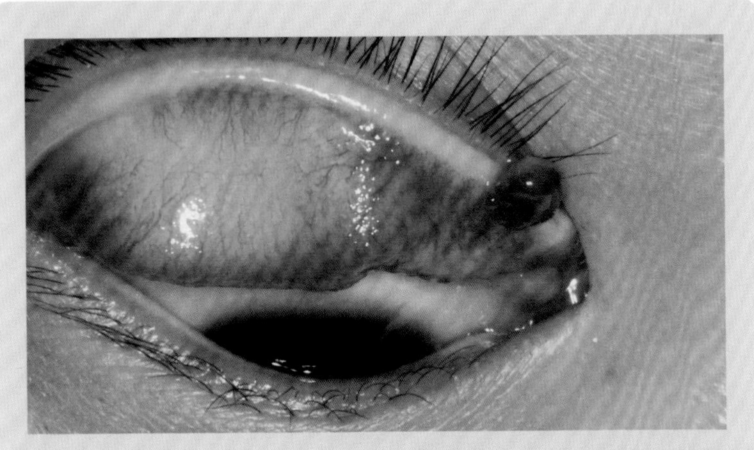

患者女，22 岁，发现右眼肿物 1 天。病变位于右眼上睑结膜内侧近泪小点处，色鲜红，明显隆起，边界清晰。

图 7-2-5　获得性血管瘤

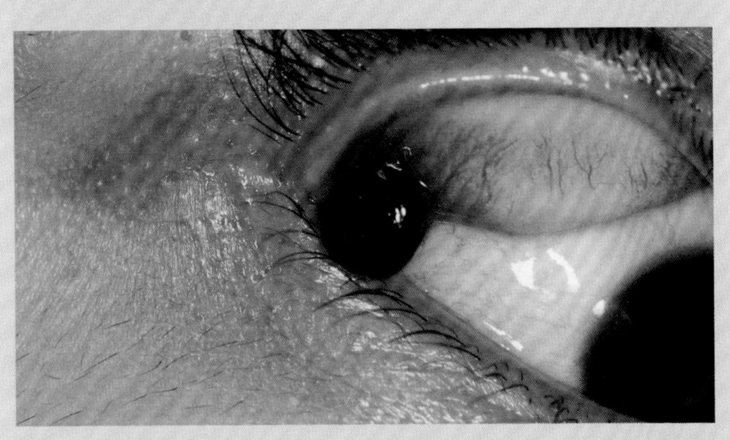

患者女，30 岁，右眼痛 3 天。病变位于右眼上睑外侧睑结膜，黯红色结节，边界清晰，明显突起。

图 7-2-6　获得性血管瘤伴出血

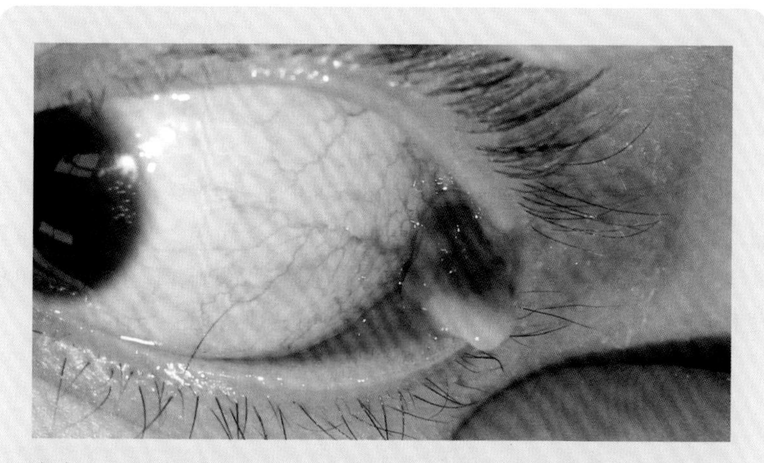

患者女，23岁，左眼下睑外侧穹窿结膜明显隆起的黯红色结节，表面污秽，触之易出血。

图7-2-7　分叶状毛细血管瘤

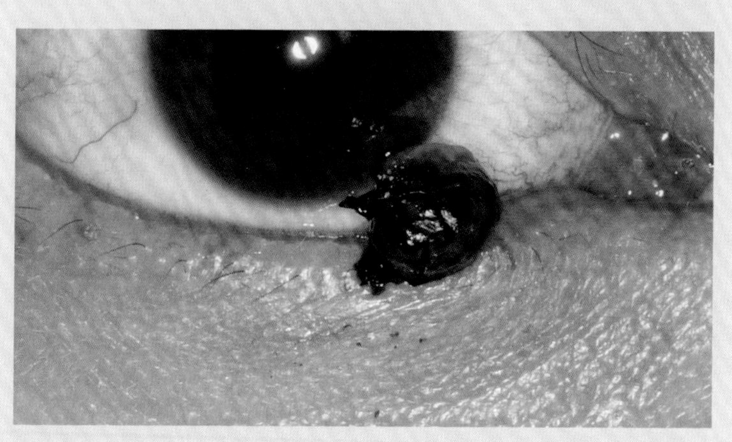

患者男，32岁，右眼下睑明显隆起于睑结膜的黯红色结节，表面少许破溃出血。

图7-2-8　分叶状毛细血管瘤

第三节　海绵状血管瘤

海绵状血管瘤（cavernous hemangioma）是一种特殊类型的血管性肿瘤，好发于眼眶，是成年人最常见的良性占位性病变。当眶内病变位置较浅时，可以在结膜下看到或可以通过眼睑皮肤触到，偶尔也可以单独发生于眼睑的皮肤内、皮下间隙、眼轮匝肌内或眼轮匝肌下间隙。

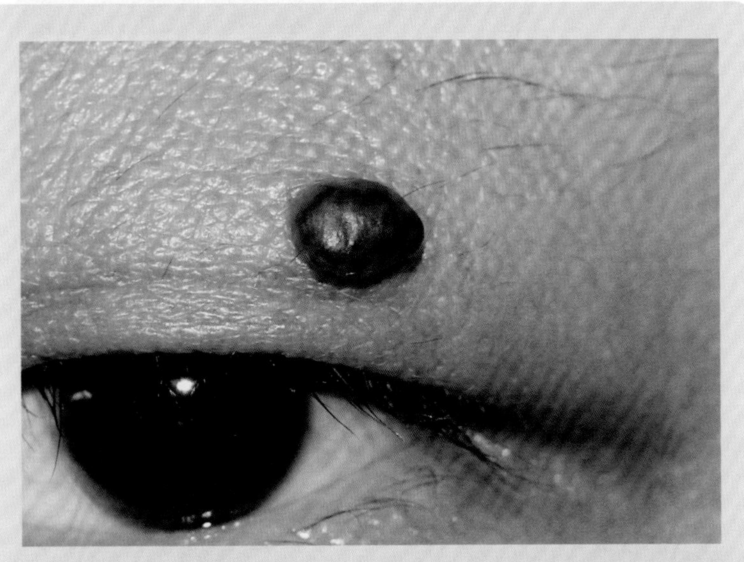

患者男，47岁，左眼上睑紫红色肿物数年，渐增大。病变边界清晰，轻度隆起于皮肤表面。

图 7-3-1　眼睑皮肤海绵状血管瘤

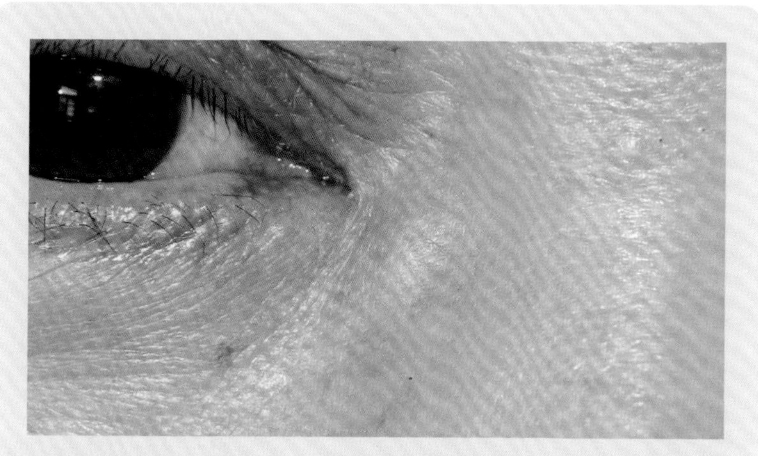

患者女，64岁，右眼肿物，近1年增大。病变位于右眼泪囊区皮下，表面光滑，质地柔软，压之可部分褪色，低头后不变大。

7-3-2 眼睑皮下海绵状血管瘤

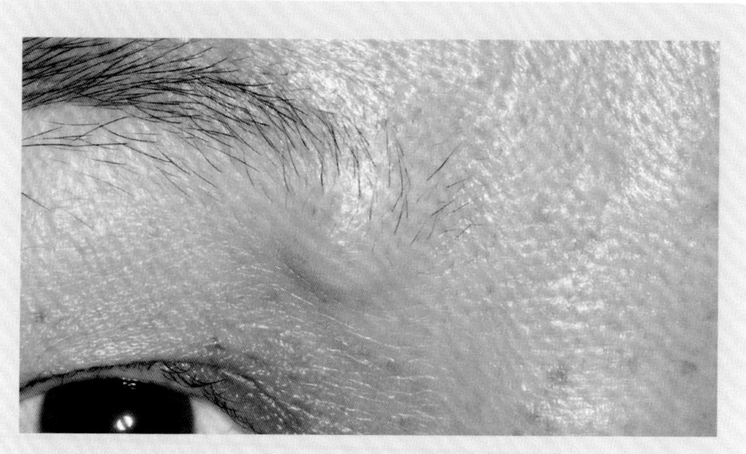

患者女，62岁，右眼眉弓部内侧皮下肿物，近1年增大。病变呈紫红色，实性，质软，压之可部分褪色，低头后不变大。

图7-3-3 眉弓皮下海绵状血管瘤

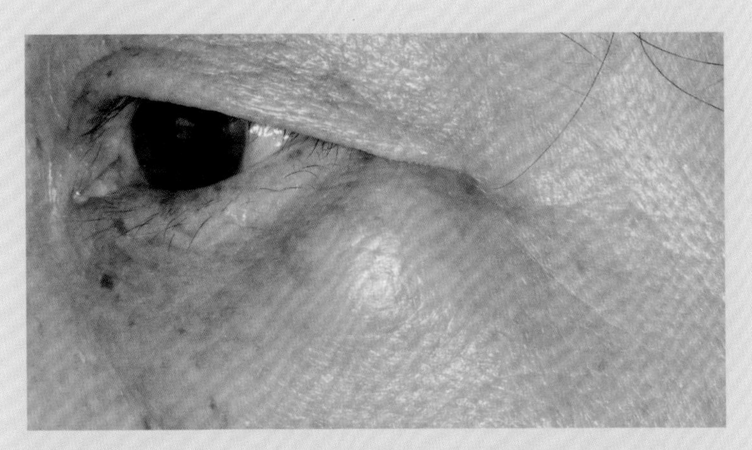

患者女，68岁，左眼下睑外侧皮下肿物3年。病变略呈青紫色，实性，质中，眼球无明显突出移位，压之可部分回纳眶内。

图 7-3-4 前部眶内海绵状血管瘤

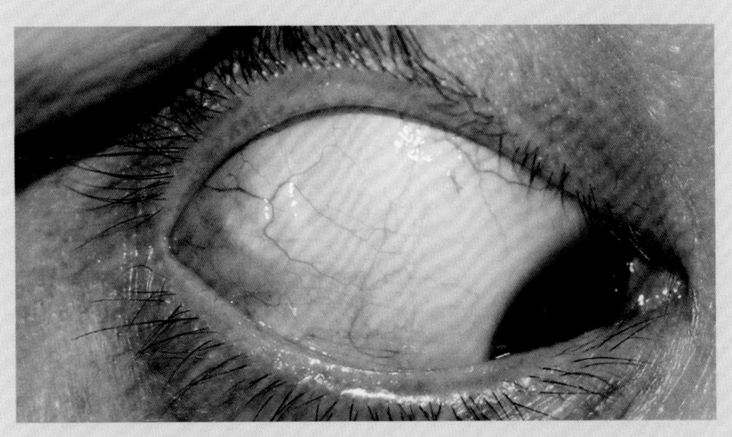

患者女，43岁，发现右眼肿物2个月。病变位于右眼颞上穹窿结膜下，色紫红，表面略呈结节状，压之不可回纳于眶内。

图 7-3-5 结膜下海绵状血管瘤

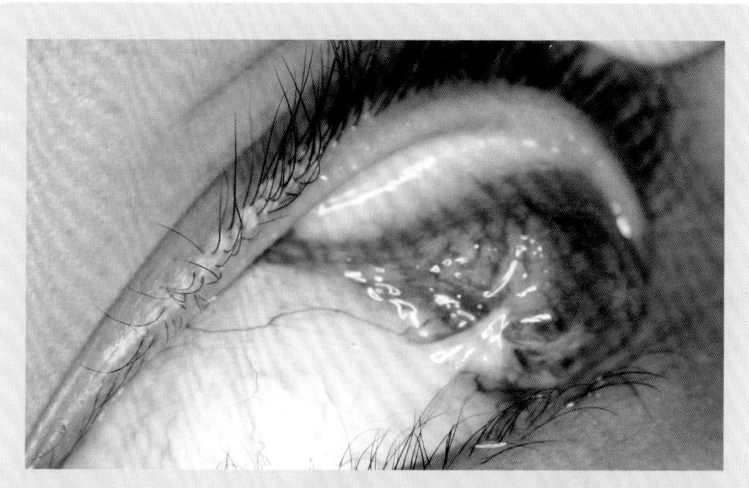

患者男，14 岁，4 年前曾于外院行左眼结膜下血管瘤切除术，术后复发。病变位于左眼颞上穹窿结膜下，紫红色，表面光滑，略呈分叶状，局部结膜可见瘢痕形成。

图 7-3-6　复发的结膜下海绵状血管瘤

第四节 火焰痣

火焰痣（nevus flammeus）又称为鲜红斑痣或葡萄酒色斑（port wine stain）是一种先天性毛细血管畸形，常发生于面部，一般出生时即可出现，范围大小不等，与三叉神经分支支配范围相同，累及单侧面部的多见，也可同时累及双侧面部。当累及中枢神经系统或者眼内时被称为 Sturge-Weber 综合征或脑三叉神经血管瘤病。累及眼内的病变常继发青光眼或视网膜脱离。

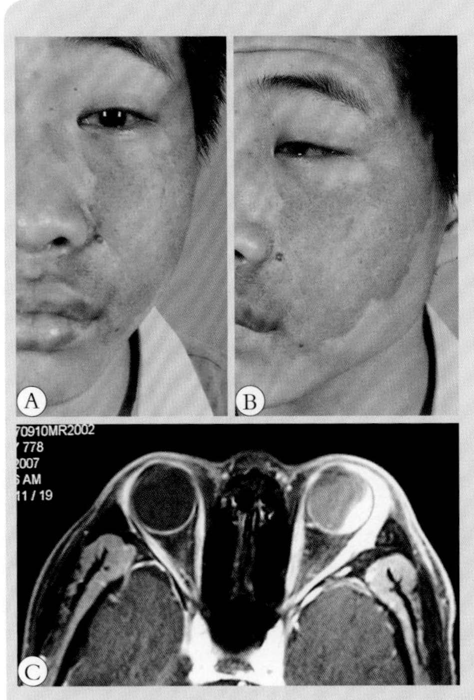

患者男，19 岁，自幼左侧面部血管瘤，左眼视物不见 3 年，眼痛 10 天。左眼无光感，眼压最高 75 mmHg，虹膜新生血管，玻璃体出血，眼底不可见。图 A、图 B 左侧面部上颌神经支配区皮肤弥漫性血管瘤，不过中线，病变与皮肤面水平无隆起，左侧面部较右侧明显肿胀；图 C 眼眶 MRI 可见左眼玻璃体出血，视网膜隆起，视网膜下病变明显增强，左侧外直肌、泪腺、颞肌及颞侧皮下组织均较右侧增强明显，意味着这些部位也存在病变。

图 7-4-1 Sturge-Weber 综合征

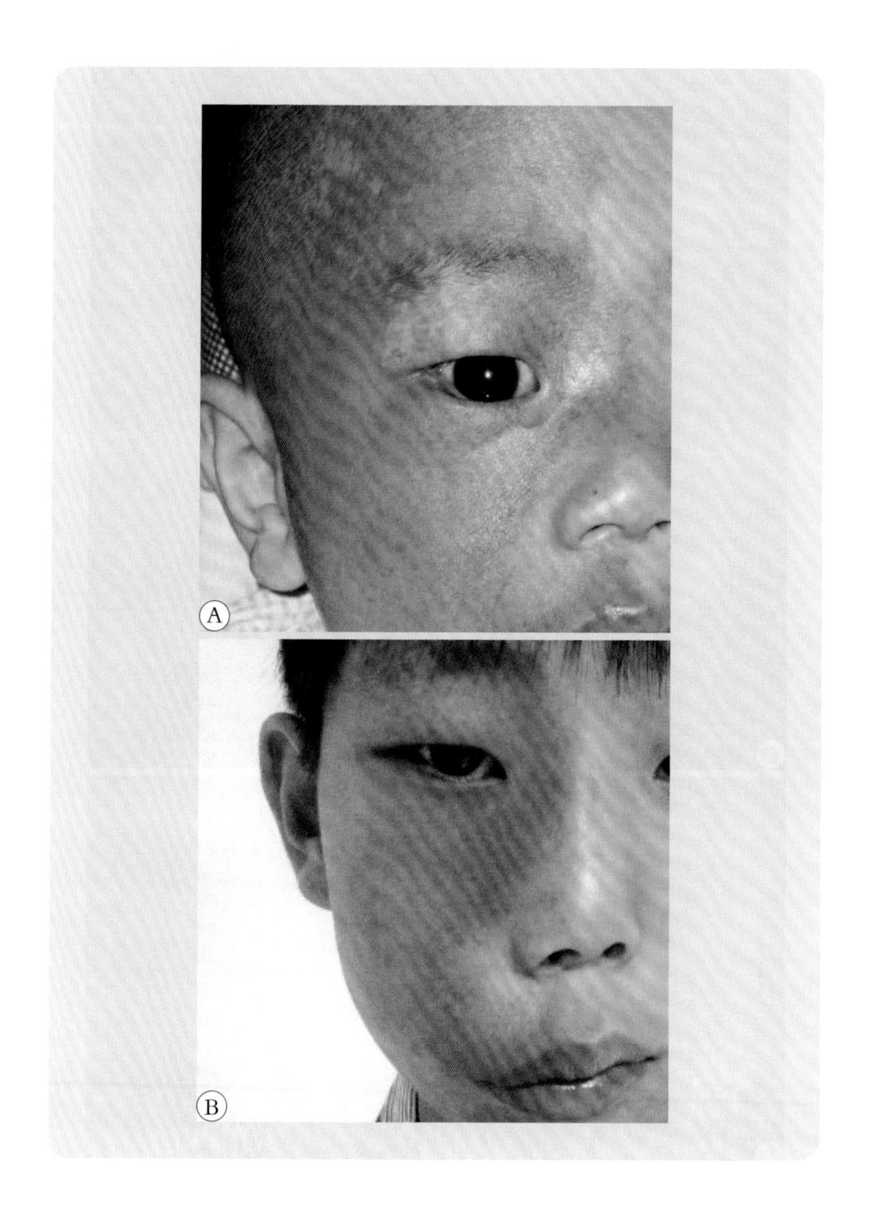
A
B

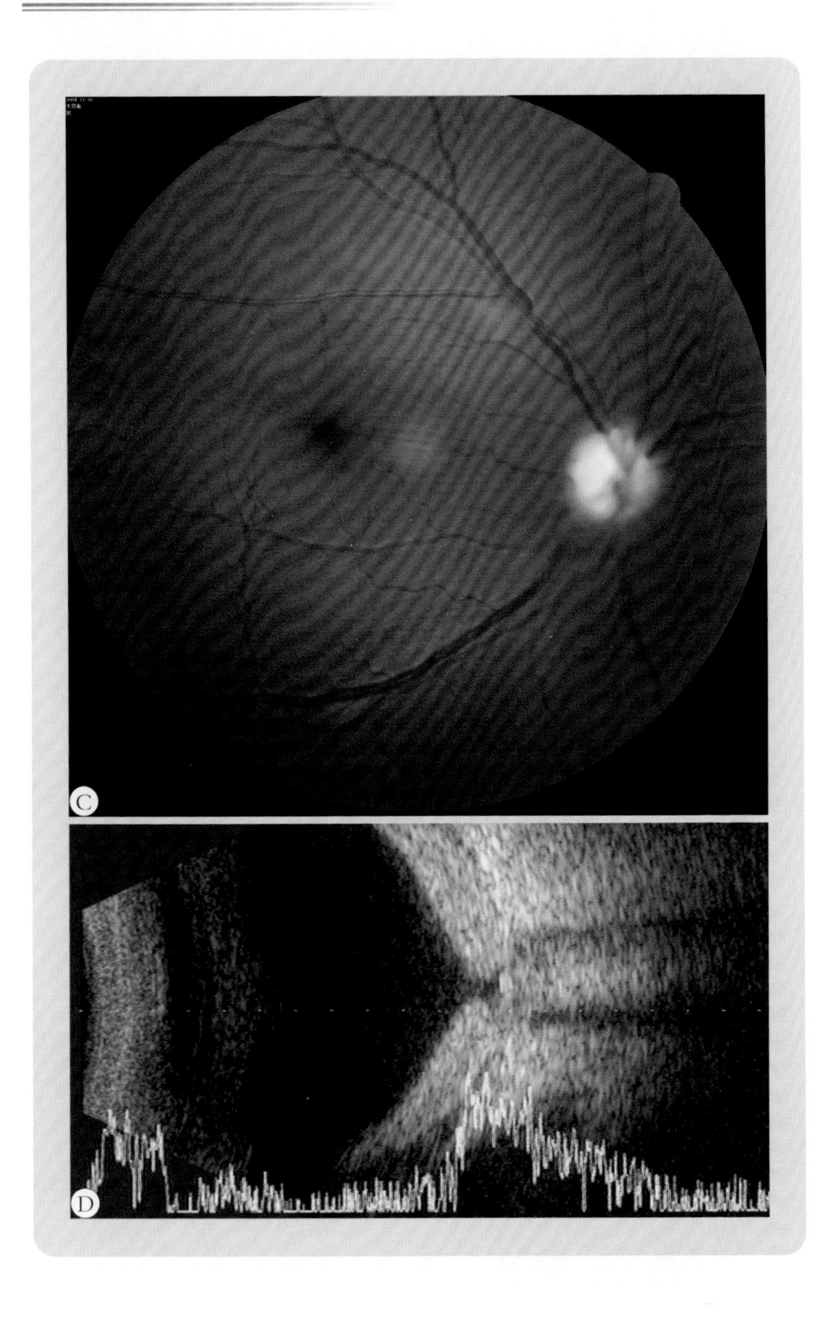

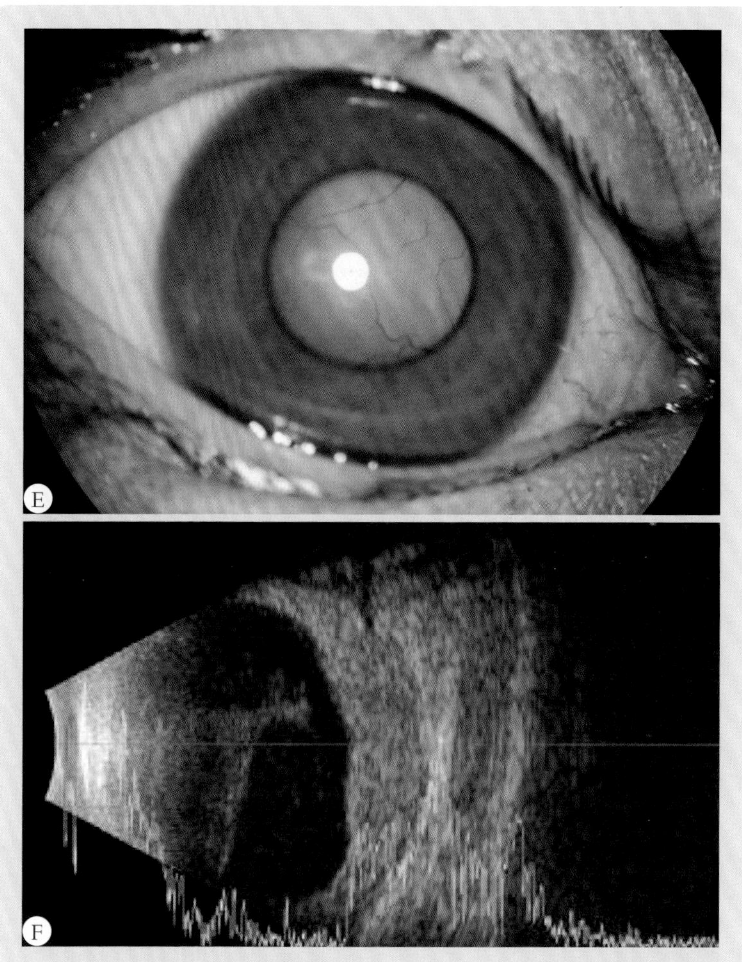

患儿自幼右侧面部血管瘤。图 A 为 1.5 岁时，可见右侧面部及额部（眼神经和上颌神经支配区）弥漫血管瘤，不过中线，右眼眼压偏高，予抗青光眼治疗后眼压稳定；图 B ~ 图 D 10 岁时随访，右侧面部病变明显加重，软组织肿胀，眼压升高，眼底照可见视神经萎缩，视网膜红色反光及皱褶，B 超可见脉络膜增厚；图 E、图 F 14 岁时出现视网膜脱离，B 超示脉络膜病变加重。（吴玲玲、洪颖供图）

图 7-4-2　Sturge-Weber 综合征

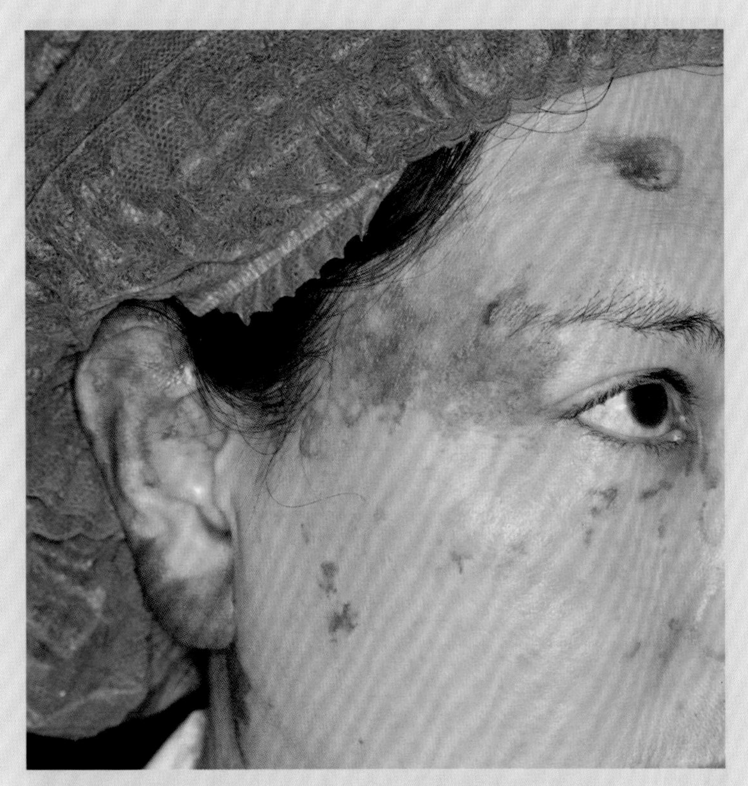

患者女，42岁，因右眼下睑色素痣就诊，自幼右侧面部血管瘤，曾于外院激光及外用药物治疗后变小。查体右侧面部、颞侧、耳部上颌神经支配区皮下不规则血管瘤，扁平无隆起，软组织肿胀不明显，眼内未受累。

图7-4-3 火焰痣

第五节　静脉畸形及淋巴管畸形

静脉畸形（venous malformation）和淋巴管畸形（lymphatic malformation）也称为静脉性血管瘤或淋巴管瘤，是两种不同类型的血管畸形，但临床表现相似。

两者可独立存在但也常同时发生，同时发生时称为淋巴管血管瘤（lymphangioma）。临床上通过一般体格检查和影像学手段很难将两者区分开来，但病理上有所差异，因此放在同一章节中予以介绍。

静脉畸形和淋巴管畸形多发生于眶内，病变较浅时可累及眼睑，但也可单独发生于眼睑、面部皮下或肌层，表现为大小不等的皮下紫红色结节，质地柔软，压之可褪色，低头时可增大。

病变边界多不清晰，手术不易切除干净，术后易复发。病变突然增大意味着肿瘤内的畸形血管破裂出血。

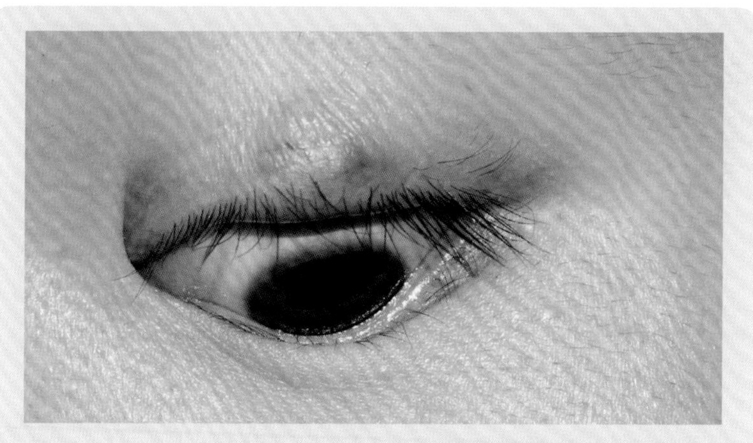

患者男，16岁，10年前曾行左眼上睑血管瘤切除术，术后复发。病变位于左眼上睑近睑缘处皮下，质软，累及睑缘全层，压之可部分褪色。

图7-5-1　静脉性血管瘤术后复发

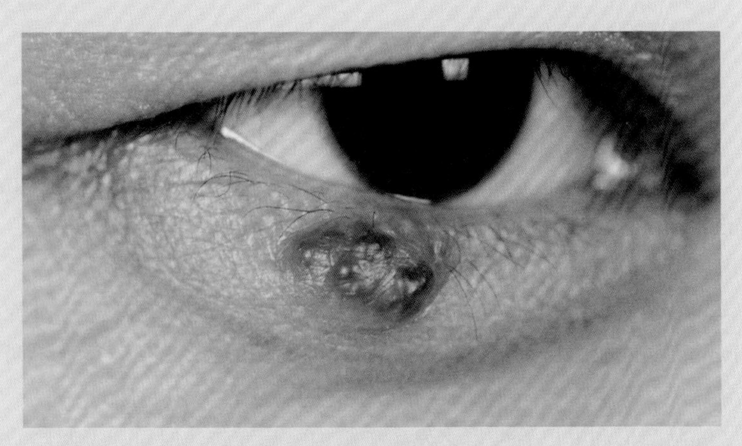

患者男，32 岁，右眼下睑中部睑缘紫红色病变，质软，累及睑缘全层，压之可部分褪色。

图 7-5-2　静脉性血管瘤

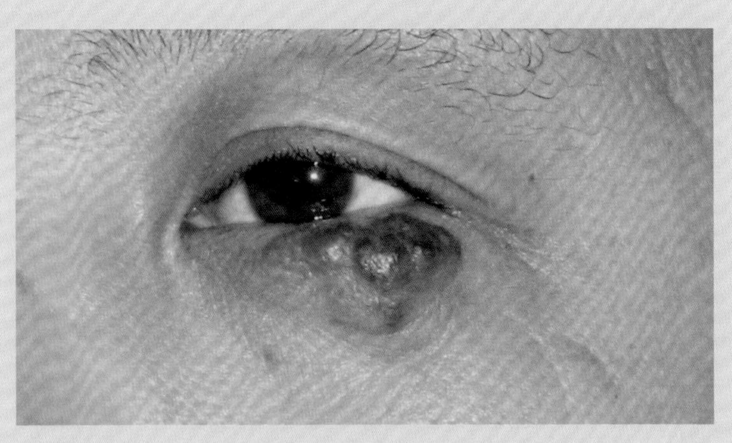

患者男，35 岁，左眼下睑自幼有肿物，渐增大。病变呈紫红色，质软，边界不清晰，低头后可增大。

图 7-5-3　静脉性血管瘤

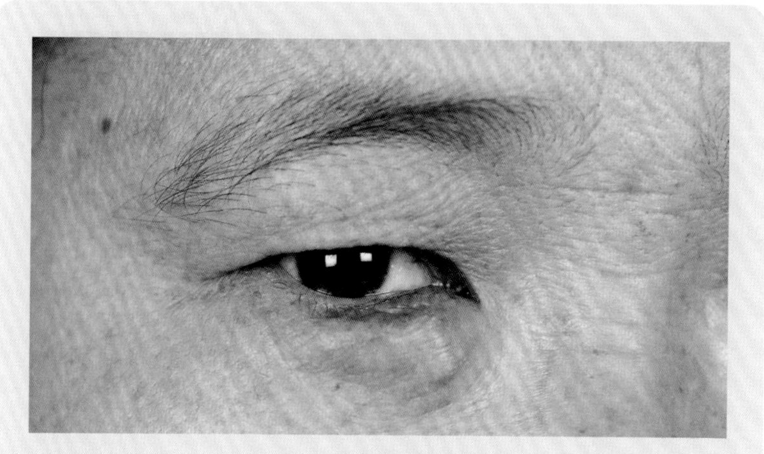

患者女，41岁，右眼下睑内侧紫红色病变，质软，边界不清晰，低头后增大。

图 7-5-4　静脉性血管瘤

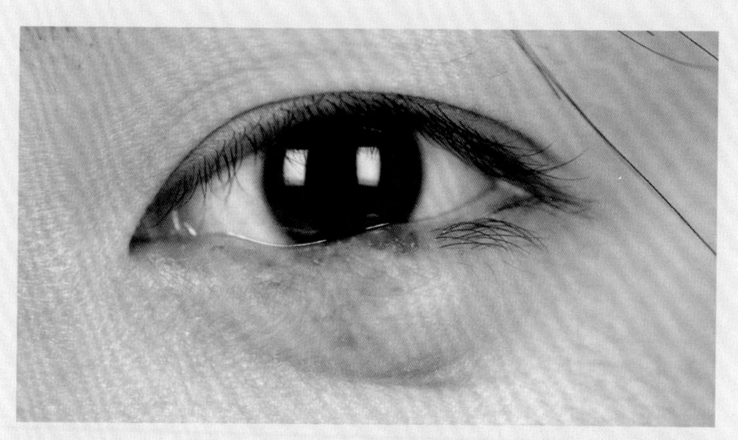

患者女，20岁，左眼下睑自幼有肿物，渐增大。病变位于下睑中部，紫红色，质软，边界不清晰，低头后增大。

图 7-5-5　静脉性血管瘤

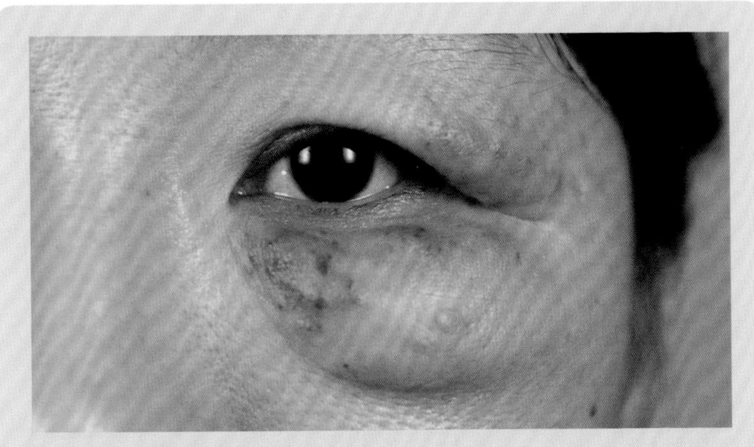

患者女，27 岁，左眼下睑自幼有肿物，渐增大。病变位于上睑外侧及下睑皮下，紫红色，质软，边界不清晰，低头后增大，眼球无突出或内陷。

图 7-5-6　静脉性血管瘤

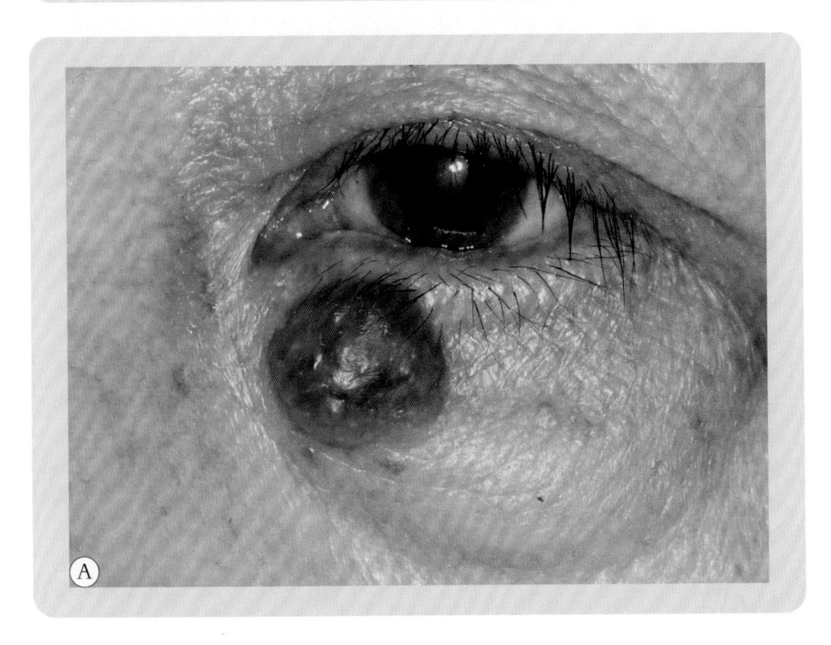

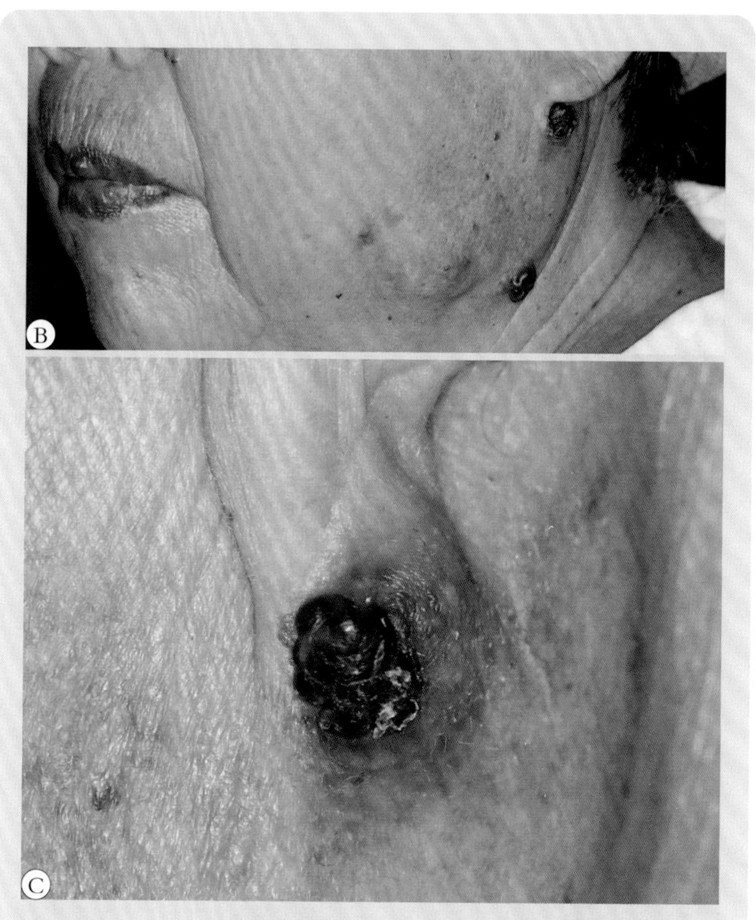

患者女，76 岁，左眼及面部多发肿物多年，近 1 年明显增大并反复出血。图 A 左眼下睑病变，质软，低头后加重；图 B 下颌区、耳后和唇部病变，部分病变表面破溃出血；图 C 耳后病变局部放大后。

图 7-5-7　淋巴管血管瘤

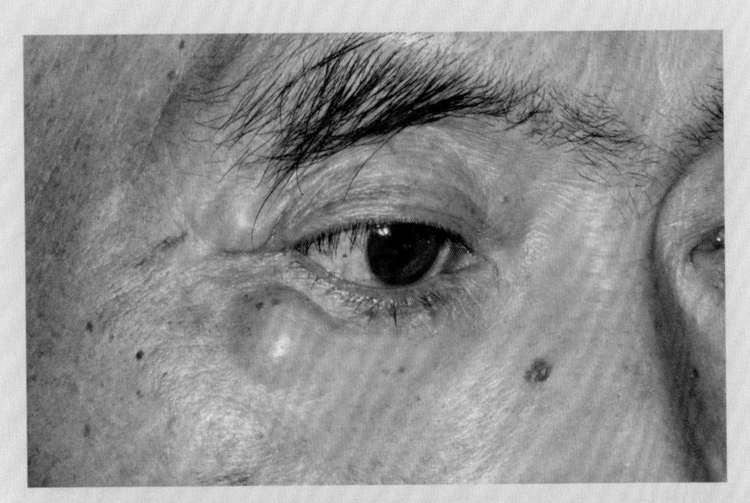

患者男，57岁，右眼肿物8年，渐增大。病变位于右眼上下睑外侧皮下，质软，低头后增大伴颞侧皮下肿胀，眼球无突出或内陷。

图7-5-8　淋巴管血管瘤

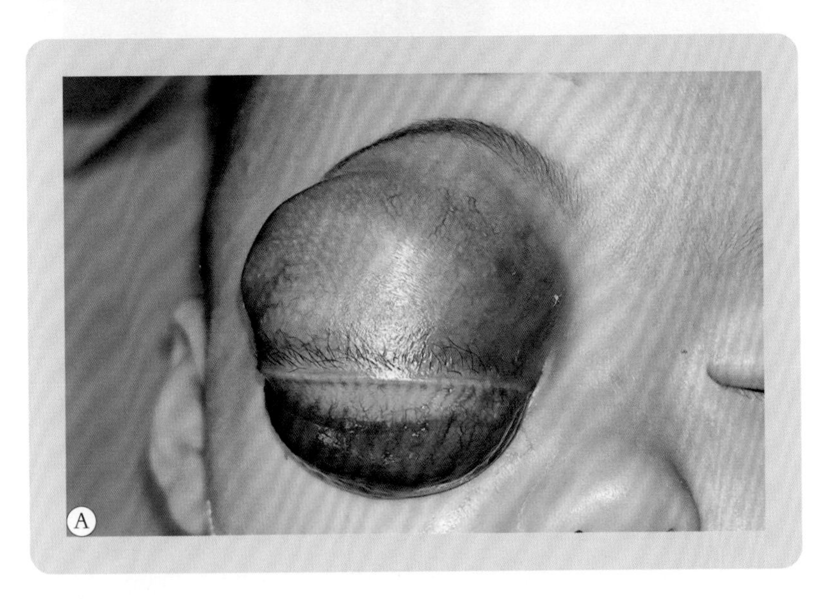

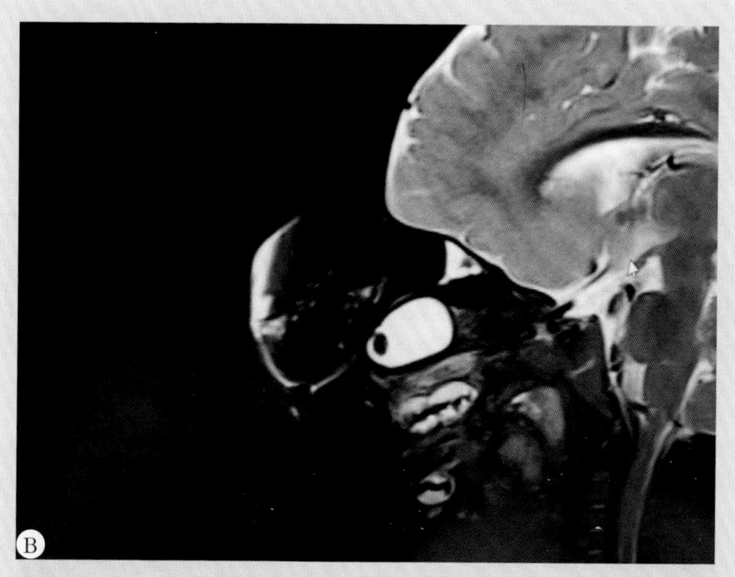

患儿女，1岁。图A右眼出生半月后开始出现肿胀，哭闹及低头后加重，4周前病变突然明显增大；图B右眼上睑皮下及结膜下弥漫巨大肿物，压迫眼球变形。（王毅供图）

图7-5-9　眼眶及眼睑淋巴管血管瘤伴出血

第六节　动静脉畸形

动静脉畸形（arterio-venous malformation）是一种相对少见的动静脉混杂的血管畸形，因畸形的血管内存在动静脉短路，所以病变常具有搏动性，局部皮温升高，病变内畸形血管破裂后会出现大量出血难以止住。累及眶内的病变可出现搏动性眼球突出，球结膜血管怒张，同时可伴有视网膜静脉怒张和眼底出血。治疗较复杂。

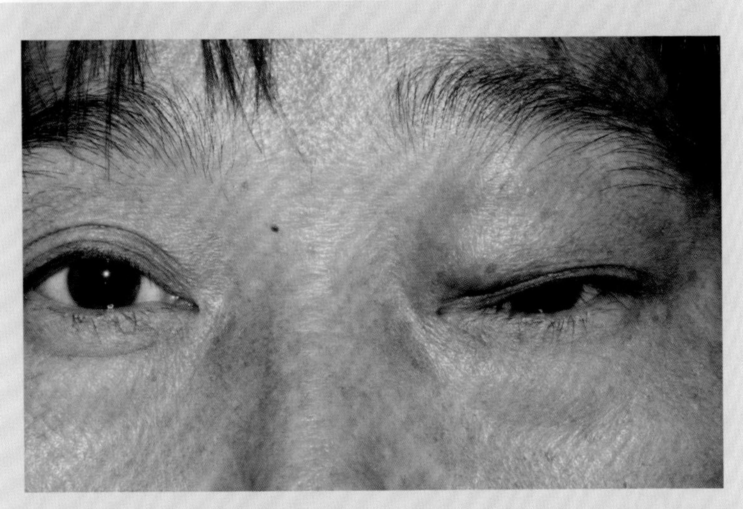

患者女，42 岁，左眼肿物 12 年，近 2 个月加重。病变位于左眼眶内上方，睁眼困难，上睑内侧皮下可及质软肿物，有搏动，局部皮温增高，左眼眼球轻度突出。

图 7-6-1　动静脉畸形

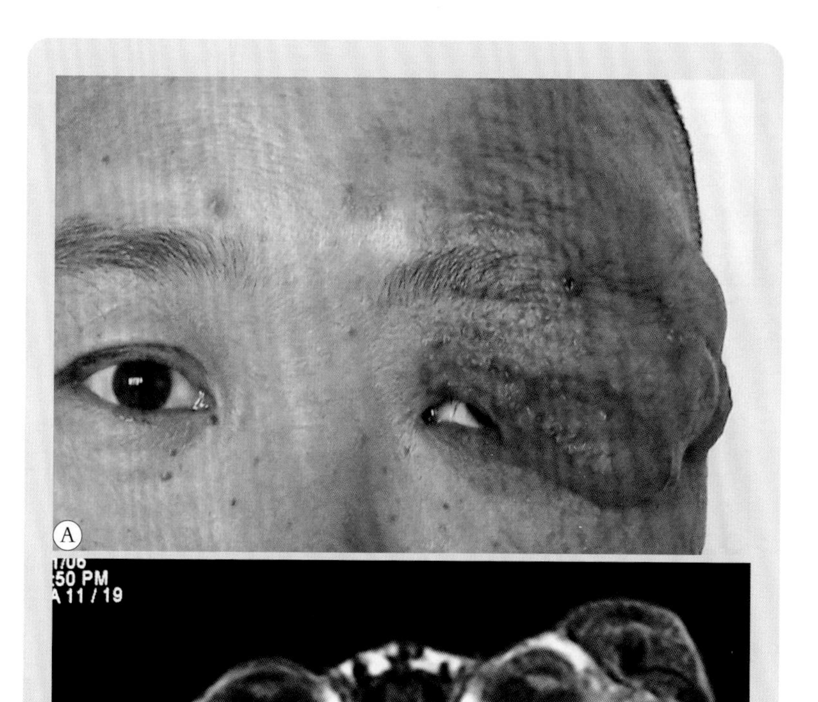

患者女，37 岁，20 年前曾行左眼肿物切除术，1 年后复发再次手术，3 年后再次复发未继续治疗；3 个月前肿瘤突然出血。图 A 病变位于左眼上睑及额部皮下，质软，边界不清晰，有搏动感，局部皮肤色黯红，皮温增高，眼球无明显突出；图 B MRI 显示病变位于眼眶外侧皮下，内可见较多粗大血管。（王毅供图）

图 7-6-2　动静脉畸形

第八章

其他累及眼睑的间叶组织肿瘤

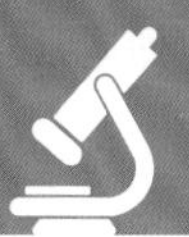

第一节 白血病

除血管瘤外，还有很多间叶组织肿瘤均可以累及眼睑，其中大部分病变为累及眼眶或结膜后继发的眼睑改变，但也有一些病变仅累及眼睑。

白血病（leukemia）一般在确诊后数月才累及眼部，但也有少数患者以眼部病变为首发表现。白血病在眼部主要累及眼眶、球内和视神经，眼睑改变多继发于眼眶病变。尽管各种类型的白血病均可发生于眼部，但发生于儿童的急性髓细胞白血病（acute myelogenous leukemia）相对更为多见，又称为绿色瘤（chloroma），发病急，进展快，术前确诊不易，预后常较差。

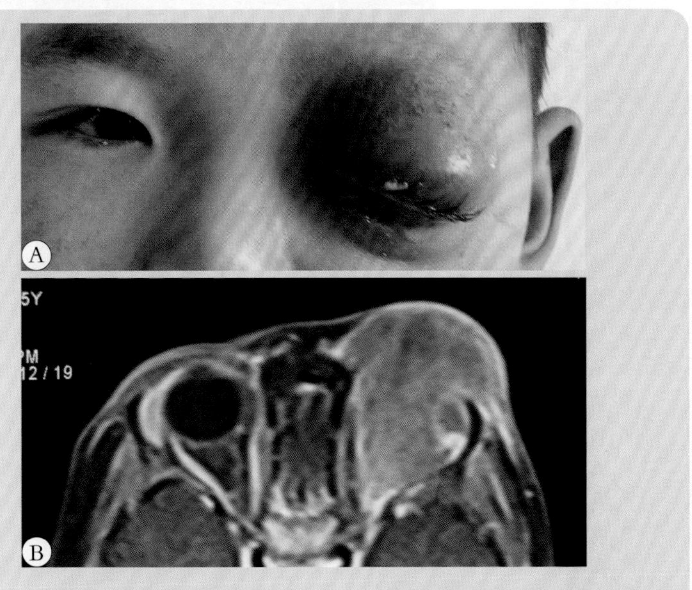

患儿男，5 岁，以左眼红肿、眼球突出首诊于眼科。图 A 示左眼上睑明显充血肿胀，睁眼困难，上方皮下肿物，边界不清晰，眼球向下突出、移位、变形；图 B MRI 示左眼上方眶内巨大肿瘤，累及眼睑；手术活检确诊为急性髓细胞白血病，后转儿科化疗。（王毅供图）

图 8-1-1 急性髓细胞白血病

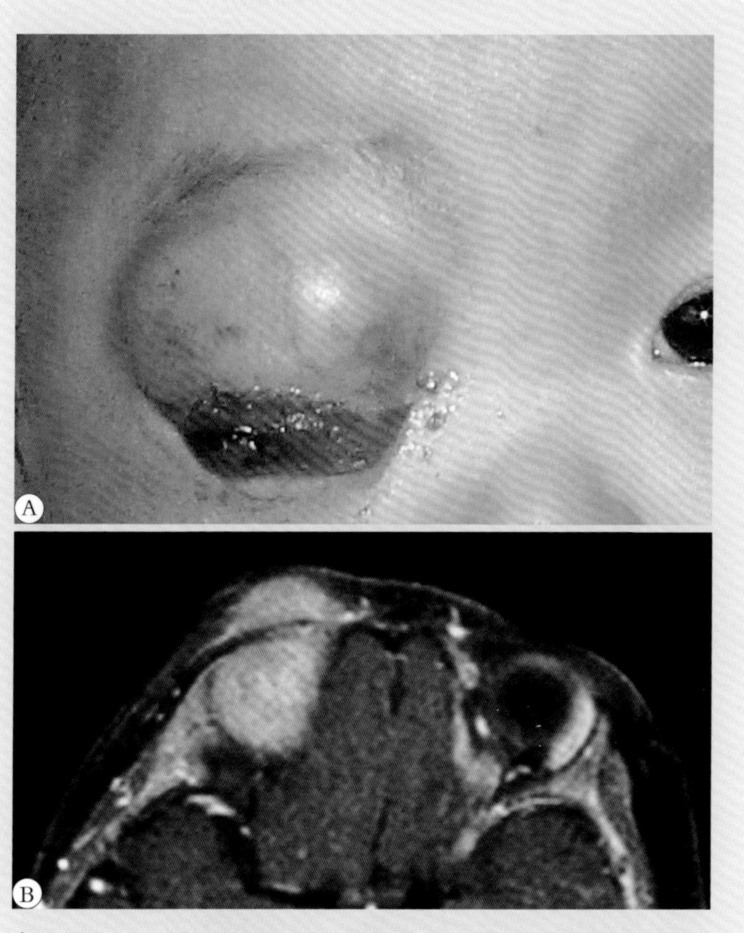

患儿男，11 个月，以右眼红肿、眼球突出首诊于眼科。图 A 示上睑皮下肿物，球结膜充血水肿，较多渗出，睁眼困难；图 B MRI 示右眼上方眶内巨大肿物，累及眼睑。手术活检确诊为急性髓细胞白血病，后转儿科化疗。（王毅供图）

图 8-1-2　急性髓细胞白血病

第二节　淋巴瘤

淋巴瘤（lymphoma）可以分为多种类型，眼部病变可能为原发、继发或转移而来。在眼周，B 细胞淋巴瘤以累及眼眶、结膜为主，眼内也可受累，直接累及眼睑皮肤的不多见，一般表现为边界清楚、表面光滑的皮肤红色肿块，或与眶内相连的皮下实性硬结；T 细胞淋巴瘤可仅累及眼睑皮肤，单发或多发，表现多类似麦粒肿或蜂窝织炎等急性炎症，临床早期不易诊断；NK/T 细胞淋巴瘤以鼻部受累为主，眼部多为鼻部病变蔓延而来，但少数也可先累及眼部或其他鼻外器官。

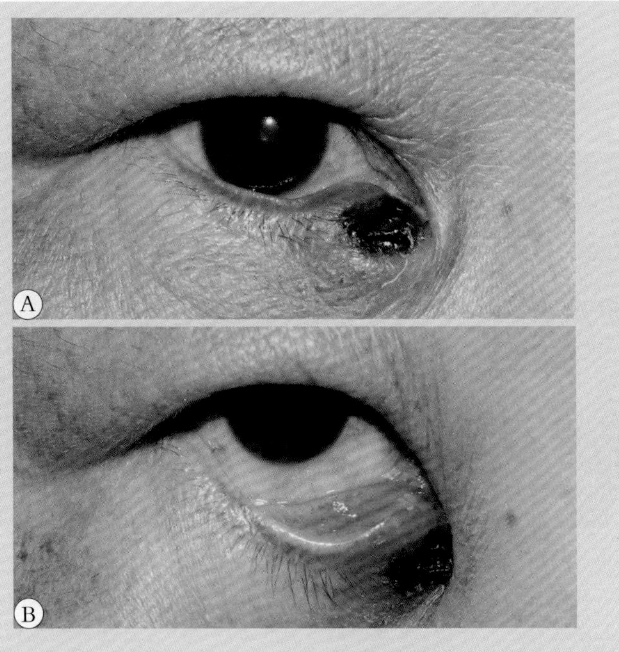

患者女，64 岁，右眼肿物 5 日。图 A、图 B 右眼下泪小点下方红色硬结，边界不清晰，外观似麦粒肿但无压痛，按麦粒肿切开后为实性、无脓，予切除活检证实为外周 T 细胞淋巴瘤，转血液科治疗。

图 8-2-1　外周 T 细胞淋巴瘤

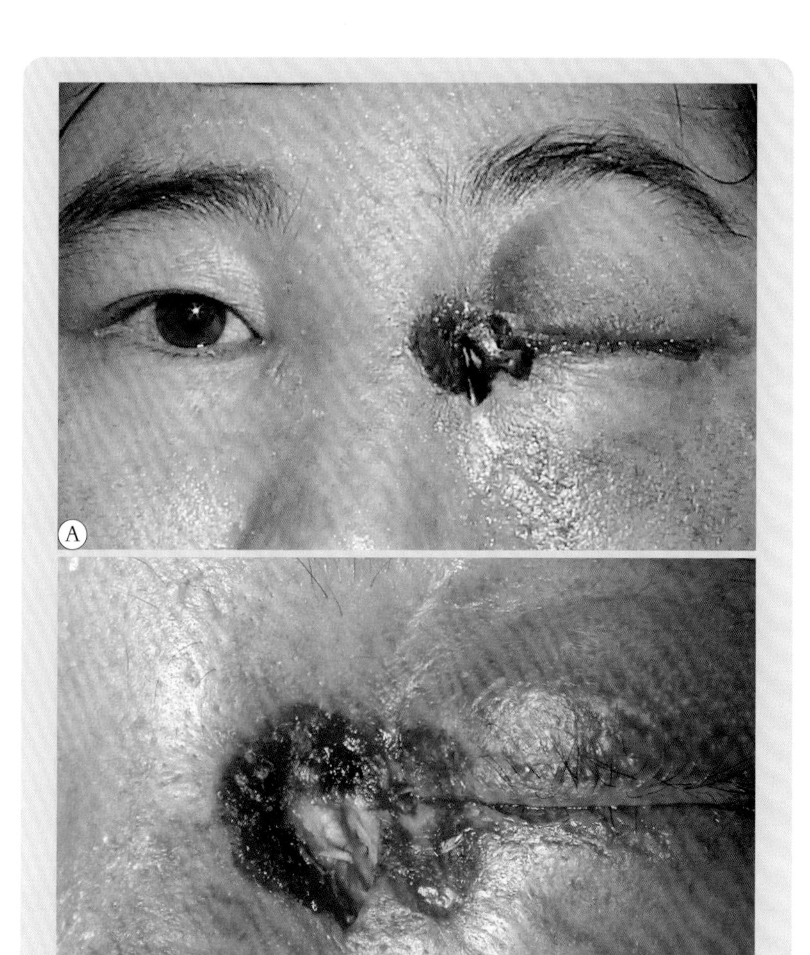

患者男，35 岁，左眼下睑肿胀 10 天，当地医院考虑为“泪囊炎”行“泪囊摘除术”，术后肿胀加重，伤口反复破溃，抗生素治疗无效。图 A 泪囊摘除术后 4 个月，内眦部皮肤结痂，眼睑明显肿胀，睁眼困难，眼球突出；图 B 清除痂皮后可见局部皮肤糜烂，窦道形成，手术活检考虑为外周 T 细胞淋巴瘤，后转血液科化疗。（王毅供图）

图 8-2-2　外周 T 细胞淋巴瘤

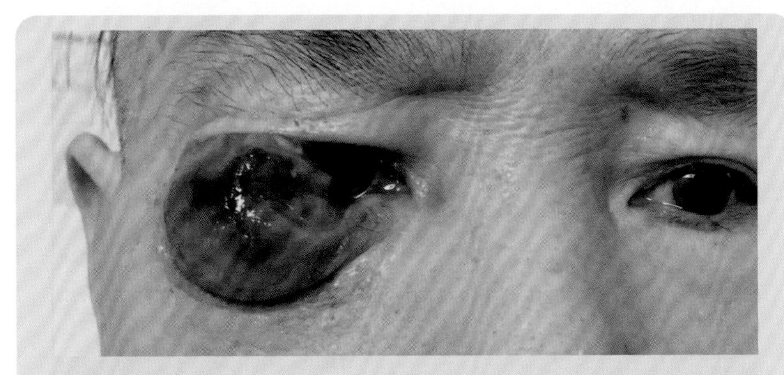

患者个人信息不详。病变病理证实为间变性大细胞淋巴瘤。（王毅供图）

图 8-2-3 间变性大细胞淋巴瘤

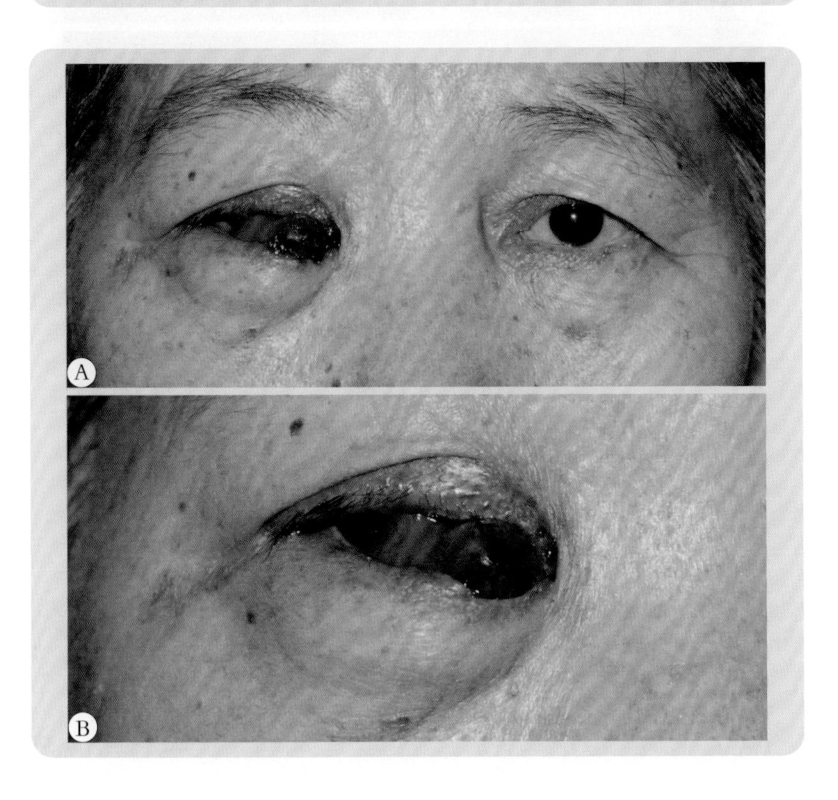

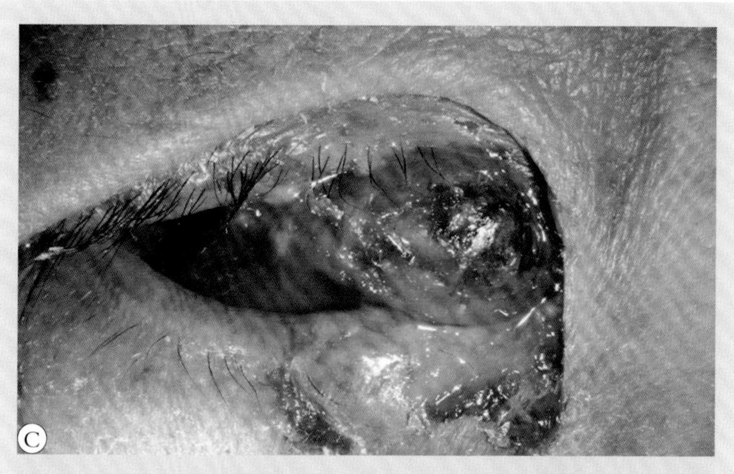

患者女，右眼红肿2周，外院以眶蜂窝织炎予抗炎治疗无效。图A、图B病变表现为右眼泪阜及内侧球结膜下实性病变，充血，边界不清晰，眼睑轻度充血肿胀，眼眶CT未见鼻内受累；图C病理活检后2周，病变增长迅速。活检证实为NK/T细胞淋巴瘤，转血液科予放化疗及干细胞移植治疗。确诊后第7年发现肺及脑转移。

图8-2-4　NK/T细胞淋巴瘤，鼻型非鼻部

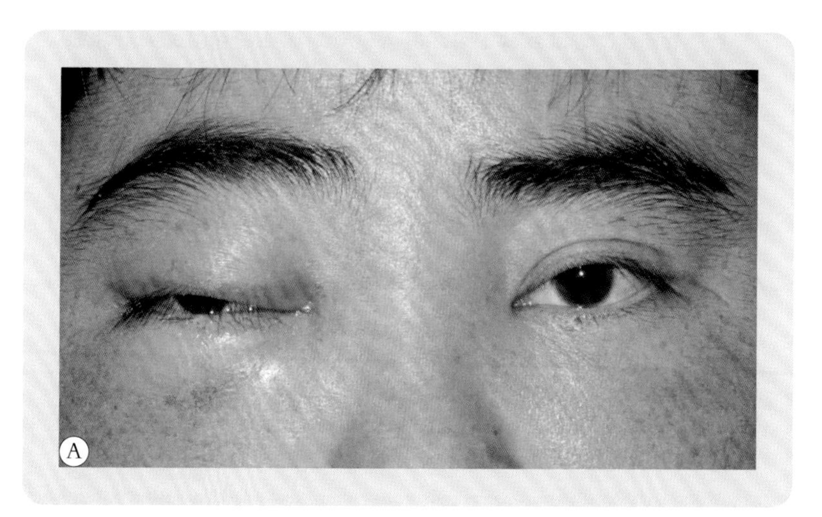

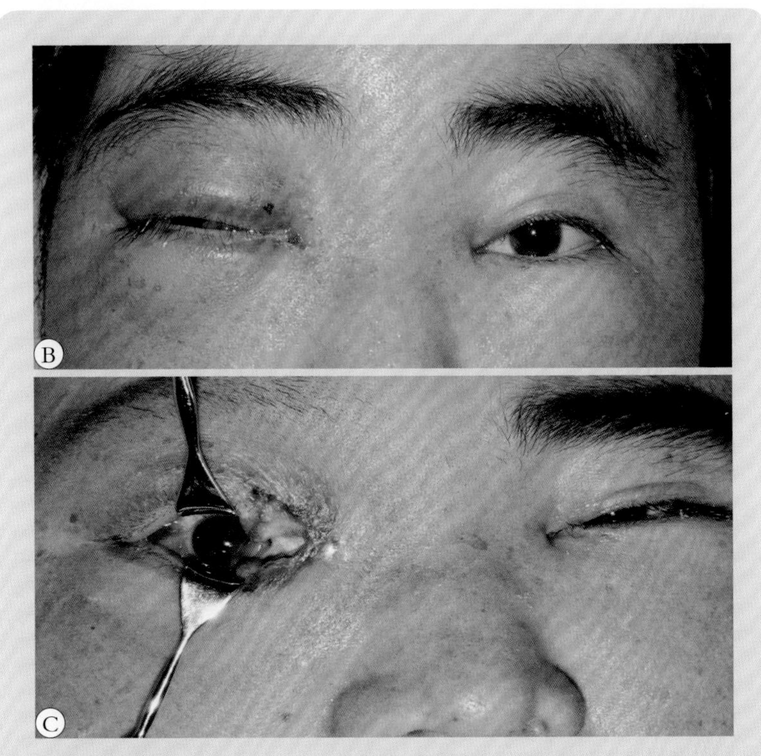

患者青年男性，右眼红肿 1 周。图 A 就诊时右上睑明显充血肿胀眼球向外移位；图 B 使用抗生素 1 周后，病变继续加重，内眦部皮肤轻度糜烂；图 C 病理活检后 1 周，内眦部组织坏死溃烂，伤口不愈合。病理诊断为 NK/T 细胞淋巴瘤，后转血液科治疗。（王毅供图）

图 8-2-5 NK/T 细胞淋巴瘤，鼻型，鼻部

小贴士

NK/T 细胞淋巴瘤或白血病患者病程进展急骤，死亡率很高，早确诊、早治疗至关重要。早期的 T 细胞淋巴瘤、NK/T 细胞淋巴瘤或急性白血病的临床表现很像急性炎症，因此对于眼周疑似急性炎症的病例，如疼痛不明显，中性粒细胞比例不高（急性髓细胞白血病除外）或短期抗生素治疗无效，应及时进行病理活检。

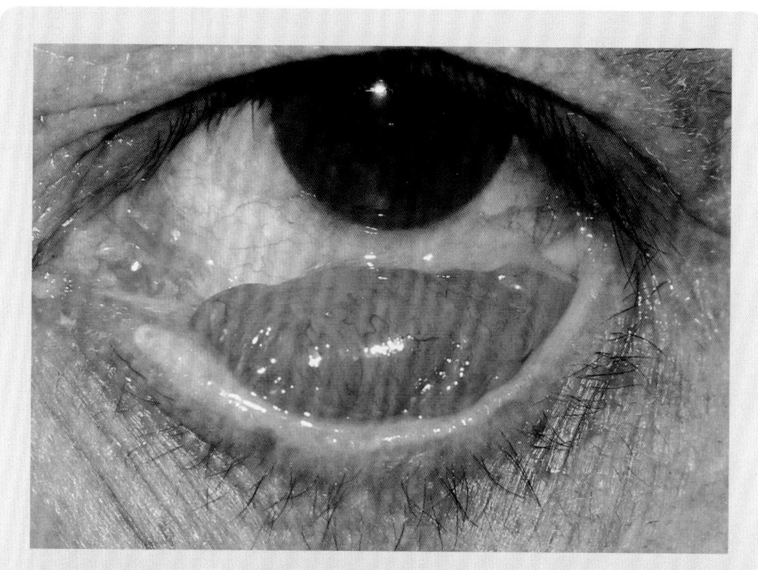

患者男，60 岁，右眼下睑结膜弥漫增生的鱼肉样肿物，明显隆起，边界不清晰。

图 8-2-6　睑结膜滤泡性淋巴瘤

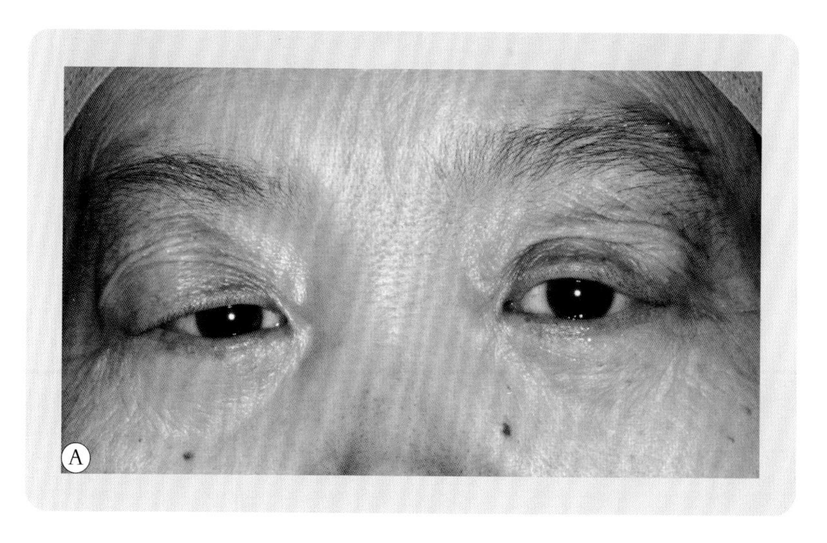

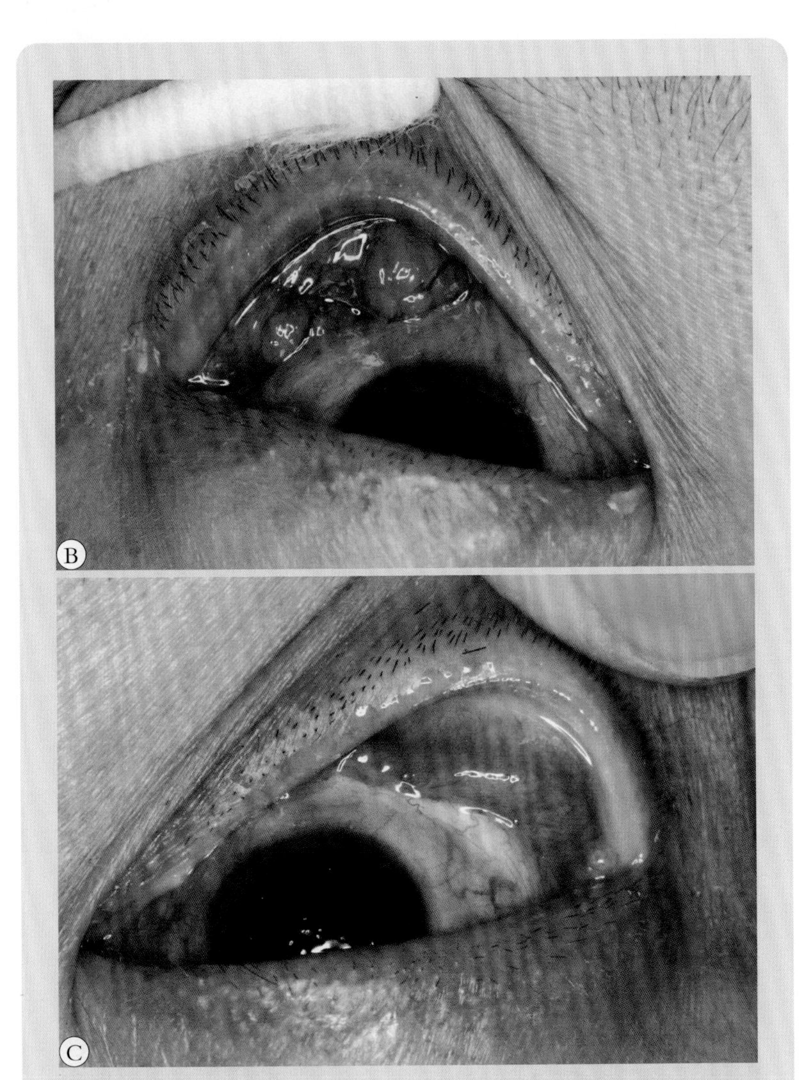

患者女，61 岁。图 A 双眼泪腺区皮下肿物，与睑板粘连，活动度欠佳；图 B 右眼颞上穹窿结膜下睑部泪腺呈灰白色分叶状增生的结节；图 C 左眼睑部泪腺未见明显受累。

图 8-2-7　累及睑部泪腺的 MALT 淋巴瘤

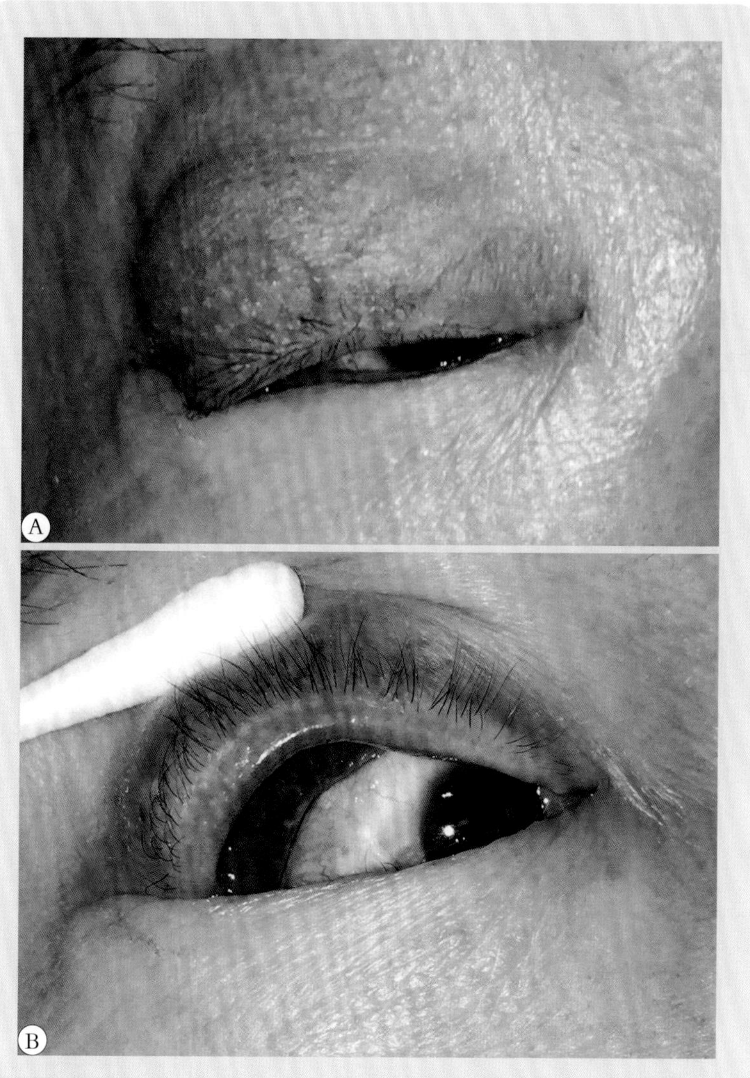

患者男，54 岁，右眼上睑外侧皮下肿物 1 个月。病变边界不清晰，与睑板粘连，表面光滑，穹窿结膜面可见肿物呈鱼肉样。

图 8-2-8　累及睑部泪腺的 MALT 淋巴瘤

第三节　浆细胞瘤

浆细胞瘤（plasmacytoma）可以原发于眼部，也可以是全身多发性骨髓瘤的一部分；累及眼睑的浆细胞瘤一般是由结膜或眼眶的病变发展而来，偶尔也可单独发生于眼睑。浆细胞瘤的外观与淋巴瘤基本相似，但色泽略发黄（可能与浆细胞分泌免疫球蛋白有关）。原发于眼睑的浆细胞瘤可以通过手术完整切除以治愈，但若同时患有多发性骨髓瘤则需进行全身治疗。

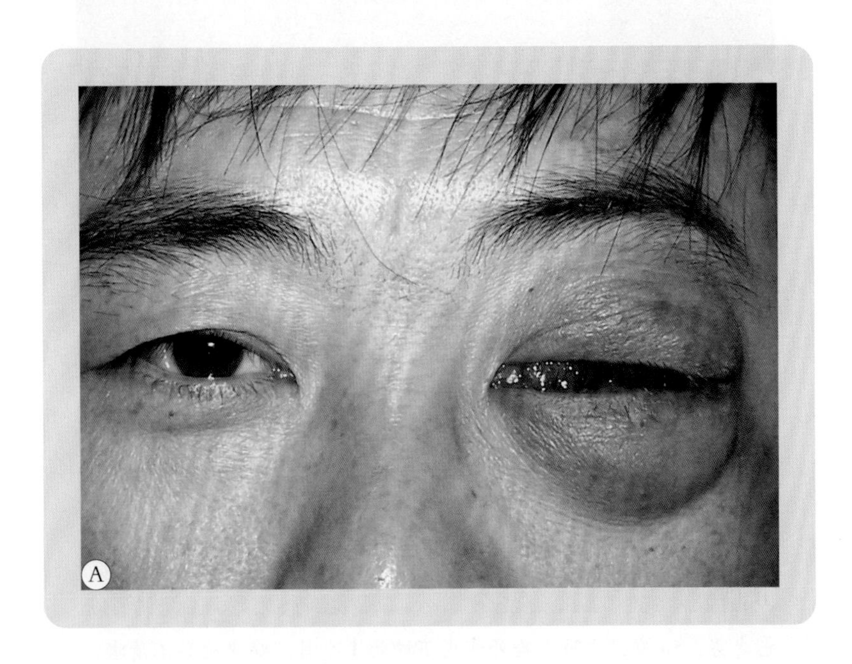

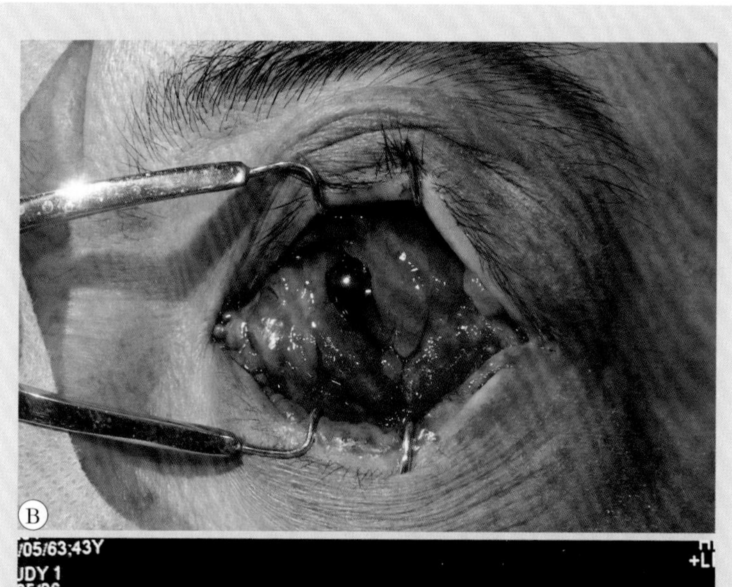

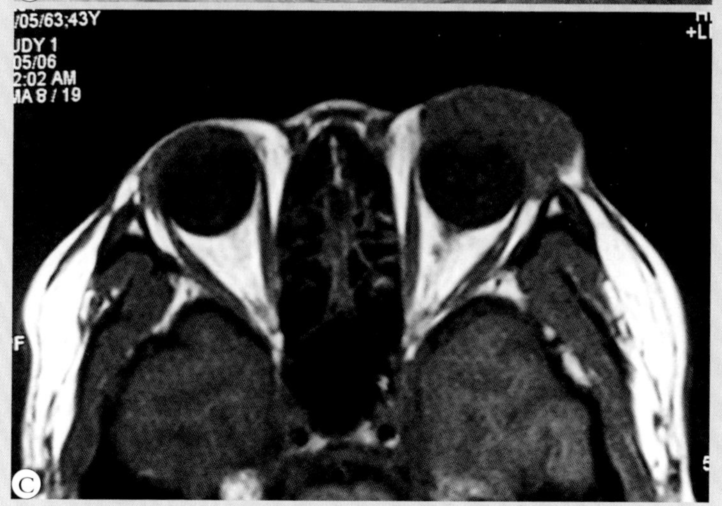

患者男，43 岁。图 A、图 B 左眼眼睑皮下及球结膜下弥漫的鱼肉样肿物，色略偏黄，无明显边界；图 C 眼眶 MRI 示肿瘤主要累及眼睑及结膜下，泪腺轻度肿大。（王毅供图）

图 8-3-1　浆细胞瘤

第四节　纤维组织细胞肿瘤

纤维组织细胞肿瘤（fibrohistiocytic tumor）是一组异质性的软组织肿瘤，光镜下具有纤维母细胞和组织细胞的形态学特征。这一类疾病种类多，发生于眼周的并不多见且无典型特征，在此不进行分类介绍。

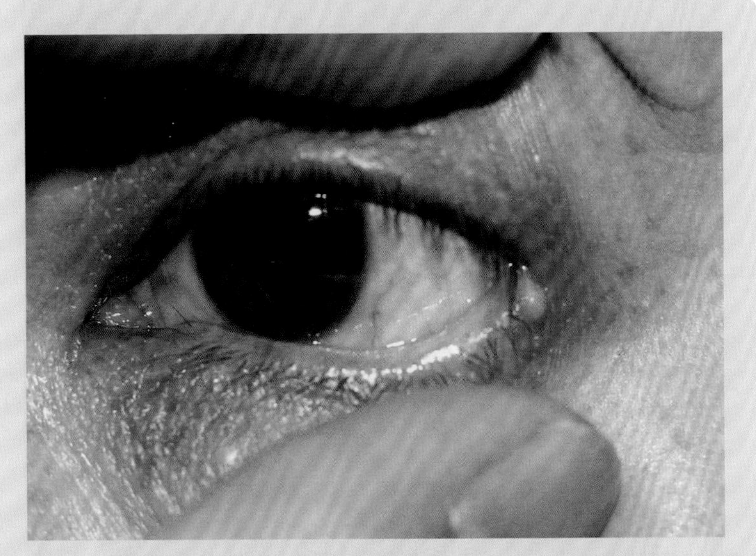

患者女，47 岁，左眼外眦部睑缘灰白色实性结节，表面光滑，边界清晰，不易与粟粒疹区分。

图 8-4-1　纤维瘤

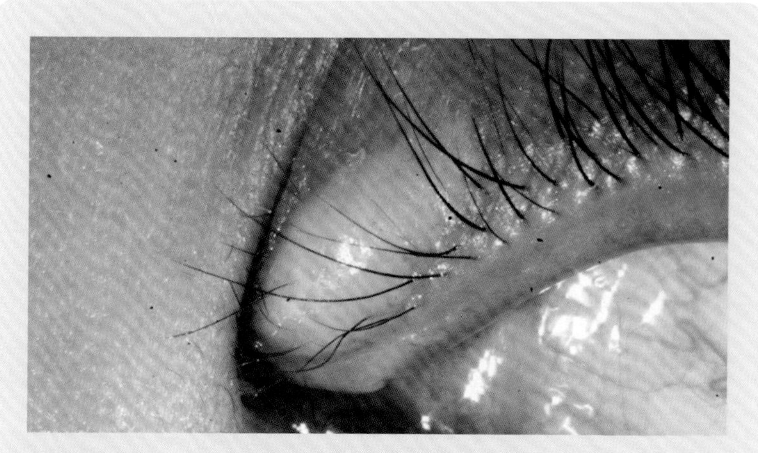

患者女，27 岁，左眼上睑内侧睫毛根部皮肤灰白色实性结节，表面光滑，边界清晰。

图 8-4-2　纤维瘤

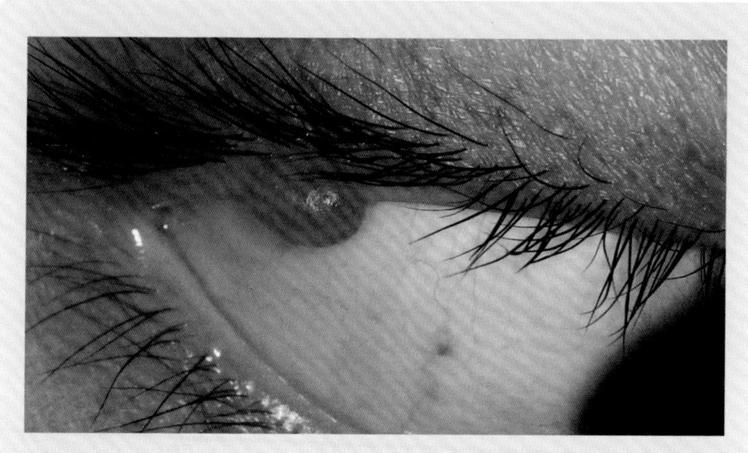

患者女，27 岁，右眼上睑肿物 5 年，近 1 年增大。病变位于右眼上睑缘外侧，实性，色红，表面光滑，边界清晰。

图 8-4-3　黏液样纤维瘤

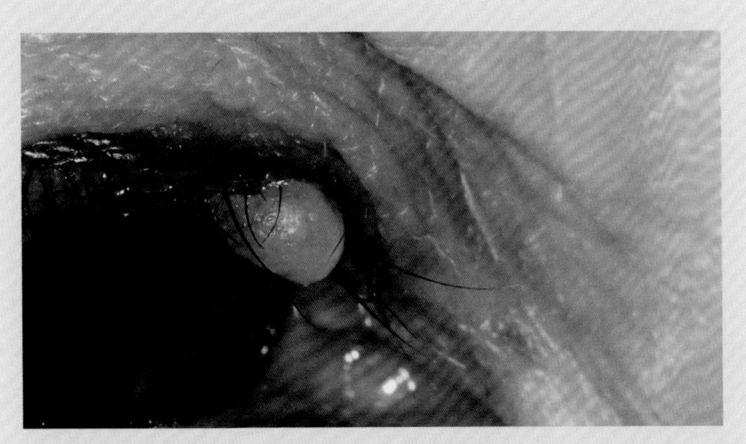

患者女，64岁，右眼上睑内侧睑缘灰白色实性结节6年。病变表面光滑，边界清晰。

图 8-4-4　纤维上皮性息肉

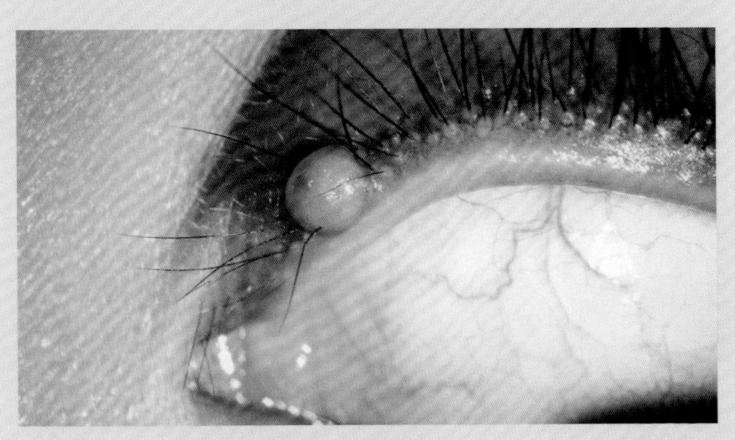

患者个人信息不详。左眼上睑睫毛根部淡黄色实性结节，表面光滑，边界清晰。（魏树瑾供图）

图 8-4-5　上皮样纤维组织细胞瘤

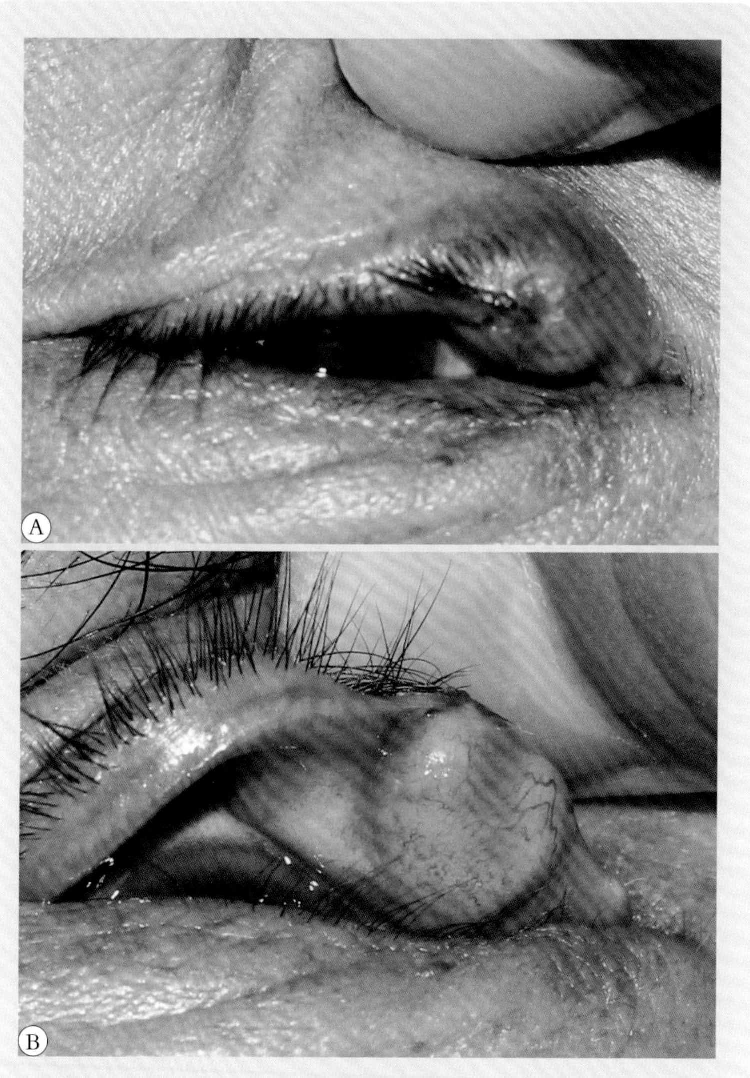

患者男，64岁，右眼上睑内侧睑缘灰白色结节，边界清晰。病变主要位于睑板内，累及睑缘全层，周边轻度充血，睑缘病变表面少许破溃。

图8-4-6　纤维组织细胞瘤

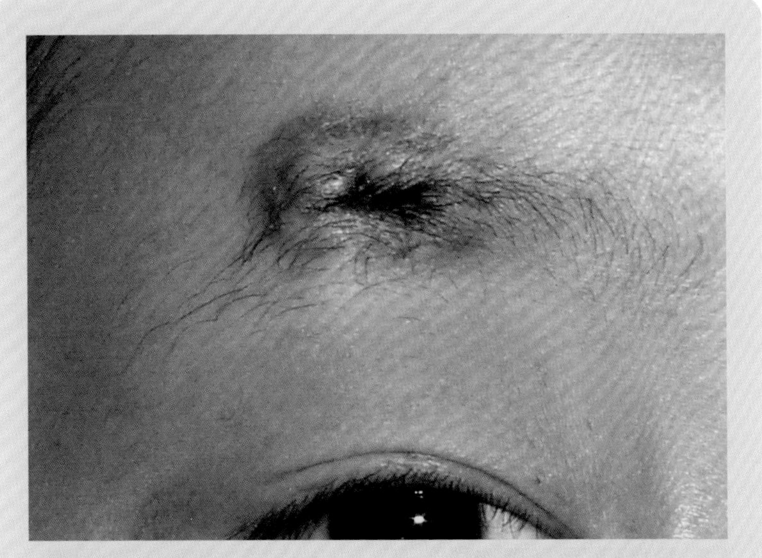

患者女，9 岁，右侧眉弓肿物，半年前手术切除后复发。（王毅供图）

图 8-4-7　隆突性皮肤纤维肉瘤

第五节　骨瘤

眼周的骨瘤（osteoma）主要发生于副鼻窦，特别是额窦和筛窦，从儿童到成年均可发生。肿瘤增长缓慢，较大时可突出于眶内导致眼球突出，也有部分突出于眶缘之外，可以在眉弓外侧或内侧皮下触及质地坚硬、表面光滑的实性结节，与眶壁相连不可活动。眼眶 CT 可协助诊断。

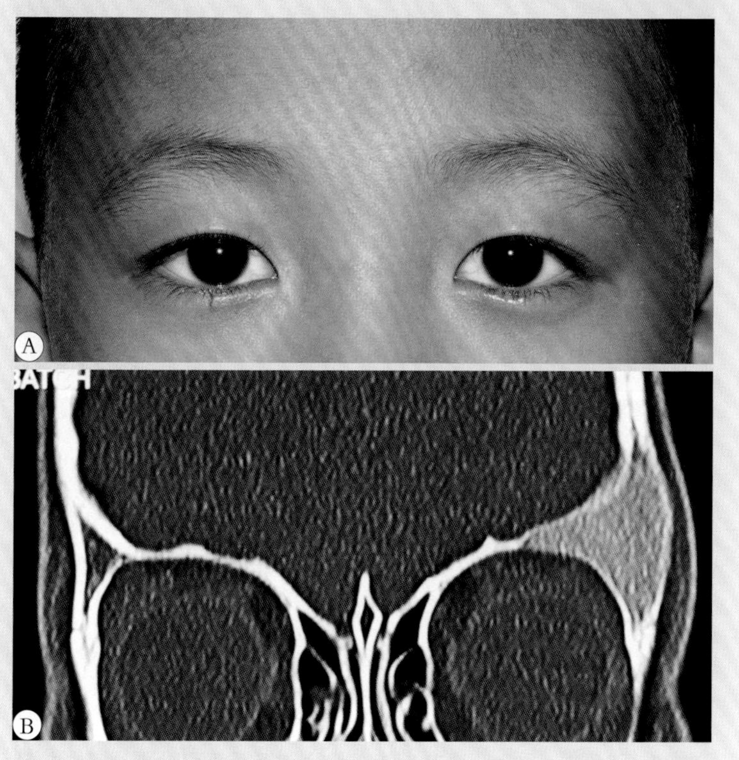

患者，男，8 岁。图 A 左侧眉弓外侧上方皮下可及一轻微隆起的实性结节，质地坚硬不活动；图 B 眼眶 CT 可见额骨外侧骨壁增厚，骨皮质明显变薄，轻度隆起于皮下。（王毅供图）

图 8-5-1　眶缘骨瘤

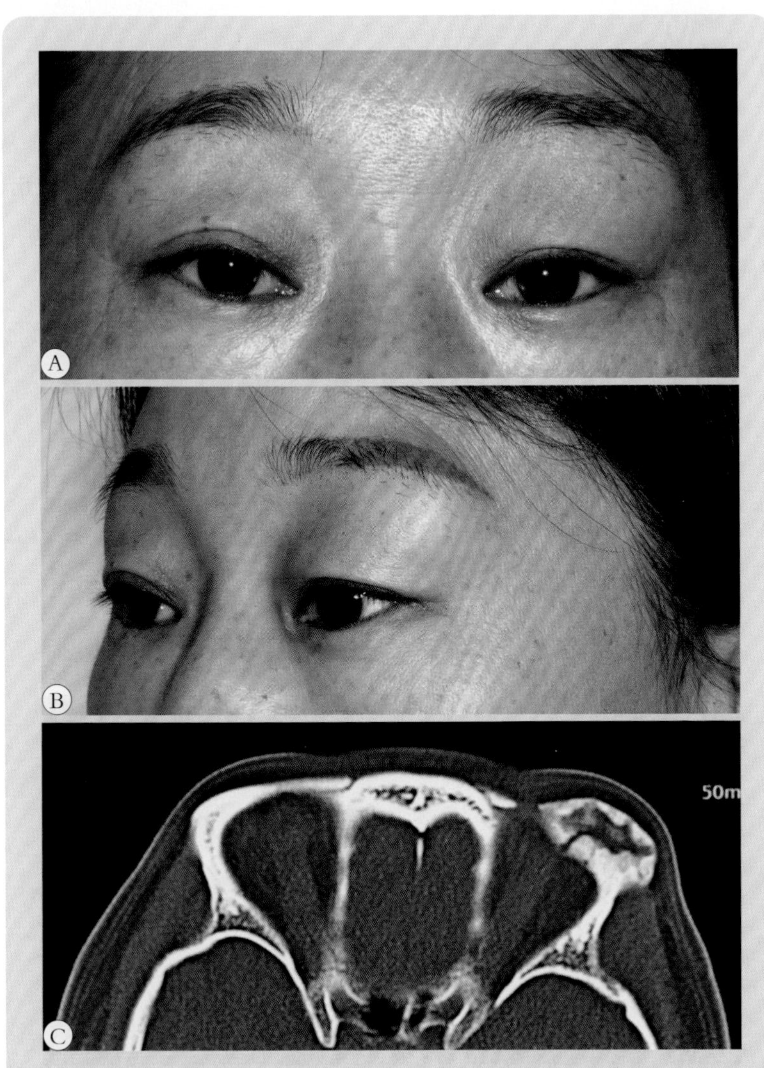

患者女，46岁。图A、图B病变位于左侧眉弓下方外侧，眼球轻度向内下方移位；图C眼眶CT示左侧眶缘骨质明显局限性增厚隆起。（王毅供图）

图8-5-2　眶缘骨瘤

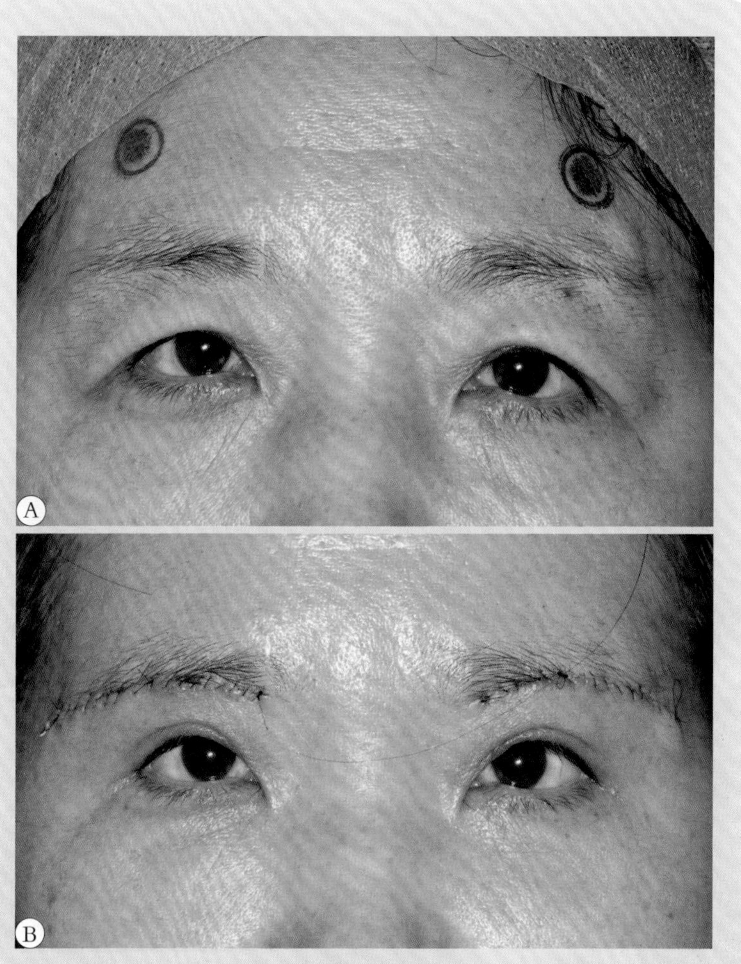

患者女，54 岁，主因双眼上睑皮肤松弛就诊，眉弓外侧结节十余年。图 A 眉弓上方外侧皮下可触及轻度隆起的、质地坚硬的实性结节；图 B 双眼眉下切口矫正皮肤松弛，同时切除肿瘤。

图 8-5-3　眶缘骨瘤

第六节 脂肪瘤

脂肪瘤（lipoma）是最常见的结缔组织肿瘤，多见于中年女性，好发于躯干及四肢，头颈部罕见。眼周多见于眉弓部皮下，边界清晰，质地柔软，因与骨膜粘连而活动度欠佳。容易误诊为发生于该部位的皮样囊肿。

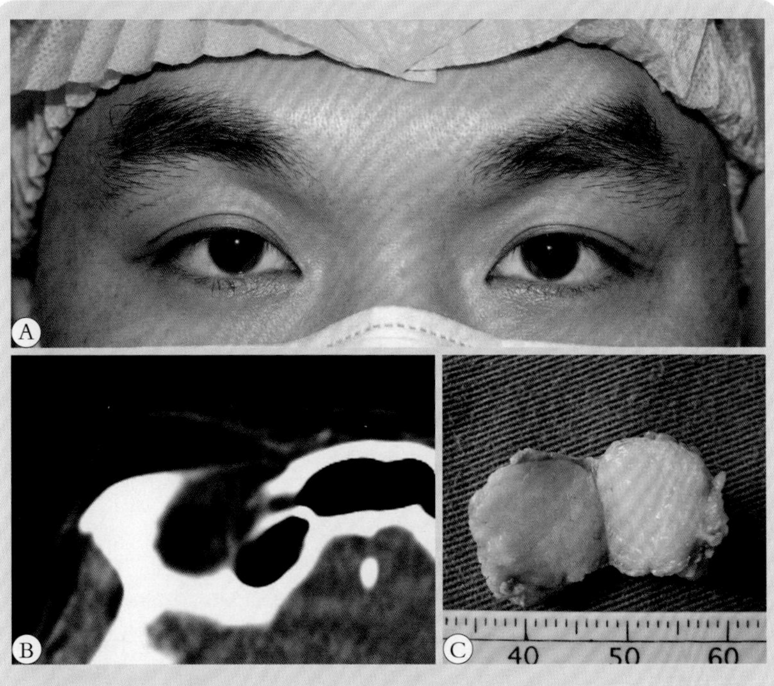

患者男，33岁，右眼肿物4年。图A右侧眉弓上方外侧皮下肿物，质地柔软，表面光滑，不能推动；图B眼眶CT示眉弓外侧低密度病变，与皮样囊肿相比，一般无局部骨性改变；图C肿瘤边界清晰，有完整包膜，切开后剖面呈均质的黄色病变。

图8-6-1 脂肪瘤

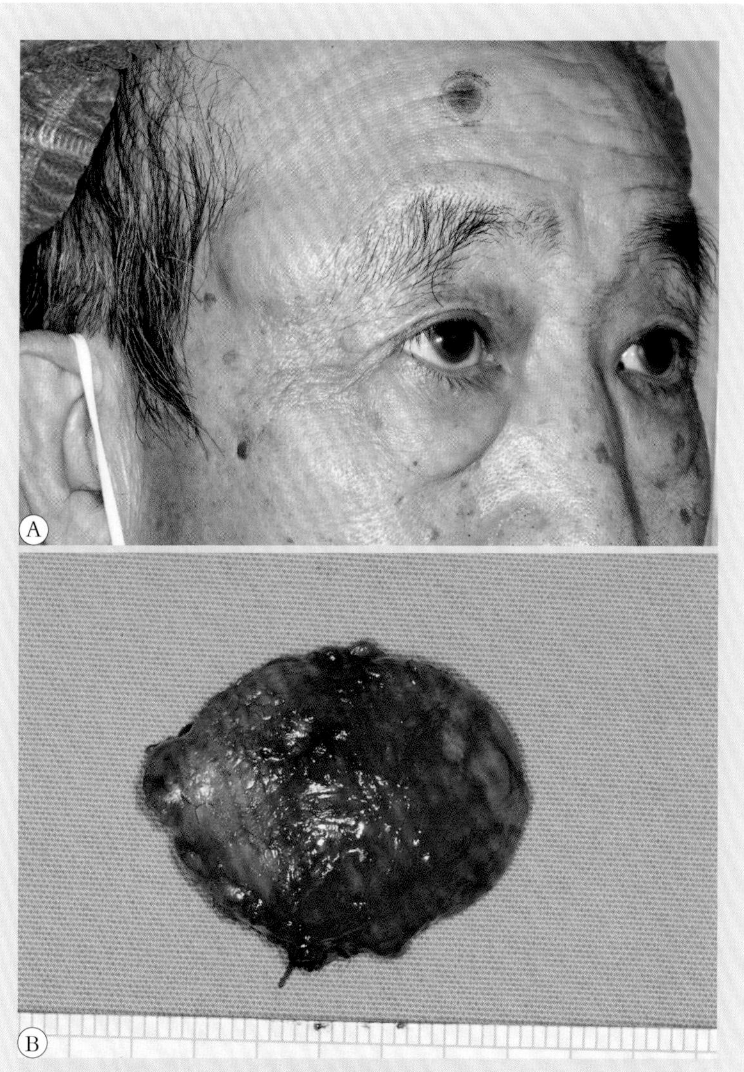

患者男，71 岁，右眼肿物十余年。图 A 位于右侧眉弓外侧皮下的病变，质软，表面光滑，不可推动；图 B 示肿瘤边界清晰，有完整包膜。

图 8-6-2　脂肪瘤

第七节 睑黄瘤

睑黄瘤（xathelasma）是一种常见的眼睑良性病变，中年女性多见，多发生于双眼上睑内侧，也可单眼发病或累及下睑内侧，或累及眼睑的其他部位，约半数患者伴有高脂血症。据统计，睑黄瘤患者心血管病的死亡率较无睑黄瘤患者高。脂性肉芽肿病（Erdheim-Chester 病）及黄色肉芽肿等疾病的患者易同时伴发睑黄瘤。控制血脂可使部分患者病变消退，如有美容需求也可以考虑手术切除，但无法避免复发。

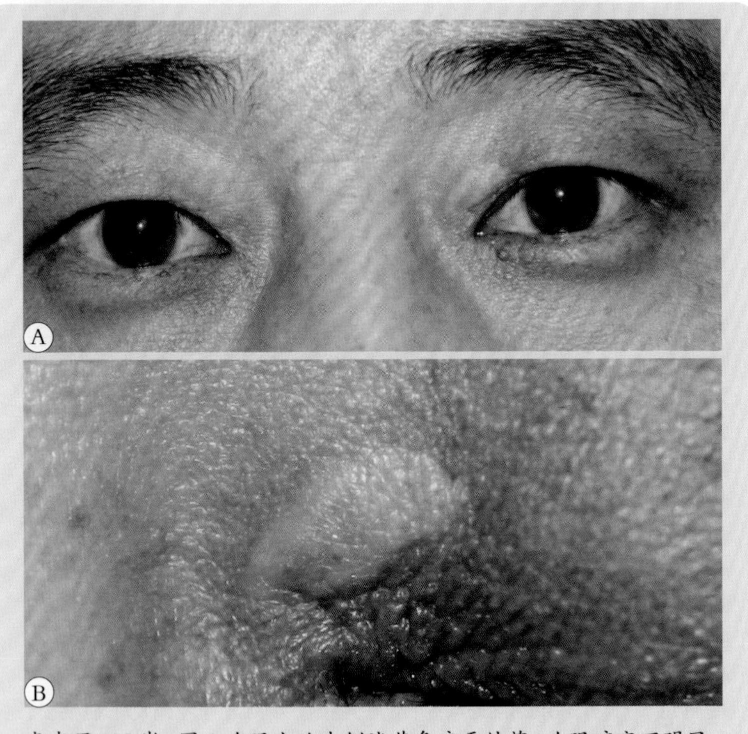

患者男，38 岁。图 A 左眼上睑内侧淡黄色扁平结节，右眼病变不明显；图 B 示肿物表面光滑，边界清晰。

图 8-7-1 睑黄瘤

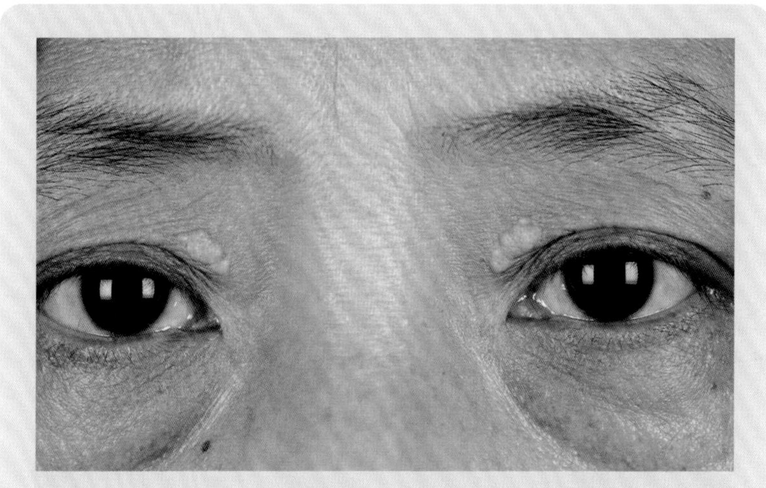

患者女，49 岁，病变位于双眼上睑内侧，对称分布。

图 8-7-2　睑黄瘤

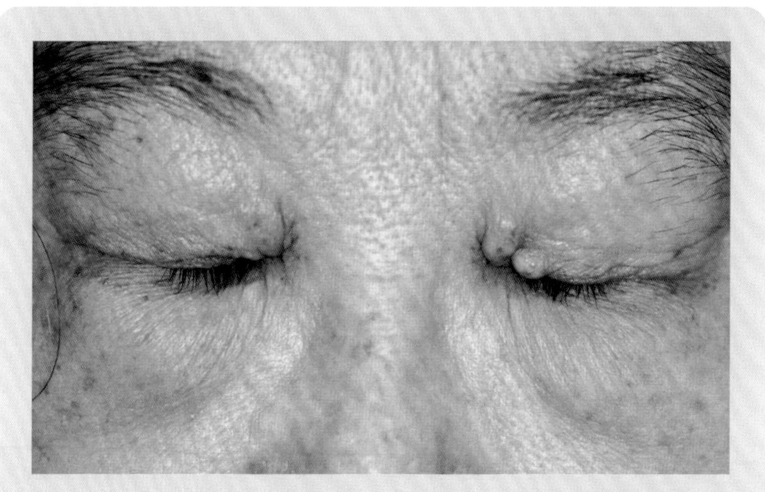

患者女，78 岁，双眼上睑内侧及下睑内外侧多发病变。

图 8-7-3　睑黄瘤

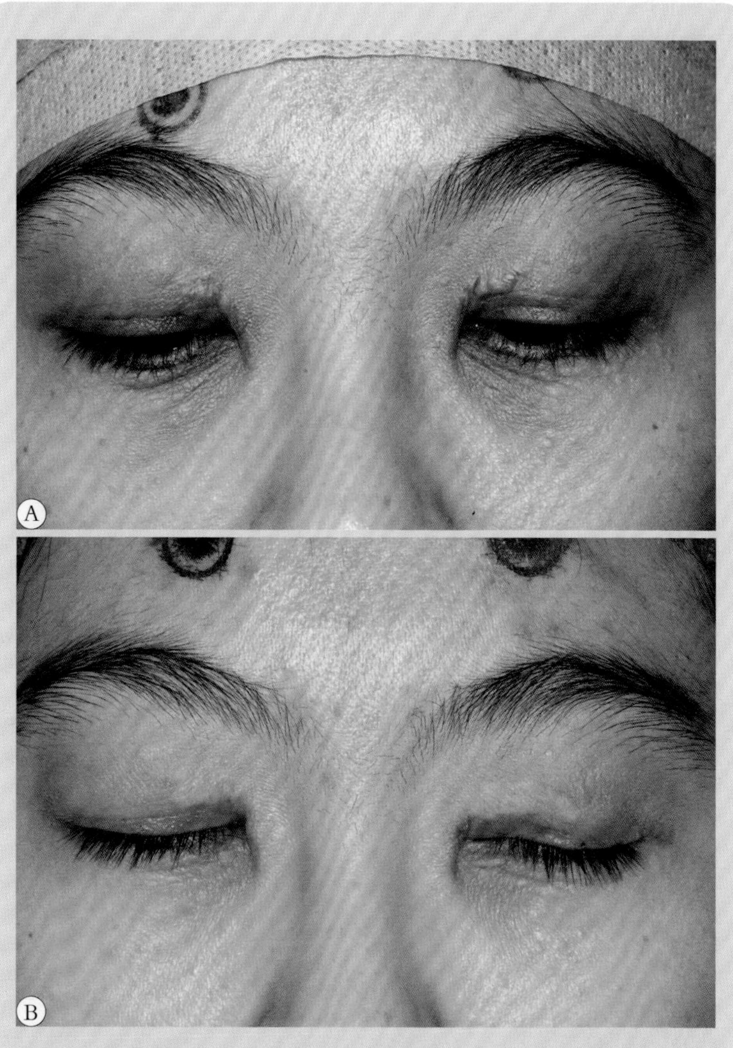

患者女，34 岁。图 A 双眼上下睑多发病变，上睑病变予手术切除；图 B 术后 2 年上睑病变复发，上下睑病变均较 2 年前明显增大。患者血脂正常。

图 8-7-4　睑黄瘤术后复发

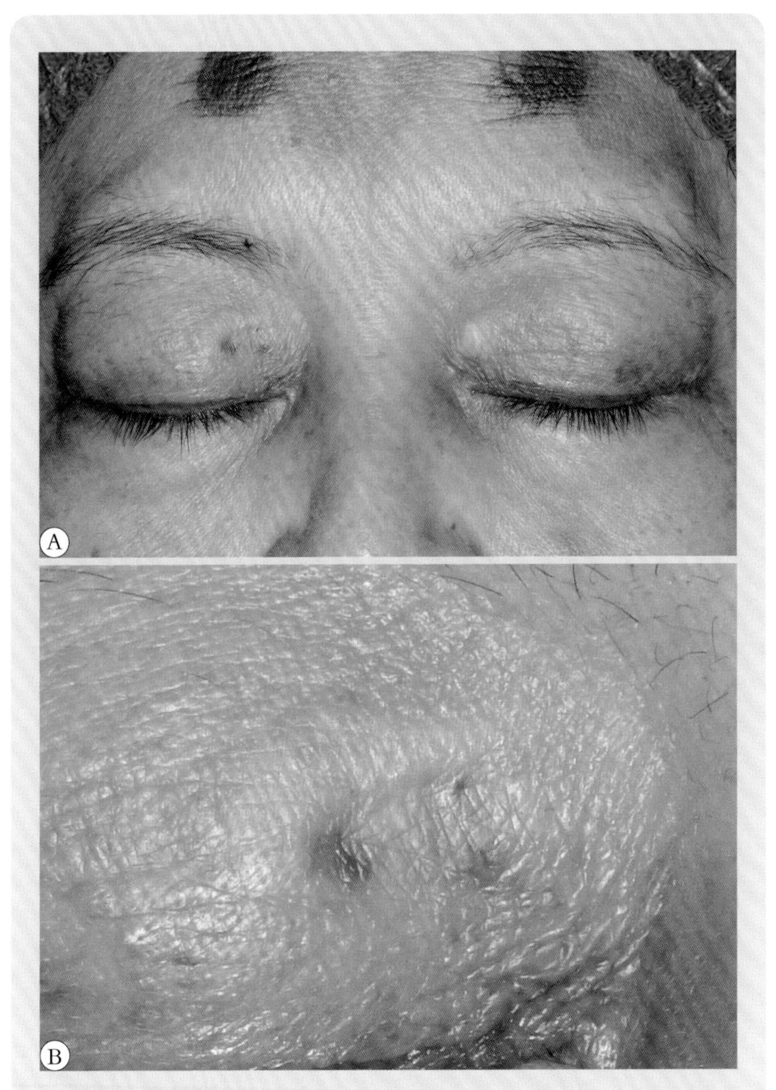

患者女，55岁。图A双眼上睑因睑黄瘤激光治疗后复发2年；图B示病变内下方皮肤激光治疗后瘢痕，睑黄瘤围绕瘢痕生长。

图8-7-5　睑黄瘤激光术后复发

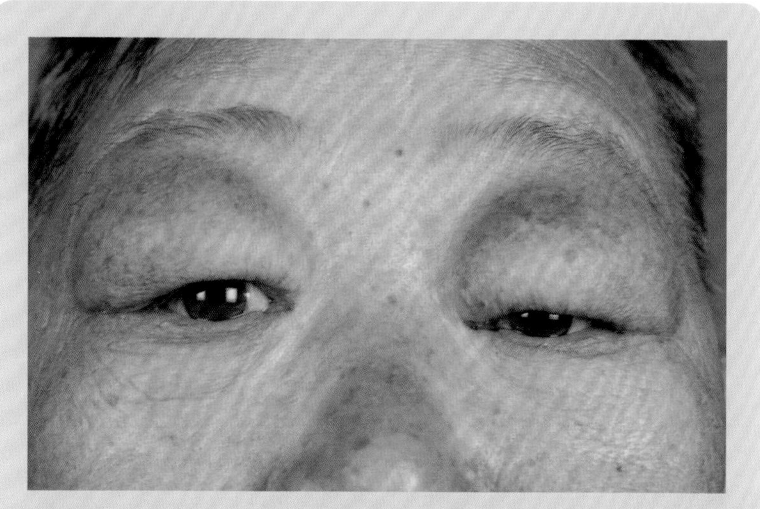

患者男，57 岁，双眼上睑巨大睑黄瘤，同时伴有泪腺肿大，泪腺活检诊断为 IgG4 相关综合征。

图 8-7-6　睑黄瘤伴 IgG4 相关综合征

第八节　黄色肉芽肿

黄色肉芽肿（xanthogranuloma）也称为青少年黄色肉芽肿（juvenile xanthogranuloma），是一种最常见的非朗格汉斯组织细胞增生病，可以发生于儿童、青少年，也可以发生于老年人。病变可同时累及眼睑、结膜及眼眶，也可独立发生。眼睑的黄色肉芽肿常表现为孤立的黄色或橙色皮肤结节，边界清晰，而累及眼眶的黄色肉芽肿则边界不清晰，质地坚韧，常常与皮肤、肌肉、泪腺等组织粘连明显，很难切除干净。部分病变会累及虹膜而导致自发性前房出血。

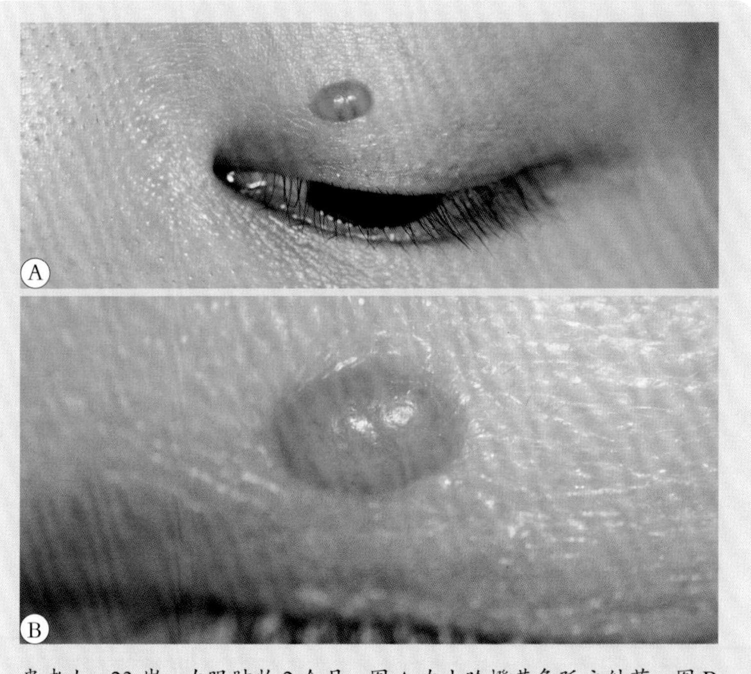

患者女，23 岁，左眼肿物 2 个月。图 A 左上睑橙黄色孤立结节；图 B 病变轻度隆起，边界清晰，表面光滑。

图 8-8-1　黄色肉芽肿

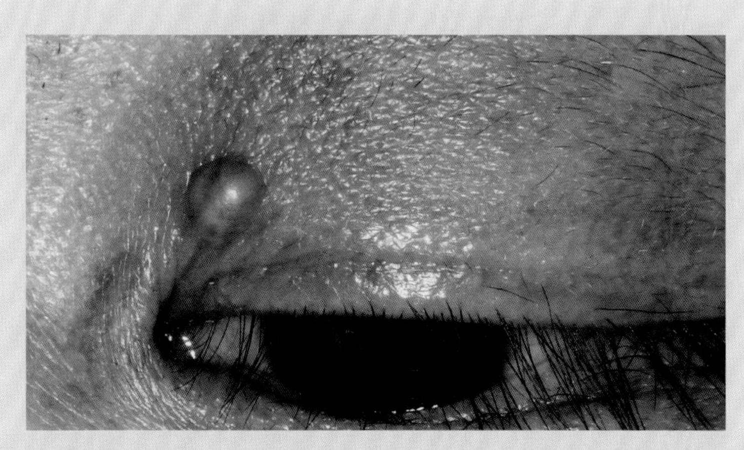

患者男，32 岁，左眼上睑内侧皮肤肿物 1 个月。病变橙黄色，轻度隆起，边界清晰，表面光滑。

图 8-8-2　黄色肉芽肿

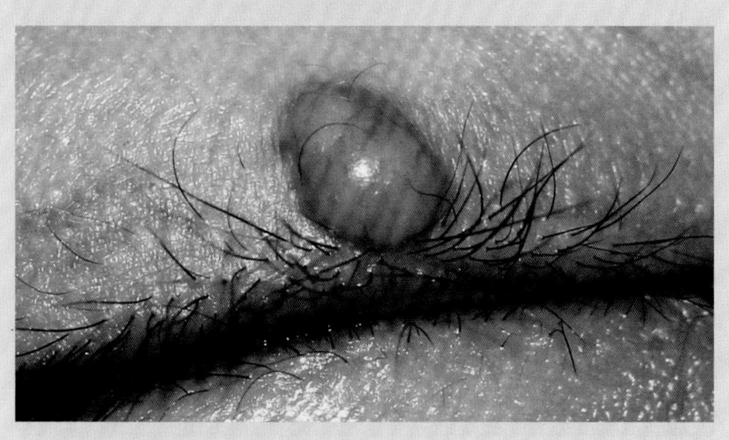

患者男，22 岁，右眼上睑中部皮肤橙黄色结节，轻度隆起，边界清晰，表面光滑。

图 8-8-3　黄色肉芽肿

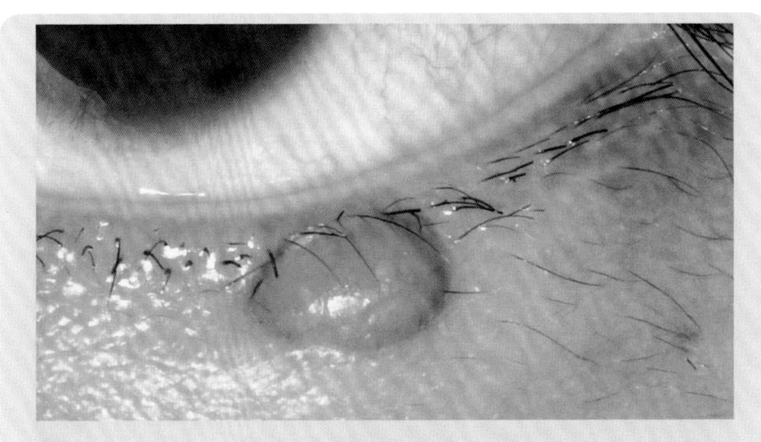

患者男，45 岁，右眼肿物 3 个月。病变位于右眼下睑皮肤近睑缘，橙黄色，轻度隆起，边界清晰，表面光滑。

图 8-8-4　黄色肉芽肿

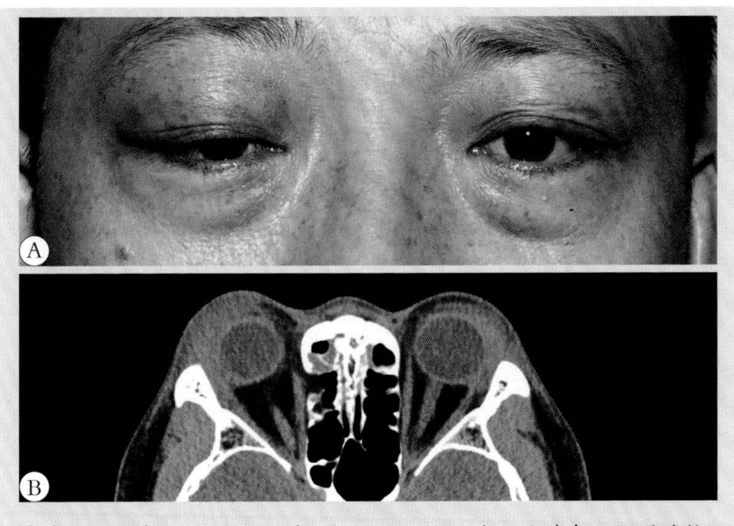

患者男，33 岁，双眼肿胀 2 年。图 A 双眼上睑皮下淡黄色不规则肿物，与表皮不能分开，右眼睁开困难；图 B 眼眶 CT 示双眼泪腺及皮下不规则肿物。病理示泪腺及皮下病变均符合黄色肉芽肿。（王毅供图）

图 8-8-5　眼眶黄色肉芽肿

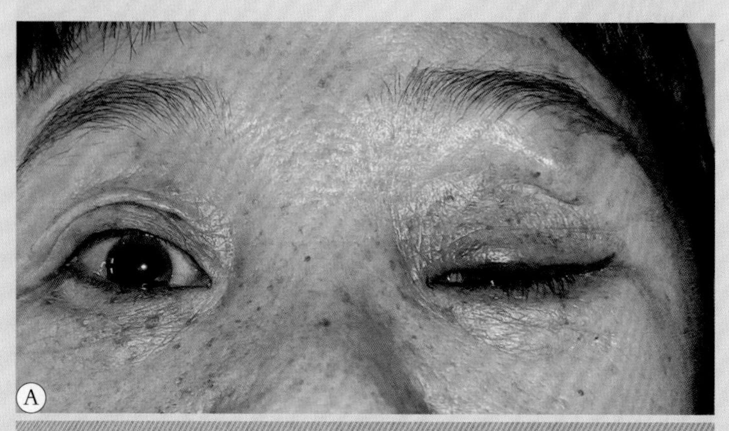

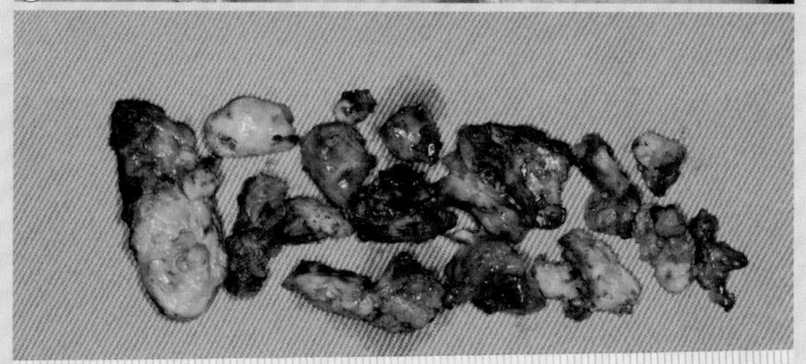

患者女，65 岁，左眼肿物 1 年，术后复发半年。图 A 左眼上睑、眉弓皮下结节伴眶内肿物，质地坚硬，边界不清晰，与皮肤粘连难以分开，眼球突出不明显，睁眼困难；图 B 手术标本，肿物呈明显黄色改变。（王毅供图）

图 8-8-6 眼眶黄色肉芽肿术后复发

第九章

眼睑囊性病变

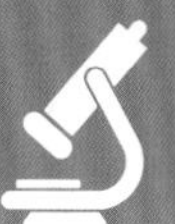

第一节　毛囊囊肿

毛囊囊肿（follicular cyst）是从毛囊或皮脂腺衍生而来，占眼睑囊性病变的绝大多数，常见的有粟粒疹、表皮样囊肿、粉刺样囊肿（黑头粉刺）、毳毛囊肿和皮脂腺囊肿等，这些病变可单独发生也可混合发生，临床上具有较多的相似性。有时毛囊囊肿可继发肉芽肿性炎症，或继发急性感染而形成眼周蜂窝织炎和脓肿。

表皮样囊肿（epidermoid cyst）是由于毛囊皮脂腺单元受损而导致的上皮包涵性囊肿，也有部分病例是因为外伤等原因导致的上皮植入而引发的，与眼眶内胚胎时上皮迷芽所致的表皮样囊肿发病机制和临床表现完全不同，但病理表现相同。较小的表皮样囊肿也称为粟粒疹（milia），单纯用针挑出中央的白芯后有时会复发，需将囊壁同时挑出。当表皮样囊肿与皮肤面连通时，称为粉刺样囊肿（comedonal cyst），部分粉刺表面的角质发生氧化而形成黑头，称为黑头粉刺（blackhead），表面上皮闭合后形成闭合性粉刺或白头粉刺（whitehead）。表皮样囊肿的内容物中含有细小的毳毛时，称为毳毛囊肿（vellus hair cyst）。

皮脂腺囊肿（sebaceous cyst）的诊断名称存在争论，有人认为应称之为毛发囊肿（pilar cyst）或外毛根鞘囊肿（trichilemmal cyst）。皮脂腺囊肿一般继发于皮脂腺导管开口阻塞，因此在眼睑部位最常见的皮脂腺囊肿应该是睑板腺导管开口阻塞、分泌物潴留而导致的睑板腺导管扩张。

在外观上，孤立的皮脂腺囊肿与表皮样囊肿、毳毛囊肿很难区分，均表现为皮下边界清晰的灰白色球形肿物，表面光滑，可随表皮推动；在病理上，皮脂腺囊肿一般无尖顶、囊壁缺乏颗粒层、内容物多为均一的嗜酸性物质，而表皮样囊肿常有颗粒层、内容物多为板层角质蛋白。

粟粒疹

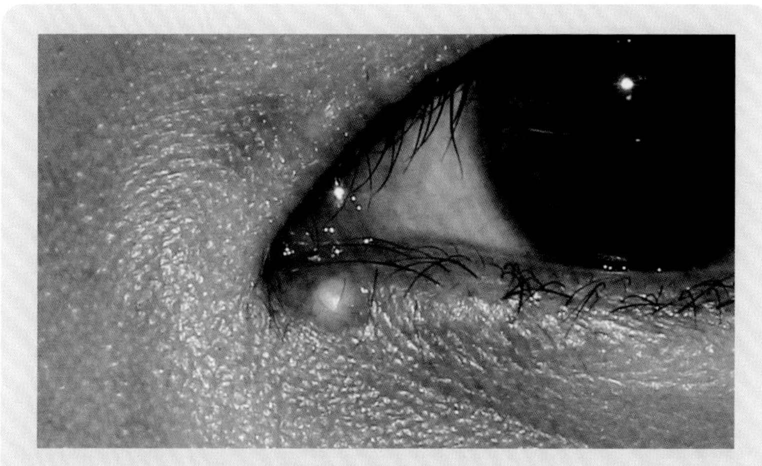

患者女，23 岁，左眼下睑内侧直径 1 mm 灰白色丘疹。

图 9-1-1 粟粒疹

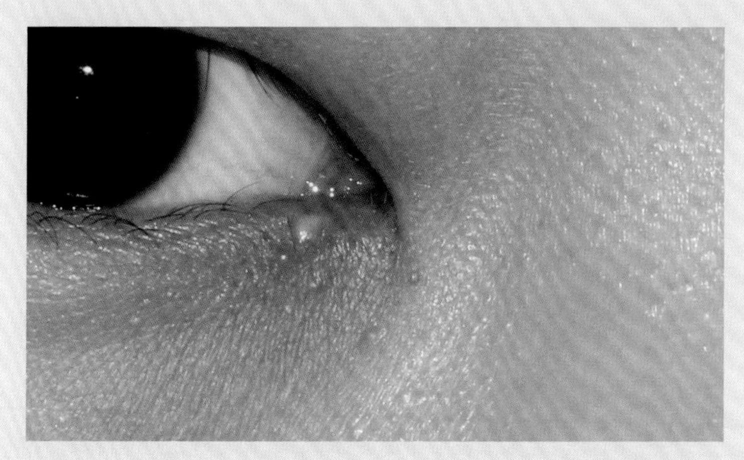

患者女，16 岁，右眼下睑内侧数个大小不等的灰白色丘疹，内有白芯。

图 9-1-2 粟粒疹

表皮样囊肿

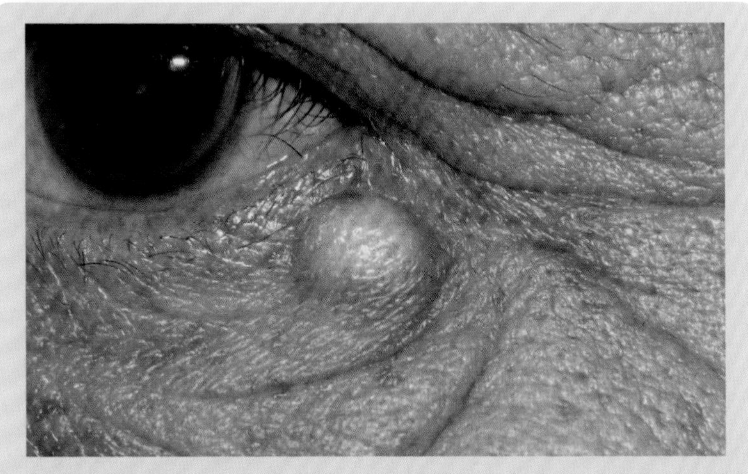

患者女，62岁，左眼下睑外侧皮下灰白色结节，表面光滑，边界清晰。

图 9-1-3　表皮样囊肿

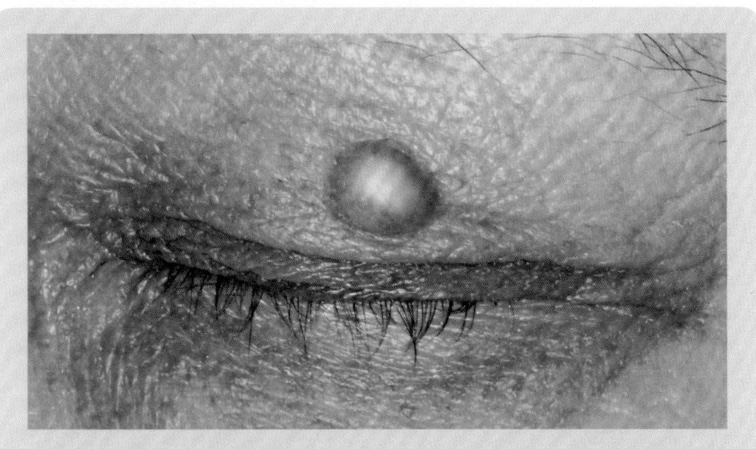

患者女，64岁，左眼上睑中部皮下结节，表面光滑，边界清晰，有珍珠样光泽，明显突起于皮肤表面。

图 9-1-4　表皮样囊肿

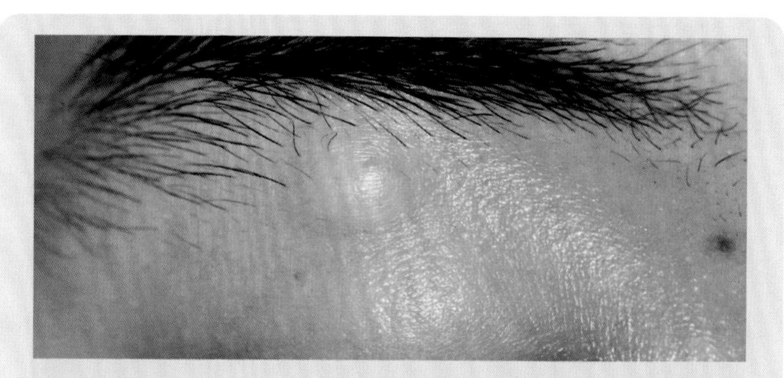

患者男，29 岁，左侧眉弓下方皮下结节，轻度隆起，表面光滑，边界清晰。

图 9-1-5 表皮样囊肿

小贴士

眉弓附近是表皮样囊肿、皮脂腺囊肿及钙化上皮瘤的好发部位，三者均呈球形位于皮下，病变位置较深时不易区分，较为表浅时，表皮样囊肿与皮脂腺囊肿一般呈灰白色，质地略软，而钙化上皮瘤一般略发黑或紫红，质地偏硬。三者均易发生肉芽肿性炎症或感染后形成脓肿，继发炎症后，囊壁组织遭到破坏，使其更加难以区分。

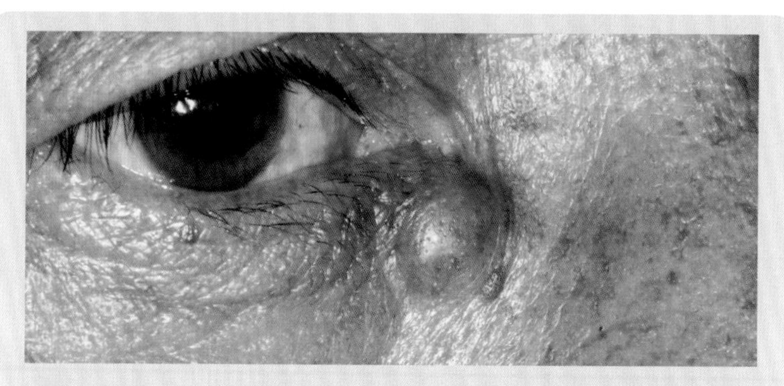

患者男，68 岁，右眼内眦部下方皮下结节，表面光滑，边界清晰，与皮肤粘连。

图 9-1-6 表皮样囊肿

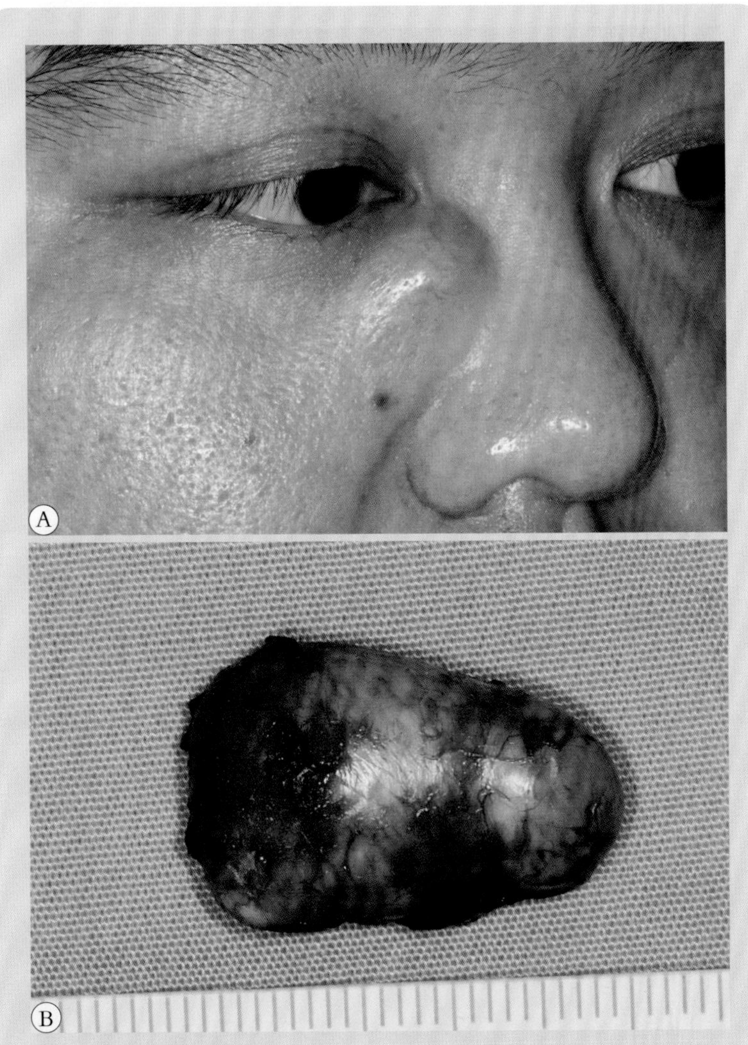

患者男，27 岁。图 A 右眼内眦部下方皮下结节，表面光滑，边界清晰；图 B 完整摘除的囊肿标本。该患者病变位置略深，与周围组织粘连不易推动，容易与泪囊炎混淆，但无泪溢症状，冲洗泪道通畅。

图 9-1-7 表皮样囊肿

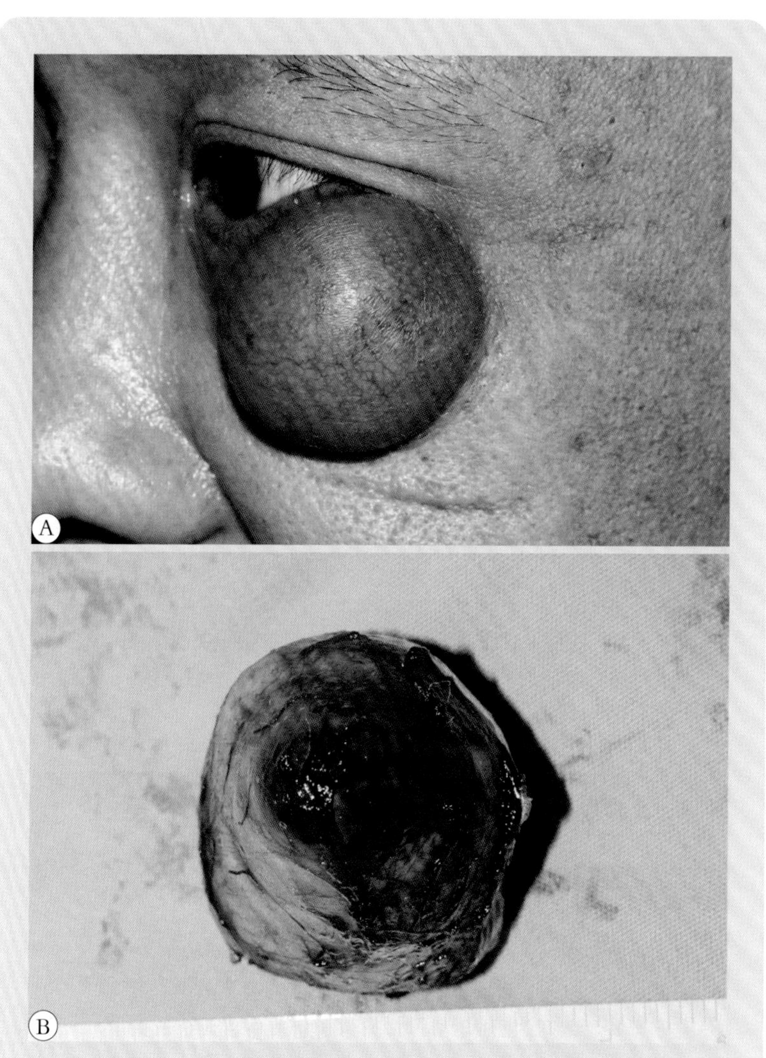

患者男，31 岁，左眼肿物 2 年，近半年增大明显。图 A 病变位于左眼下睑外侧皮下，明显隆起的球形肿物，质软，表面光滑，边界清晰；图 B 完整摘除的囊肿标本。

图 9-1-8　表皮样囊肿

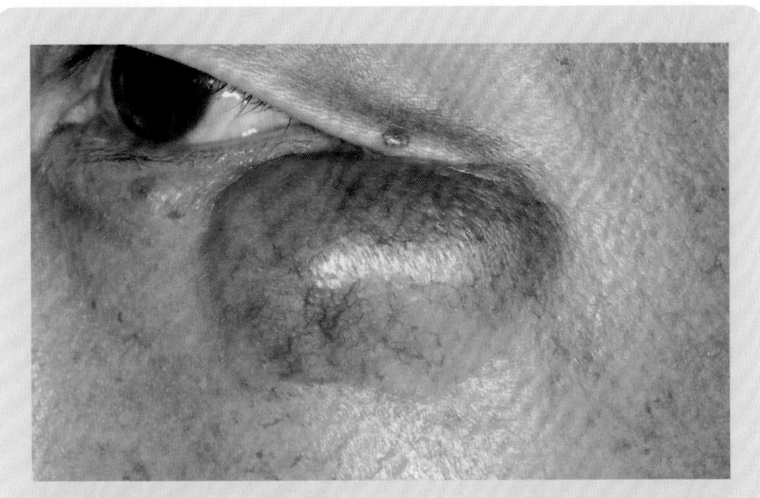

患者男，65 岁，左眼下睑外侧皮下结节，质软，边界清晰，表面光滑，轻度充血，压痛（–）。表皮样囊肿继发炎症后，包膜常遭到破坏，有时不易完整切除。

图 9-1-9 表皮样囊肿伴慢性肉芽肿

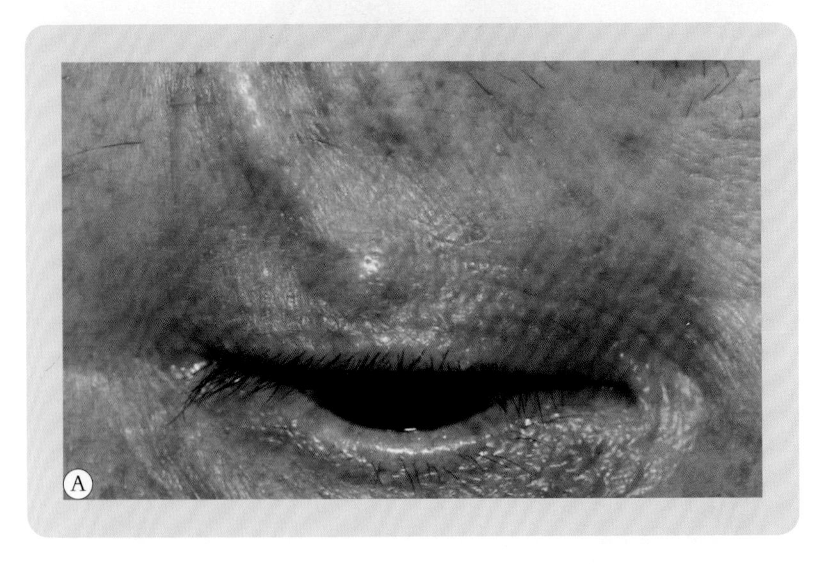

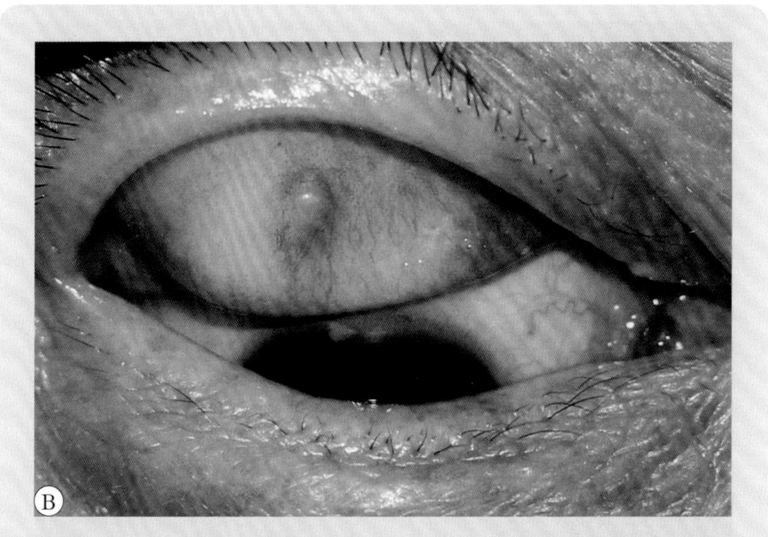

患者女，61 岁。图 A 右眼上睑中部皮下硬结，表面光滑不活动；图 B 睑结膜面可见珍珠样隆起的结节，边界清晰。

图 9-1-10 睑板内表皮样囊肿

小贴士

睑板内皮脂腺囊肿与睑板内表皮样囊肿临床上很难区分，但这两者与霰粒肿进行鉴别非常重要。因为前两者虽然相对较少见，但手术需要完整切除，如果按照霰粒肿的方式切除，则极容易复发。鉴别要点在于，前两者发病年龄偏大，多单发，肿物相对偏大，皮肤面隆起度较高，结膜面多为灰白色，有珍珠样光泽，有完整包膜，边界清晰，切开后内为油脂或白色膏状物；而霰粒肿的发病年龄偏小，常多发，结膜面颜色多发青，只有假性包膜，边界不清晰，切开后内为肉芽组织。将所有切除的组织术后送病理检查对于术后复发的后期补救具有很关键的作用。

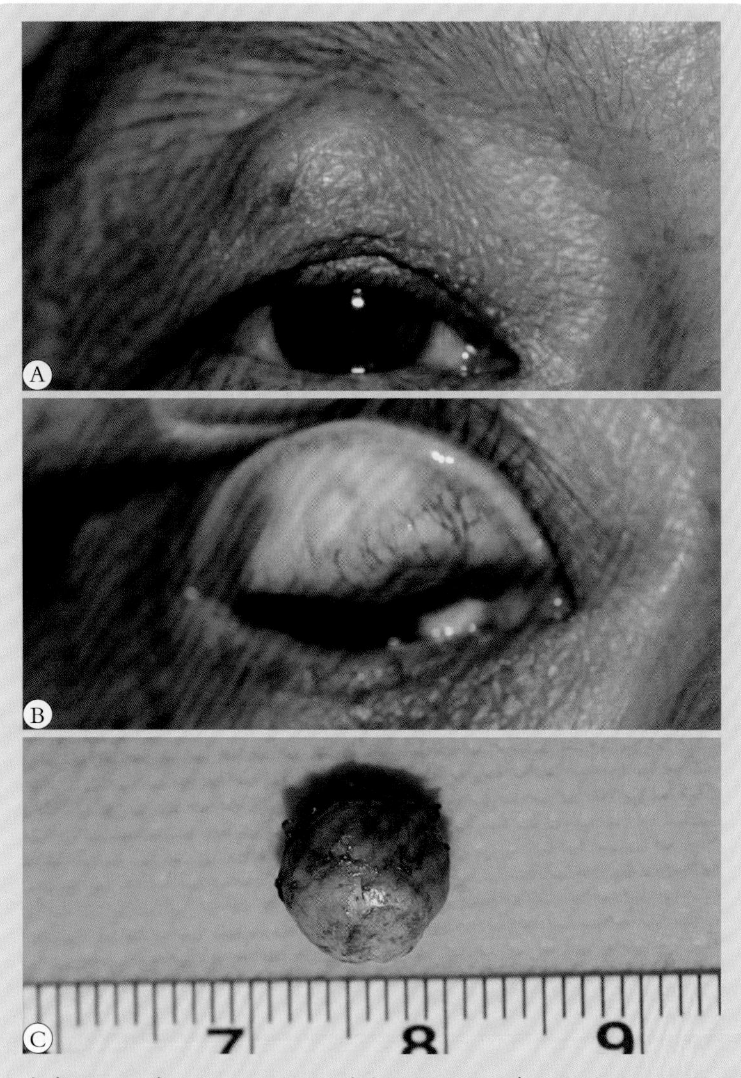

患者男，64 岁。图 A 右眼上睑中部皮下硬结，表面光滑，不活动；图 B 睑结膜面可见轻度隆起的珍珠样结节，边界清晰；图 C 带部分睑板完整切除的囊肿标本。

图 9-1-11　睑板内表皮样囊肿

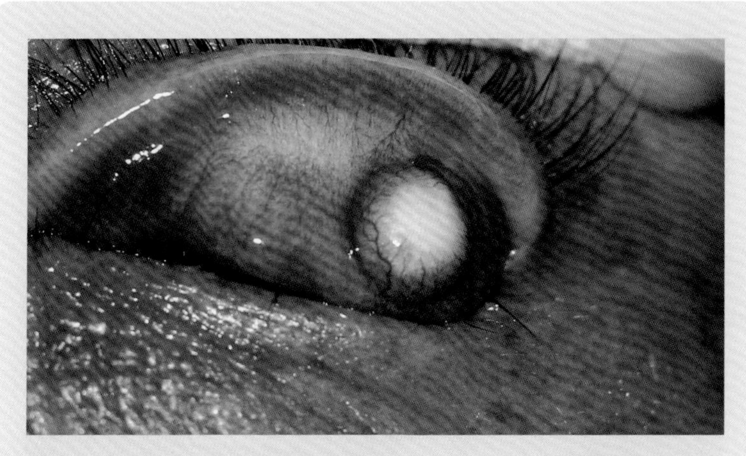

患者男，56 岁，左眼上睑皮下硬结，睑结膜面可见明显隆起的灰白色球形病变，周边血管轻度扩张充血。

图 9-1-12　睑板内表皮样囊肿

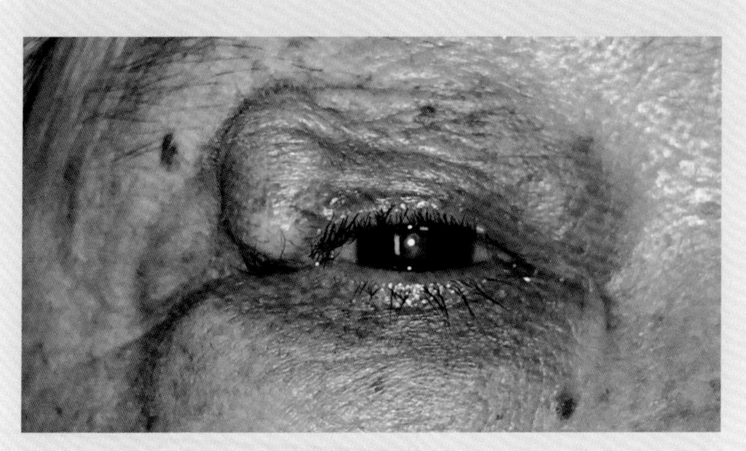

患者女，78 岁，右眼上睑外侧皮下硬结，表面光滑，明显隆起，病变位于睑板内，向皮肤侧凸出，睑结膜面无明显改变。

图 9-1-13　睑板内表皮样囊肿

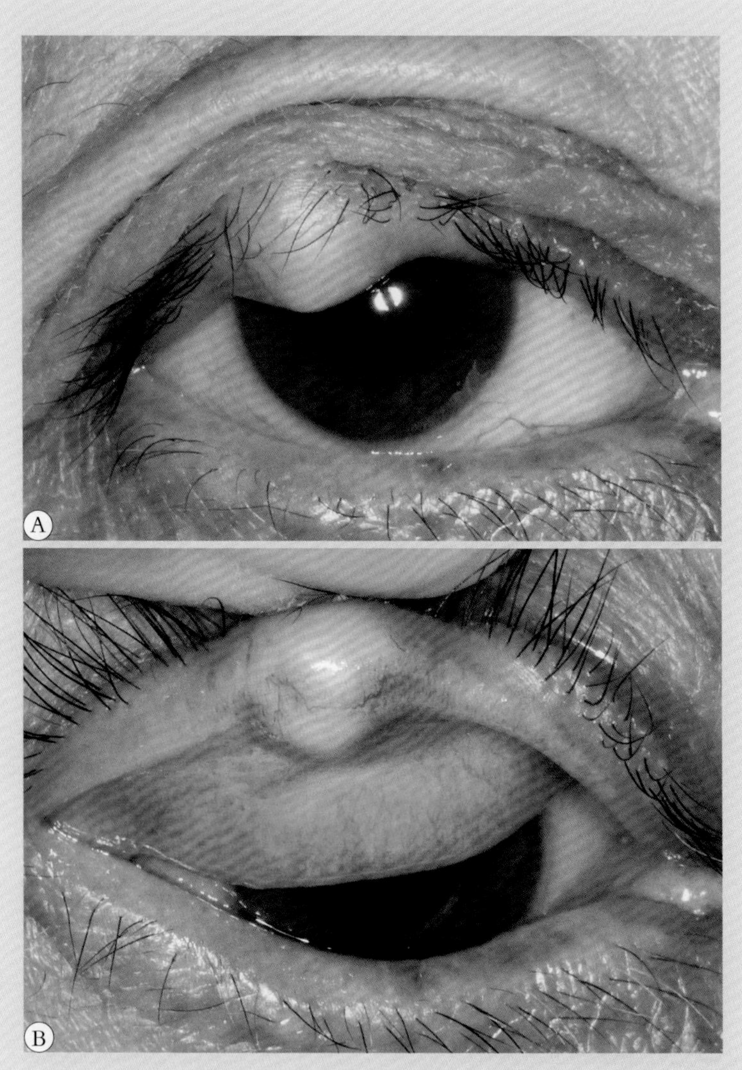

患者女，69 岁。图 A 右眼上睑近睑缘处灰白色结节，轻度突出于睑缘，周边血管轻度扩张；图 B 结膜面改变。

图 9-1-14　发生于睑缘的表皮样囊肿

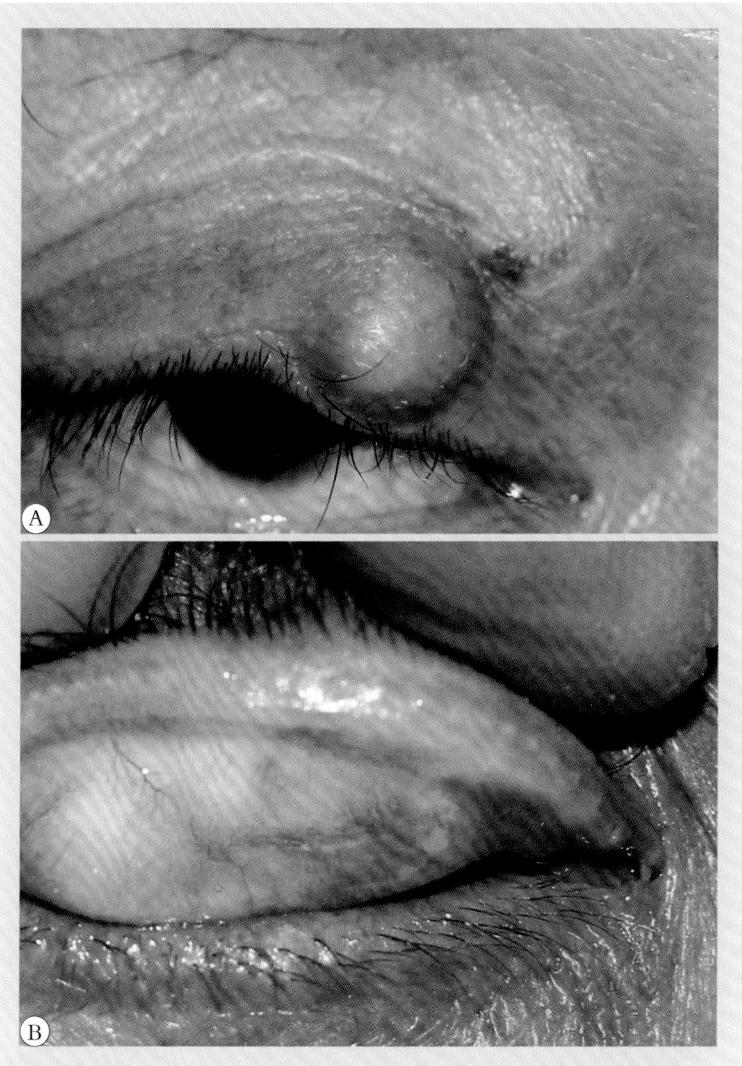

患者男，62岁，右眼肿物术后复发1年。图A右眼上睑皮下明显隆起的质硬结节，表面光滑；图B结膜面可见瘢痕。完整切除后未再复发。

图9-1-15　复发的睑板内表皮样囊肿

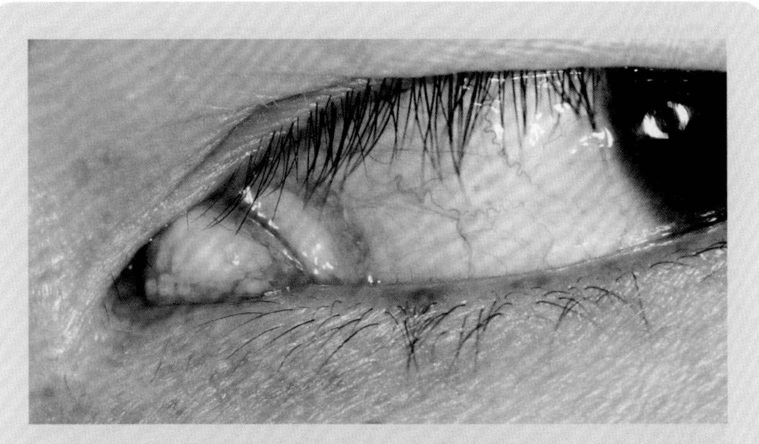

患者男，37 岁，左眼泪阜灰白色结节，表面光滑，外观与泪阜皮脂腺囊肿无法区分。

图 9-1-16　泪阜表皮样囊肿

粉刺样囊肿

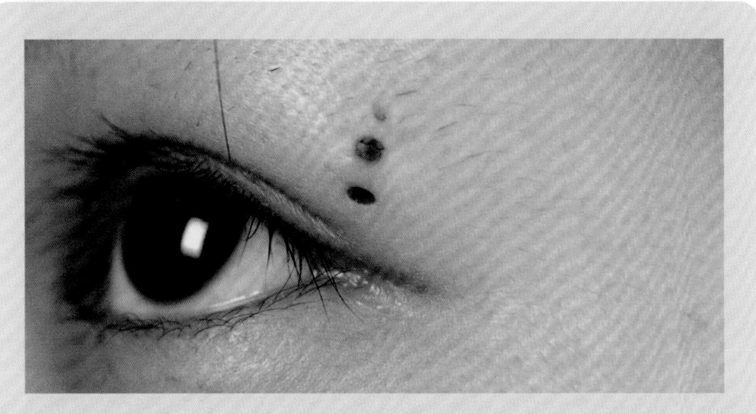

患者女，21 岁，左眼上睑外侧 3 个相连的粉刺，未突出于皮肤表面，中央有黑头。这种无明显隆起而向深部生长的粉刺也称为扩张孔。

图 9-1-17　黑头粉刺

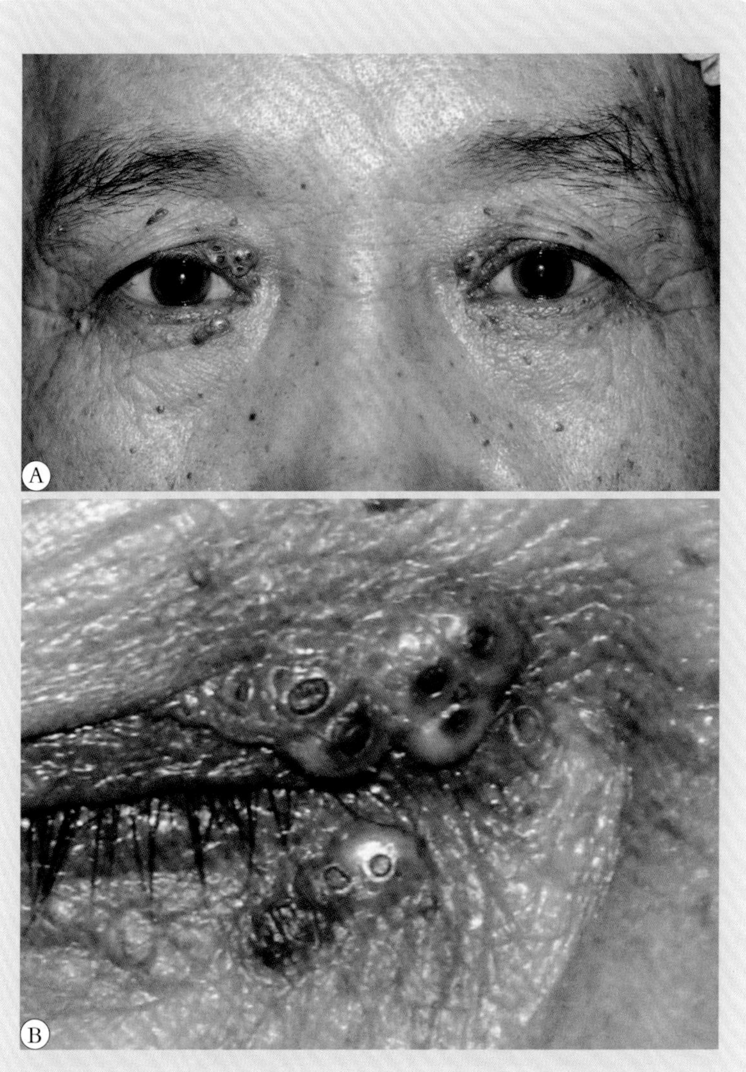

患者男，63 岁。图 A 双眼上睑、右眼下睑内侧多发灰白色丘疹；图 B 病变大小不一，呈簇状生长，中央有扩张的毛孔及黑头。

图 9-1-18　黑头粉刺

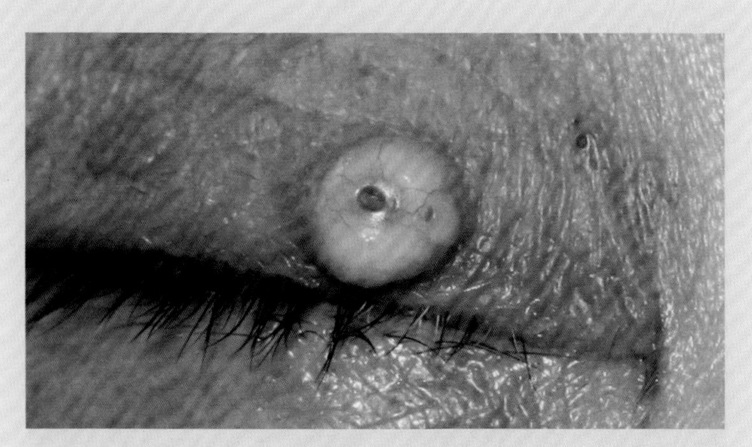

患者女，81 岁，右眼上睑内侧灰白色结节，中央毛孔扩张，孔周围血管呈放射状分布。其鼻侧另有数个较小的粉刺。

图 9-1-19　黑头粉刺

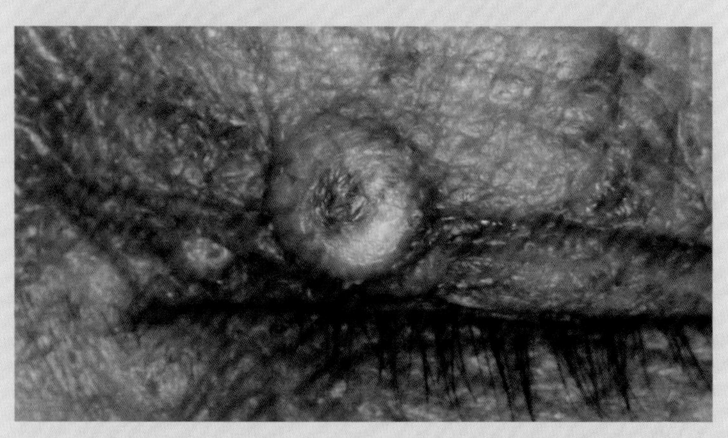

患者女，70 岁，双眼上睑多发的黑头粉刺，一较大粉刺的中央毛孔部分被上皮覆盖。

图 9-1-20　封闭性粉刺

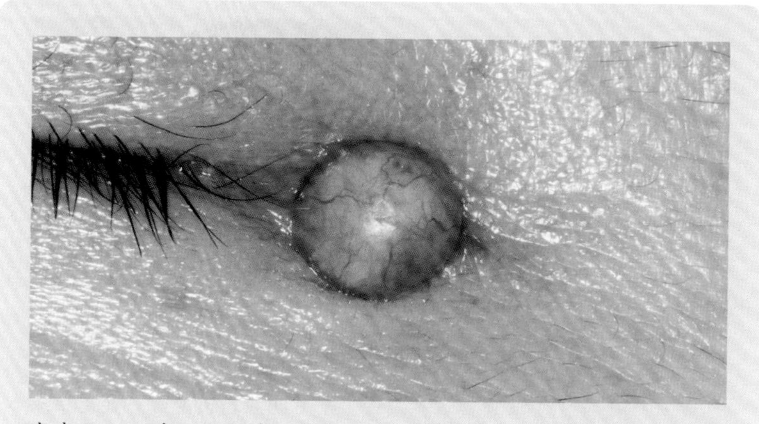

患者男，30 岁，左眼外眦部皮下灰白色结节，明显隆起，中央扩张的毛孔部分被上皮覆盖形成脐凹，结节表面血管扩张，血管以脐凹为中心呈放射状分布。

图 9-1-21　封闭性粉刺

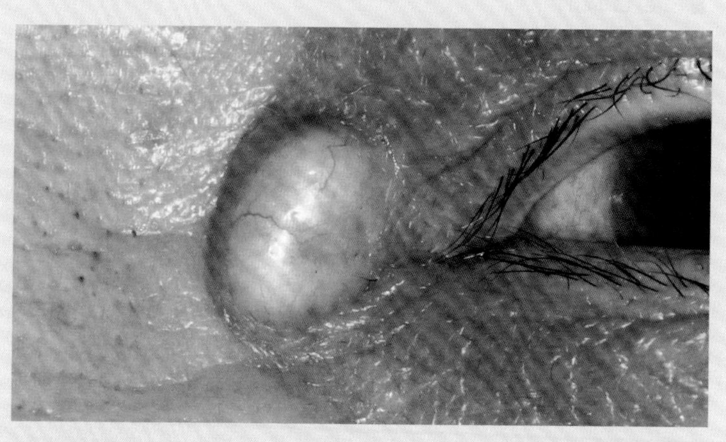

患者男，71 岁，左眼内眦部灰白色结节，扩张的毛孔已完全被上皮覆盖形成脐凹。

图 9-1-22　封闭性粉刺

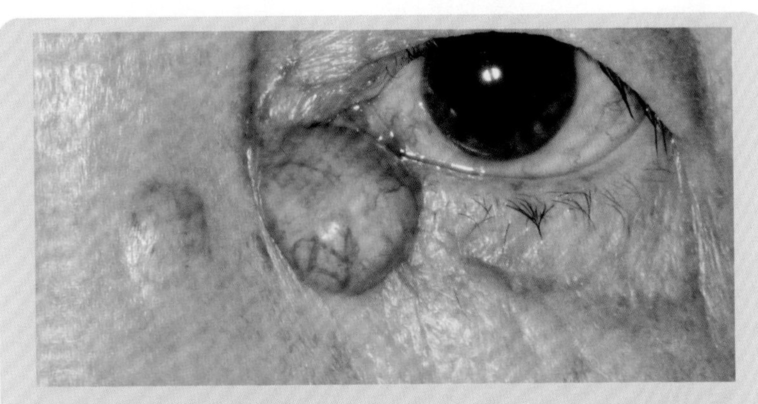

患者女，81岁，左眼肿物多年，近1个月明显增大变红。病变位于左眼下泪小点下方，明显隆起，中央隐约可见脐凹，表面可见以脐凹为中心放射状扩张的血管。和其他表皮样囊肿一样，封闭性粉刺也常会继发肉芽肿性炎症或继发急性感染形成脓肿。

图 9-1-23　封闭性粉刺伴肉芽肿性炎

毳毛囊肿

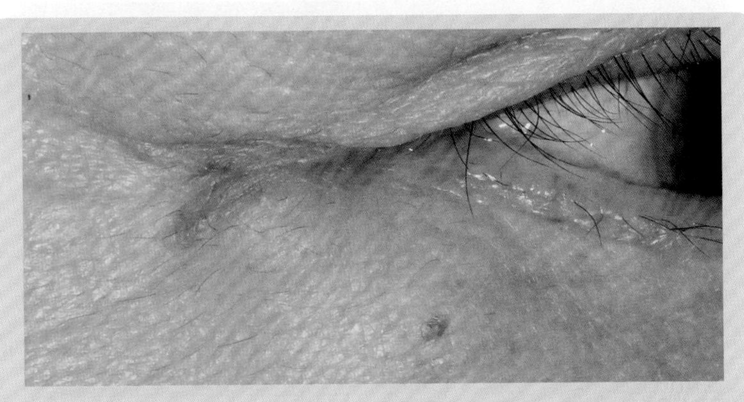

患者女，83岁，右眼外眦部皮肤灰白色结节，轻度隆起，与皮肤粘连，表面光滑，边界清晰。肿物外观上不易与表皮样囊肿或皮脂腺囊肿区分。

图 9-1-24　毳毛囊肿

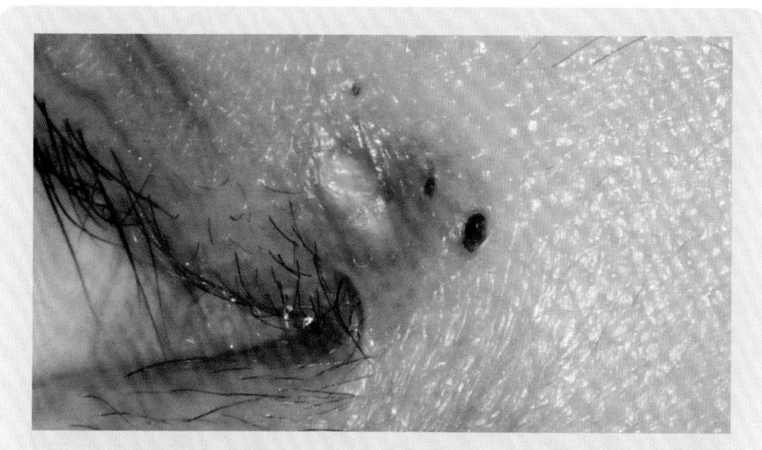

患者男，35 岁，右眼内眦部皮肤灰白色结节，与皮肤粘连，其内侧为激光术后的结痂。肿物外观不易与表皮样囊肿或皮脂腺囊肿区分。

图 9-1-25　毳毛囊肿

皮脂腺囊肿

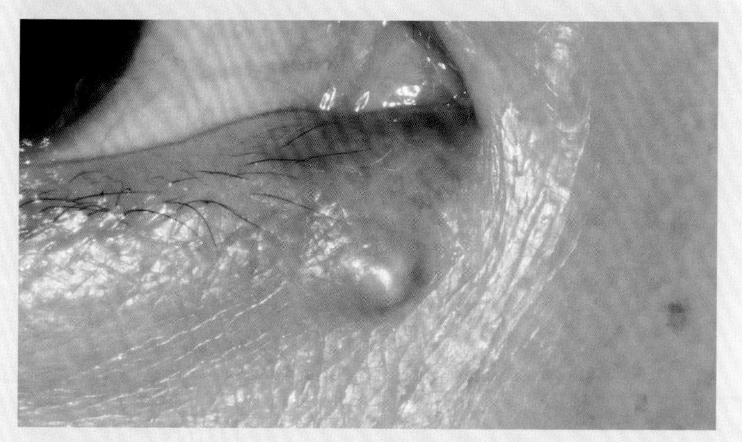

患者女，60 岁，右眼下睑内侧皮下灰白色结节，表面皮肤光滑。

图 9-1-26　皮脂腺囊肿

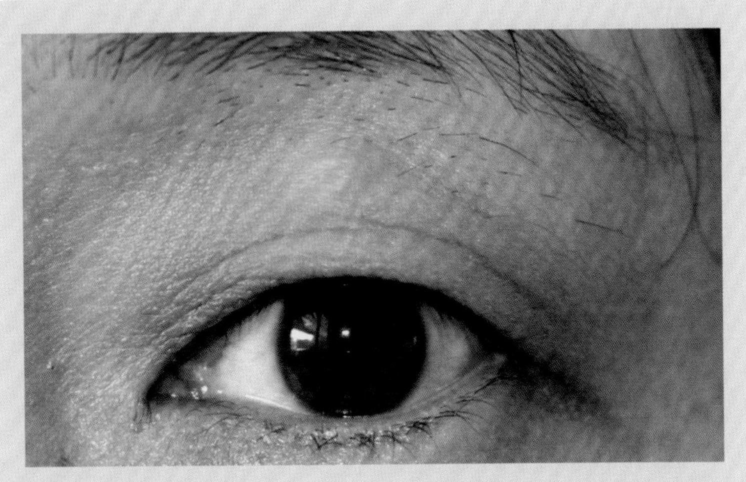

患者女，48 岁，左眼眉弓下方皮下硬结，表面光滑，可随皮肤推动。

图 9-1-27　皮脂腺囊肿

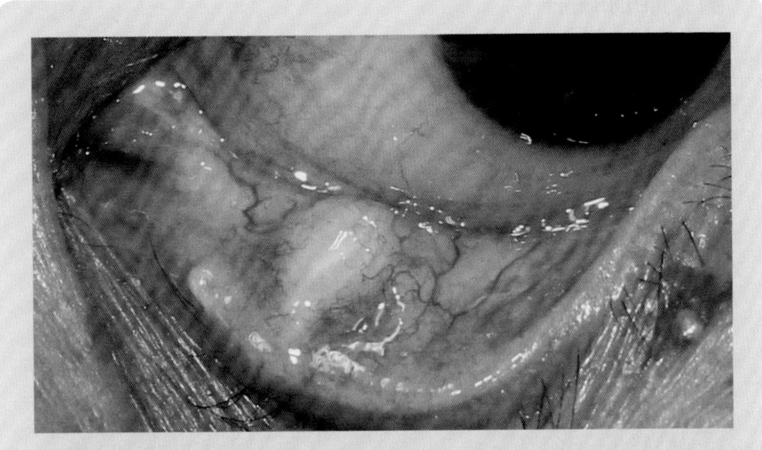

患者女，59 岁，左眼下睑内侧睑板腺开口阻塞，睑板腺内分泌物堆积，在睑结膜面形成灰白色隆起。

图 9-1-28　睑板内皮脂腺囊肿

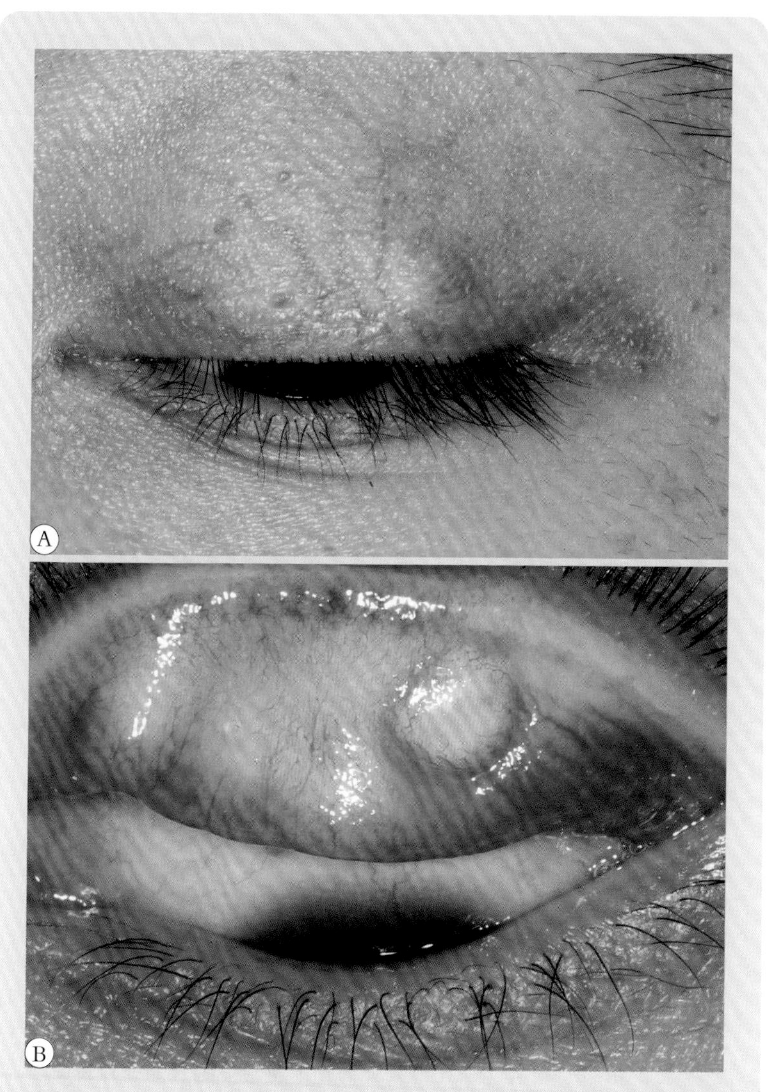

患者男，35岁。图A左眼上睑皮下硬结；图B局部睑结膜面呈淡黄色隆起，边界清晰，未见明显睑板腺开口阻塞。病变易与霰粒肿混淆。

图 9-1-29　睑板内皮脂腺囊肿

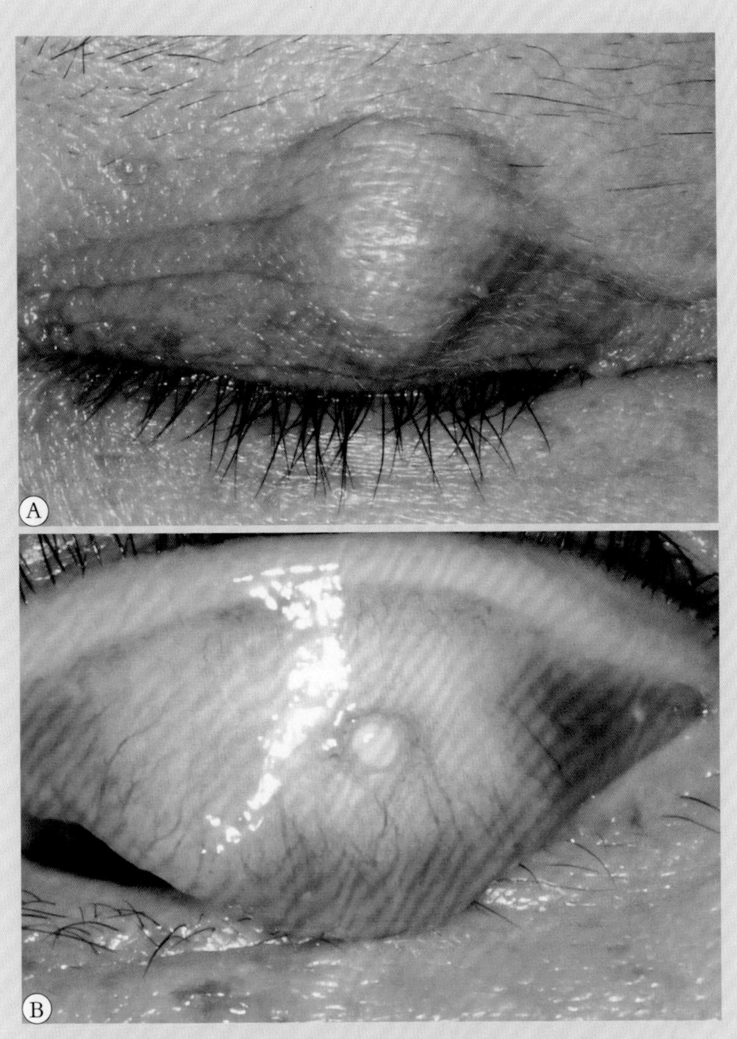

患者女，56岁。图A左眼上睑较大的皮下硬结；图B局部结膜面呈珍珠样隆起，周边血管轻度扩张。病变位于睑板中部，考虑可能是由于睑板腺小叶的导管开口阻塞而不是总导管开口阻塞所致。

图9-1-30　睑板内皮脂腺囊肿

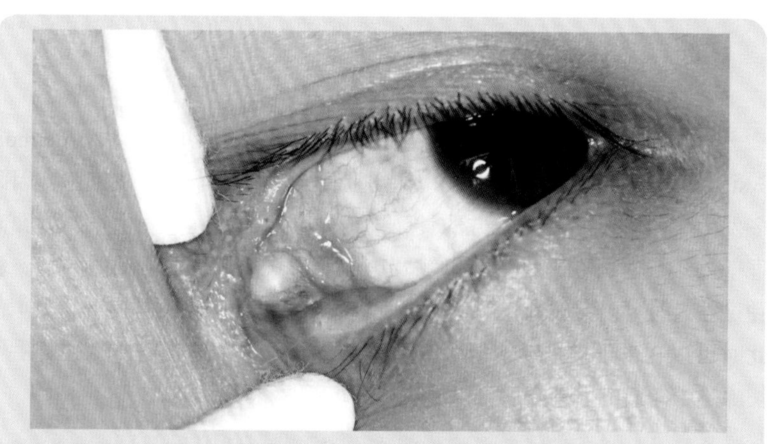

患者女，18 岁，左眼泪阜灰白色球形病变，边界清晰，表面光滑，包膜完整。泪阜也是眼周皮脂腺囊肿的好发部位之一，可以单发或多发。

图 9-1-31　泪阜皮脂腺囊肿

第二节　皮样囊肿

与眼睑皮下的表皮样囊肿或皮脂腺囊肿不同，皮样囊肿（dermoid cyst）来源于胚胎时迷离到眶内（特别是眶缘骨缝内）的上皮细胞，因此多发生于眼眶鼻上或颞上方的骨膜下，向眶壁内或眶壁外生长。囊肿向眶壁外生长时，在眶缘处可以触及表面光滑、质韧、不活动的肿物。囊肿足够大时可以突破骨膜到眼轮匝肌或额肌下间隙（而不是皮下间隙），此时可以在皮下被推动，但多数并不与皮肤发生粘连。皮样囊肿若手术切除不干净或继发感染后可以形成皮肤窦道。

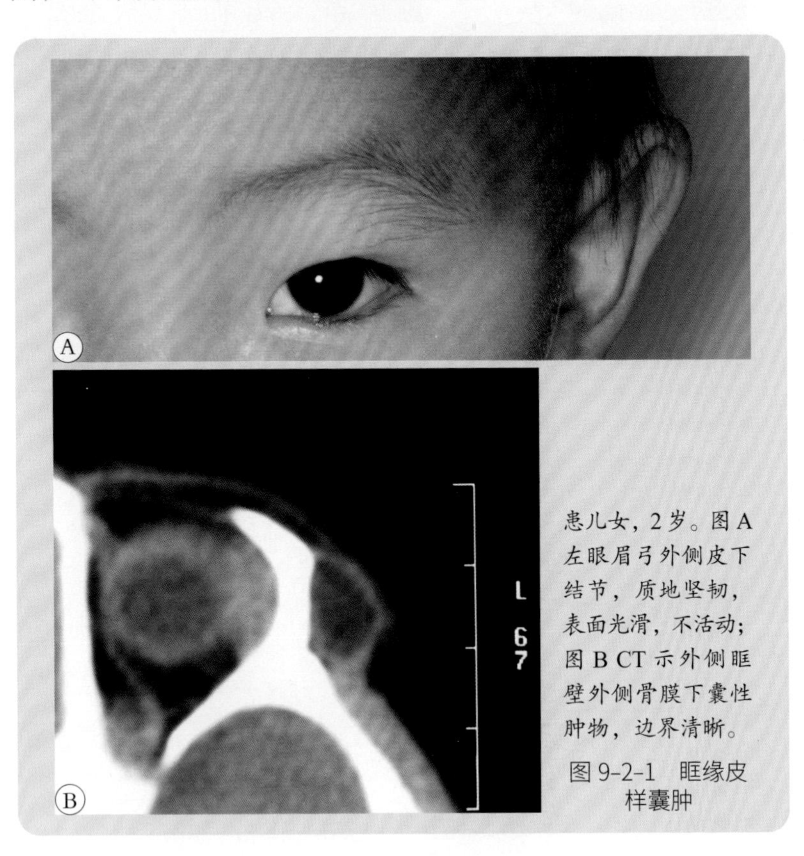

患儿女，2岁。图A左眼眉弓外侧皮下结节，质地坚韧，表面光滑，不活动；图B CT示外侧眶壁外侧骨膜下囊性肿物，边界清晰。

图9-2-1　眶缘皮样囊肿

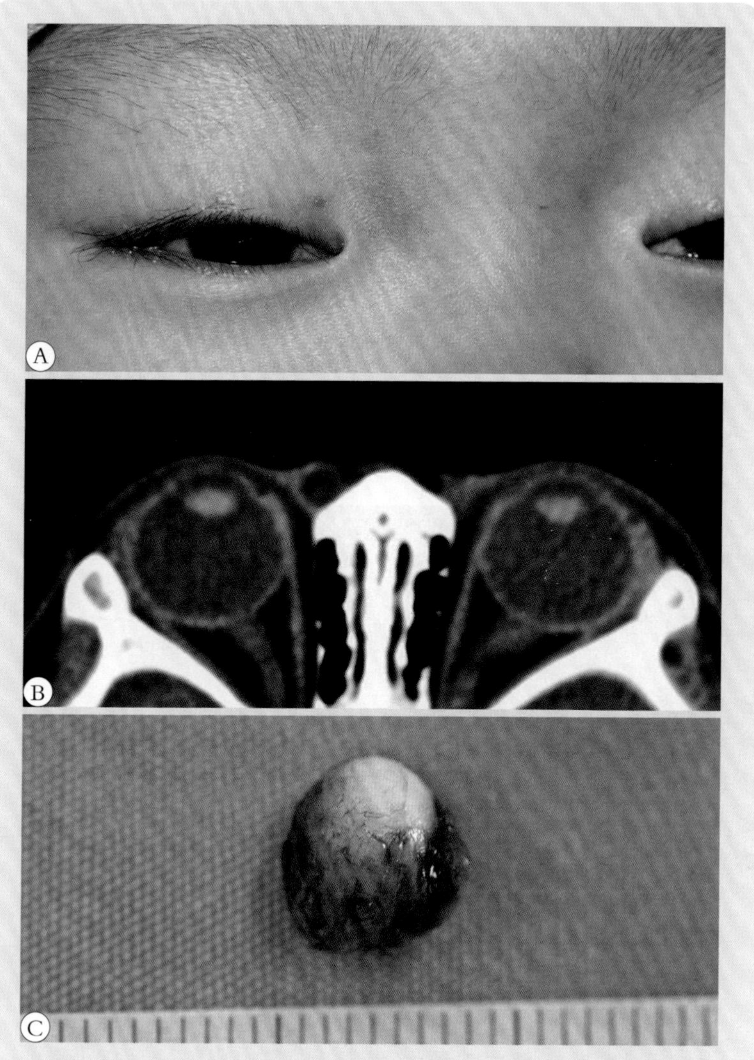

患儿男，1 岁。图 A 右眼内眦上方皮下结节，质地坚韧，表面光滑，不活动；图 B CT 示内上方眶壁前囊性肿物，边界清晰；图 C 囊肿标本，灰白色，有完整包膜。

图 9-2-2 眶缘皮样囊肿

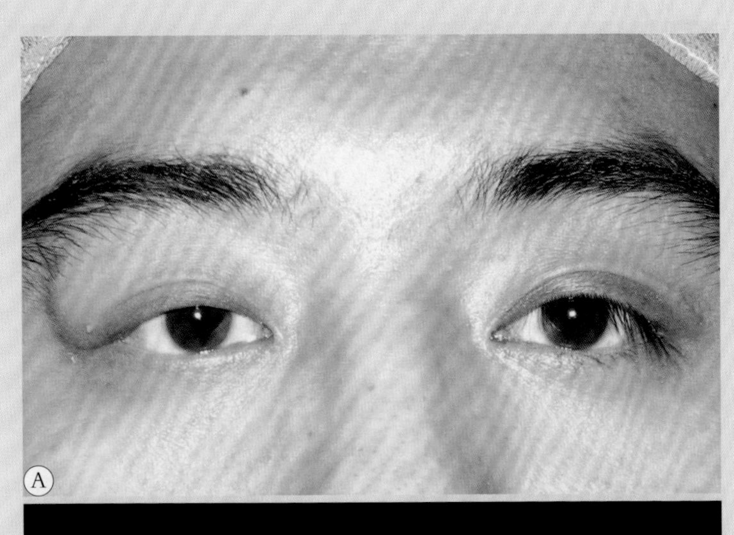

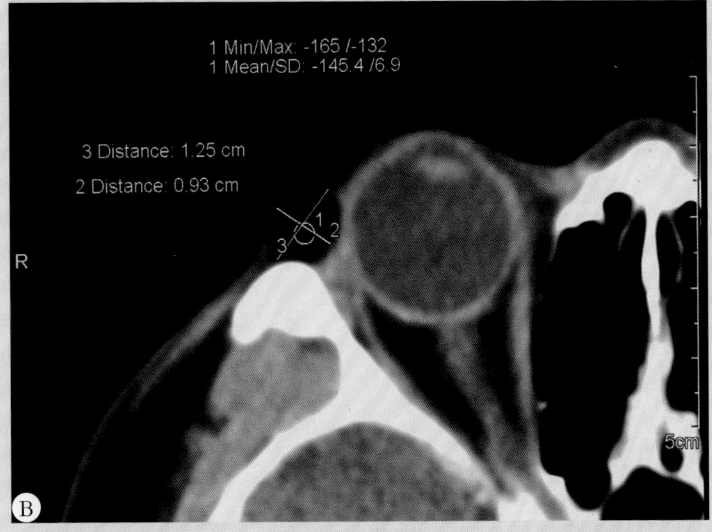

患者男，26岁，自幼右眼肿物，渐增大。图A病变位于右眼眉弓外侧下方，质地中等，有弹性，表面光滑，可部分推动；图B CT示外侧眶缘前囊性肿物，部分突出于骨膜下。

图 9-2-3　眶缘皮样囊肿

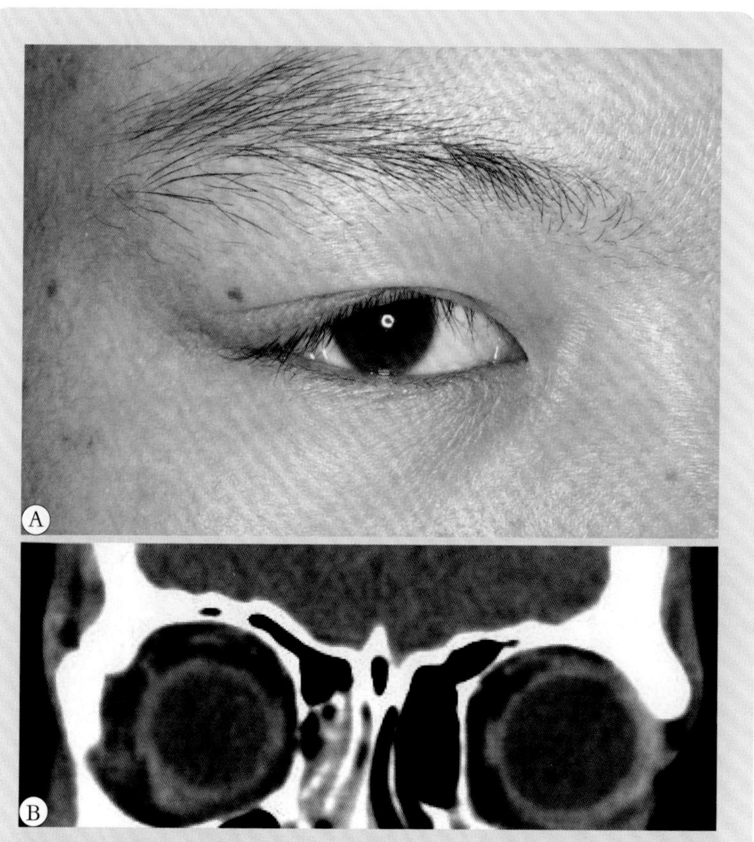

患者男，27岁。图A右侧眉弓下方可触及皮下硬结，表面光滑不活动，眉弓外侧深部另可触及一微小皮下硬结，不活动；图B CT示眶外缘皮下可见一较小囊性病变，对应眶缘内侧可见一较大囊性病变，两囊肿由一眶壁内隧道连同。

图9-2-4　哑铃型皮样囊肿

小贴士

当疑似眶缘肿物为皮样囊肿时，无论肿物大小，均应行眼眶CT检查，以除外是否有眶内外沟通性病变。

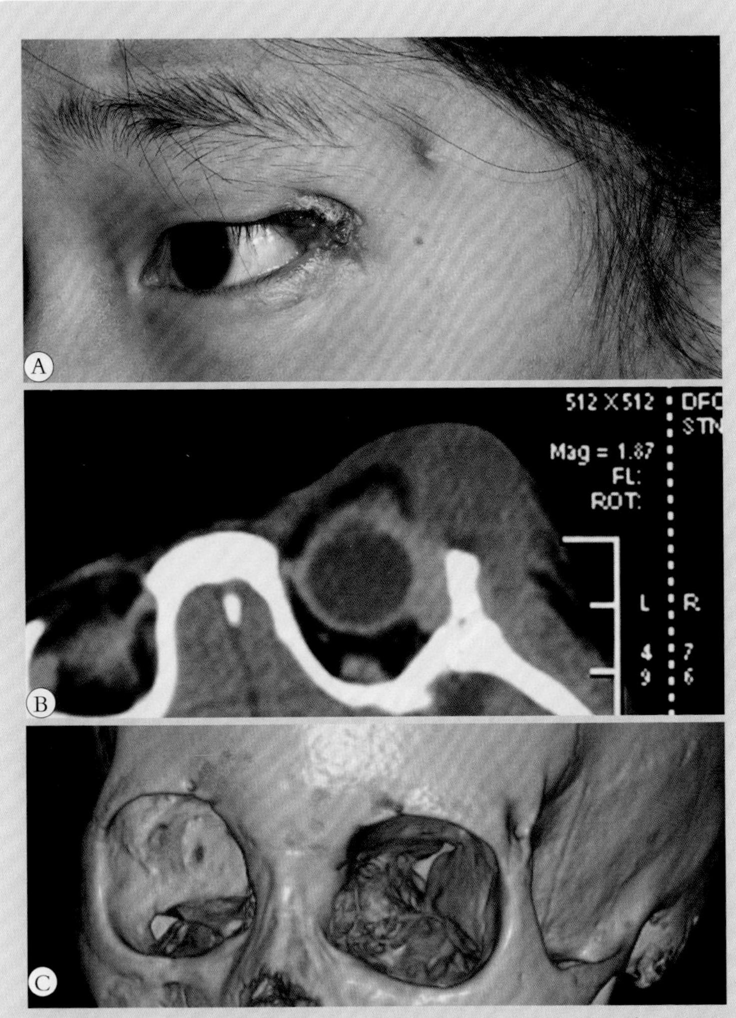

患者女，10岁，左眼反复脓肿8年，近1年加重，伴恶臭的分泌物。图A 左眼外眦畸形，局部结膜充血，皮肤瘢痕，眉弓外侧瘘管；图B 8年前最初发病时CT，左侧眶骨局部缺损，眶缘外侧巨大脓肿；图C 近期脓肿消退后CT三维重建可见眶壁骨凹。（王毅供图）

图 9-2-5　皮样囊肿伴瘘管形成

第三节 顶泌汗腺囊瘤

眼睑的顶泌汗腺囊瘤（apocrine hidrocystoma）多发生于Moll腺，临床较为常见，表现为睫毛根部的半透明囊性肿物，也可发生于眼睑其他部位的汗腺。囊肿直径多在1 ~ 3 mm，部分囊肿内可见少量白色蛋白物质沉积，部分囊肿呈蓝色或蓝紫色；多为单发，偶有多发者需除外外胚层发育不良（Schöpf-Schulz-Passarge综合征）和灶性真皮发育不良（Goltz综合征）。囊腔内出现乳头状或腺瘤样增生时称为顶泌汗腺囊腺瘤。手术完整切除可以防止复发。

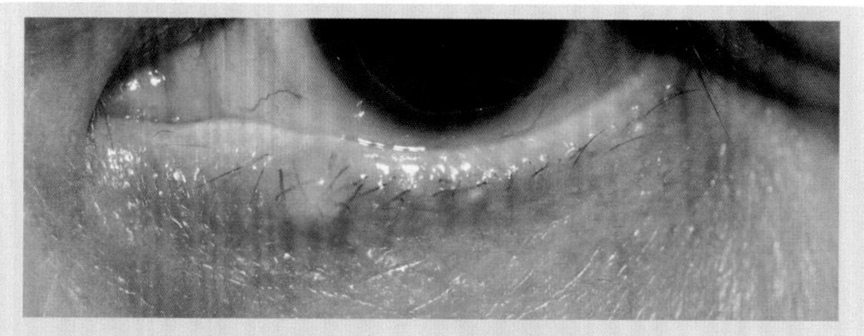

患者女，62岁，左眼肿物1年。病变位于左眼下睑内侧睫毛根部，半透明囊性，边界清晰。

图9-3-1 顶泌汗腺囊瘤

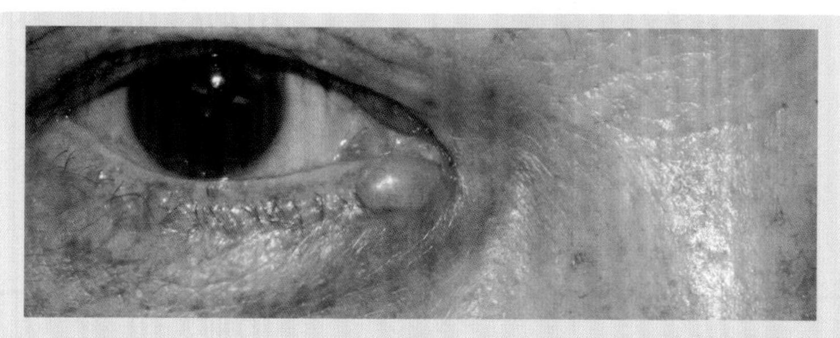

患者男，80岁，右眼肿物3年。病变位于右眼下泪小点下方睫毛根部，半透明囊性。

图9-3-2 顶泌汗腺囊瘤

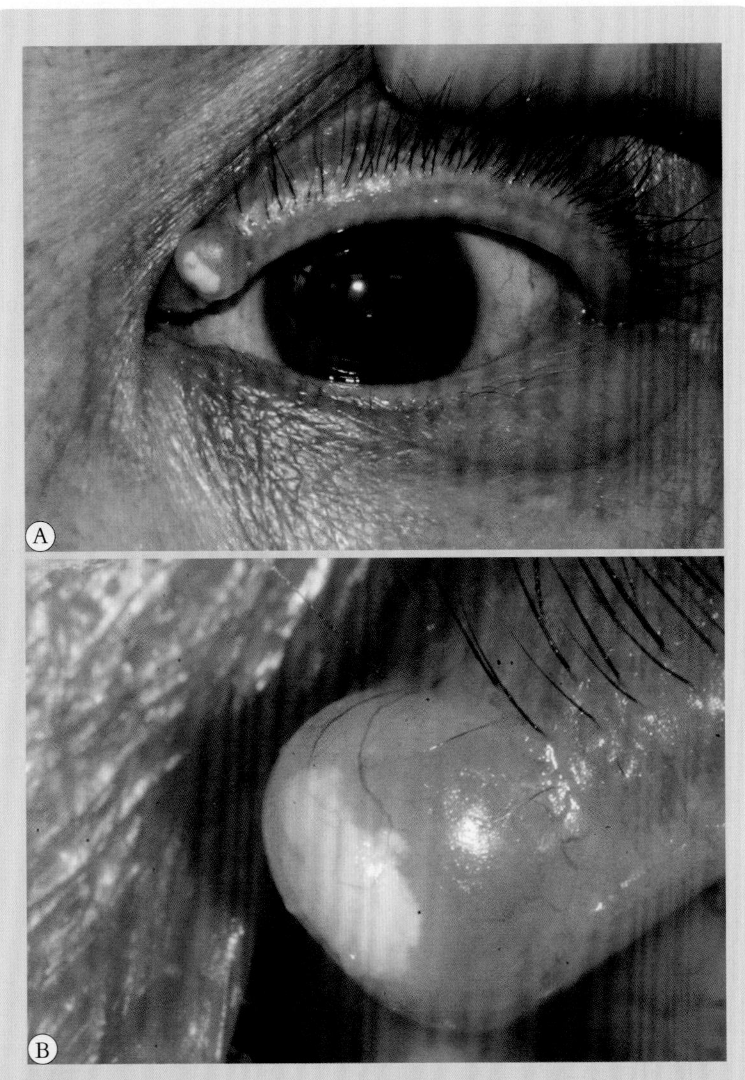

患者男，60 岁，左眼上睑内侧睫毛根部半透明囊性肿物 5 年，囊肿内可见白色沉着物。

图 9-3-3　顶泌汗腺囊瘤

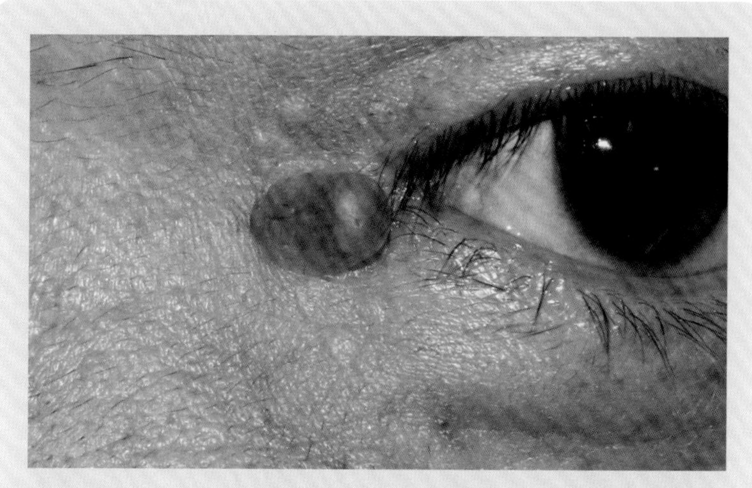

患者男，55岁，右眼外眦部皮下肿物5年。病变呈圆柱形，半透明囊性。

图 9-3-4　顶泌汗腺囊瘤

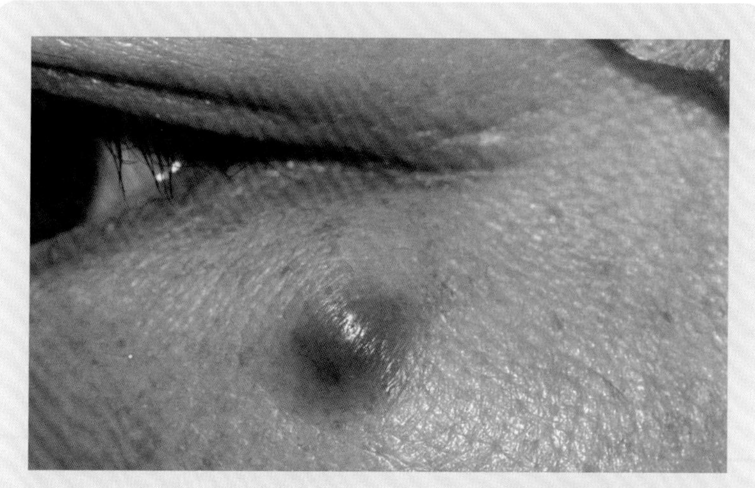

患者女，36岁，左眼下睑外侧皮下肿物3年。病变呈蓝紫色，囊性。

图 9-3-5　顶泌汗腺囊瘤

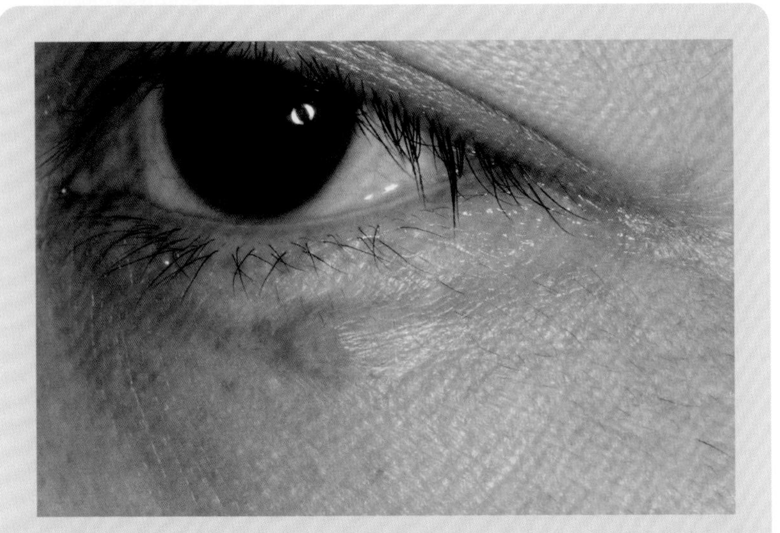

患者女，40 岁，左眼下睑肿物切除术后复发 2 年。

图 9-3-6　复发性顶泌汗腺囊瘤

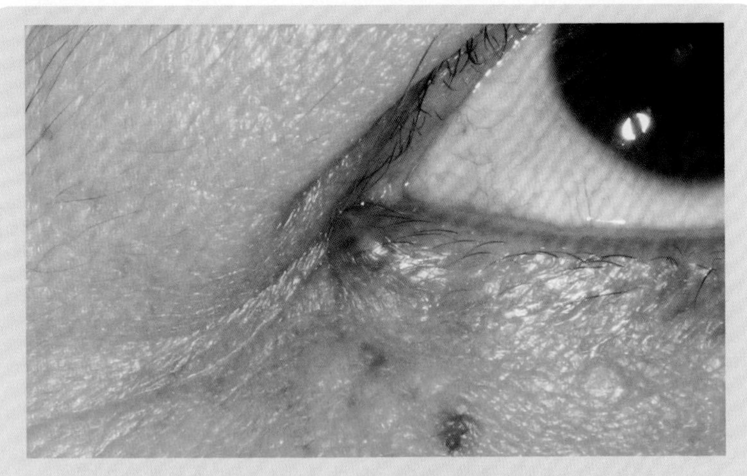

患者女，65 岁，右眼下睑外侧睫毛根部青紫色囊性肿物。

图 9-3-7　汗腺乳头状囊腺瘤

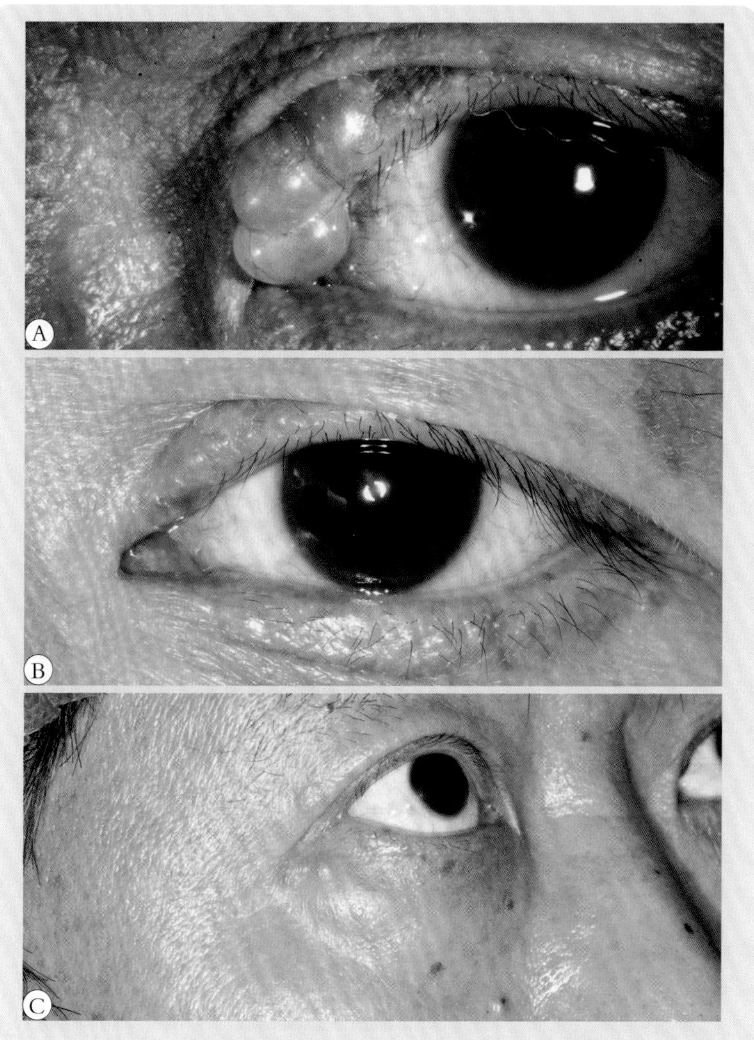

患者男，57岁，双眼肿物3年。图A双眼上睑内侧多发串珠状半透明囊性肿物；图B外院予针刺吸出囊液后1年，囊肿明显变小；图C双眼上下睑其他部位陆续出现多个较小的囊肿，手术切除后证实均为顶泌汗腺囊瘤。全身无其他特殊异常。（周吉超供图）

图9-3-8　双眼多发的顶泌汗腺囊瘤

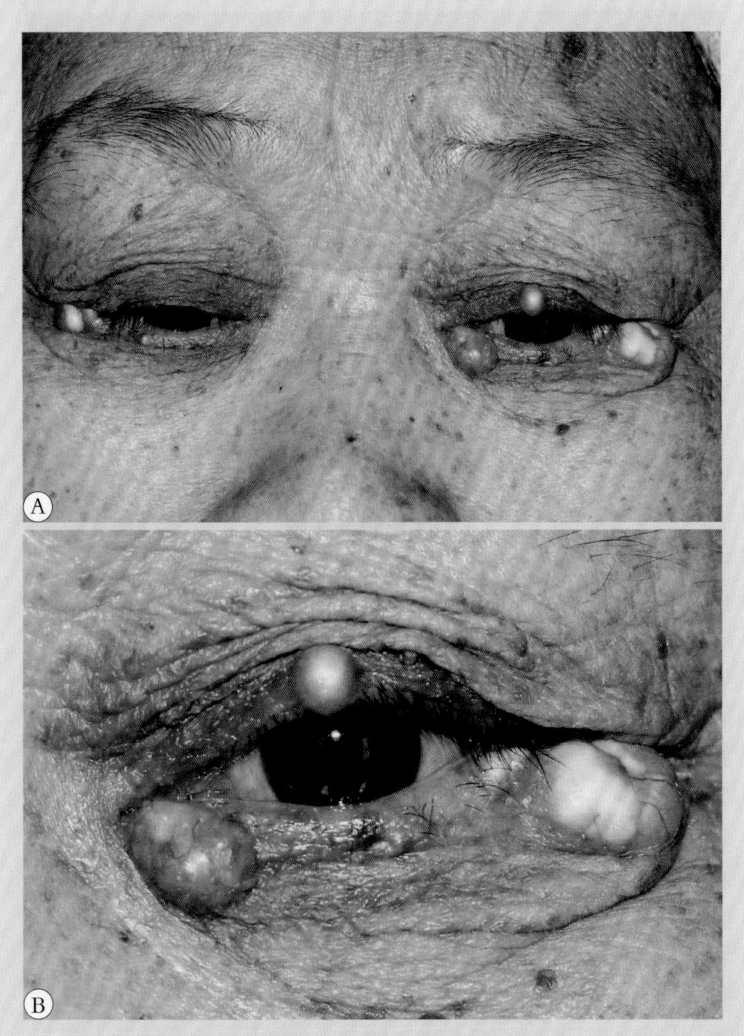

患者女，75 岁，双眼肿物 1 年。图 A 双眼上下睑睑缘多发大小不等的半透明囊性病变，内有较多白色沉积物；图 B 左眼局部放大。全身无其他特殊异常。

图 9-3-9　双眼多发顶泌汗腺囊瘤

第四节 混合性囊肿

部分囊肿可同时含有 2 种囊壁成分，较多见的为顶泌汗腺囊瘤与表皮样囊肿混合，也可为表皮样囊肿与皮脂腺囊肿混合，这种囊肿称为混合性囊肿（hybrid cyst）。

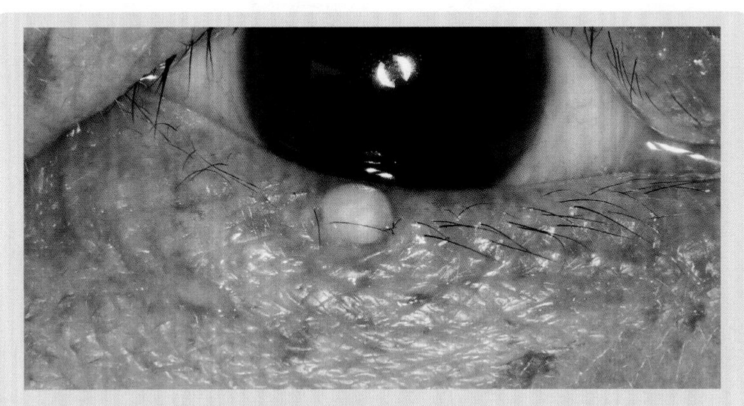

患者女，65 岁，右眼下睑中部睫毛根部灰白色囊性肿物 2 个月。

图 9-4-1 混合性囊肿（表皮样囊肿及顶泌汗腺囊瘤）

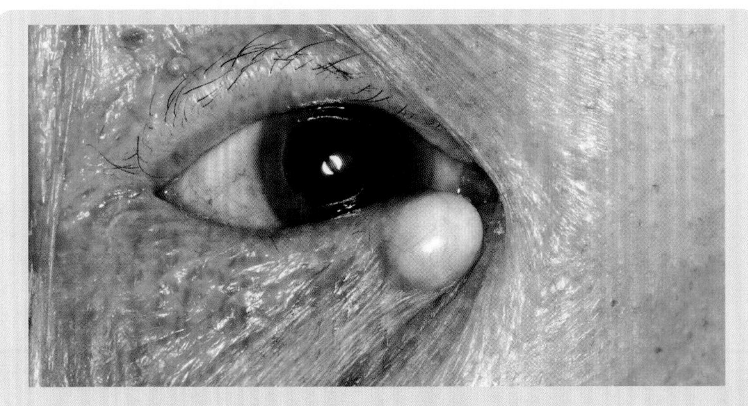

患者男，74 岁，右眼下泪小点下方肿物 2 个月。

图 9-4-2 混合性囊肿（表皮样囊肿及顶泌汗腺囊瘤）

第十章

眼睑炎性肿物

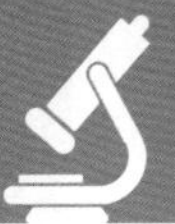

第一节　传染性软疣

传染性软疣（molluscum contagiosum）是由传染性软疣病毒感染引起的一种皮肤病变，多见于儿童和免疫力低下的人群，通过直接接触传播或性传播。临床表现为有蜡样光泽的丘疹，单发或多发，中央有脐凹，挤压后可有乳酪样物溢出，感染结膜后可继发慢性滤泡性结膜炎。

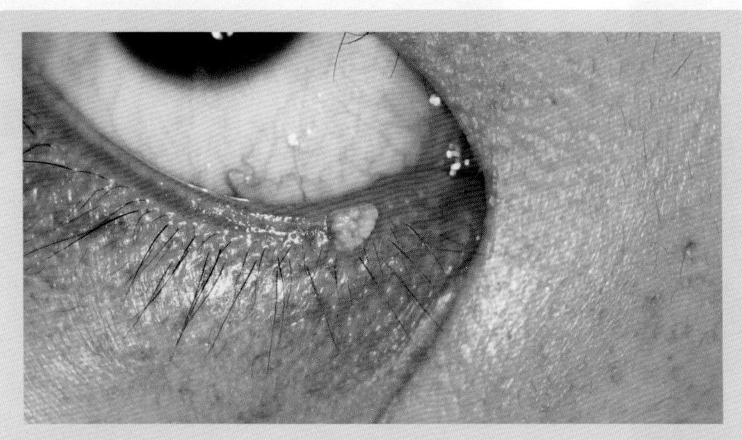

患者女，35 岁，右眼肿物 1 年。病变位于右眼下睑睑缘，轻度隆起，表面呈白色颗粒状。睑缘的传染性软疣多表现为这种白色颗粒状改变的小结节。

图 10-1-1　传染性软疣

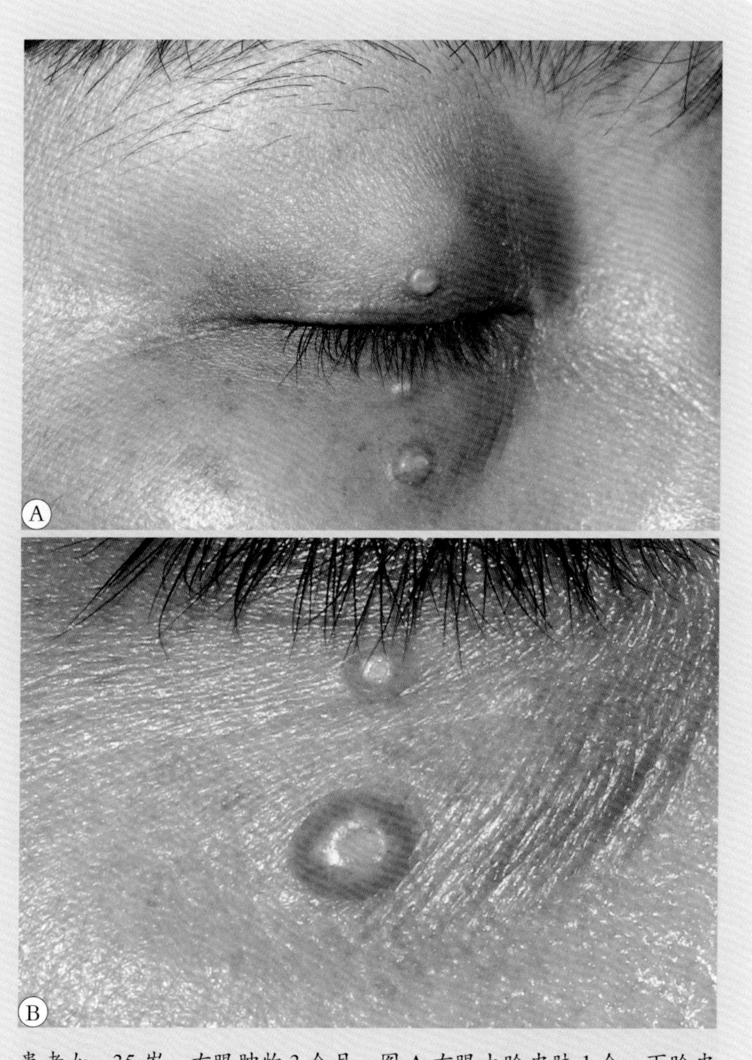

患者女，35岁，右眼肿物3个月。图A右眼上睑皮肤1个、下睑皮肤2个轻度隆起的丘疹；图B肿物有蜡样光泽，中央有脐凹。该病变需注意与粉刺鉴别。

图10-1-2　传染性软疣

第二节　麦粒肿

麦粒肿（hordeolum）是睑板腺或蔡氏腺继发细菌感染后导致的急性炎症性肿块，致病菌多为金黄色葡萄球菌，临床表现为眼睑的充血肿胀，并伴有明显触痛的皮下硬结。多数麦粒肿可自然消退，部分局限形成脓肿，经结膜或皮肤面破溃排出，吸收或排出不完全将转为慢性肉芽肿或霰粒肿。

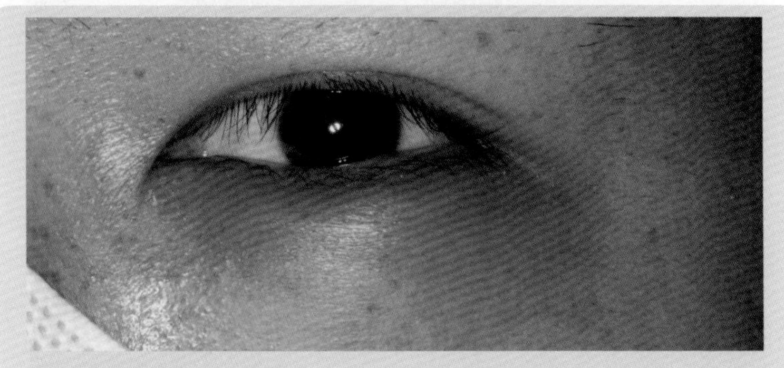

下睑中部明显充血肿胀，可触及一质硬结节，边界不清晰，压痛明显。

图 10-2-1　麦粒肿

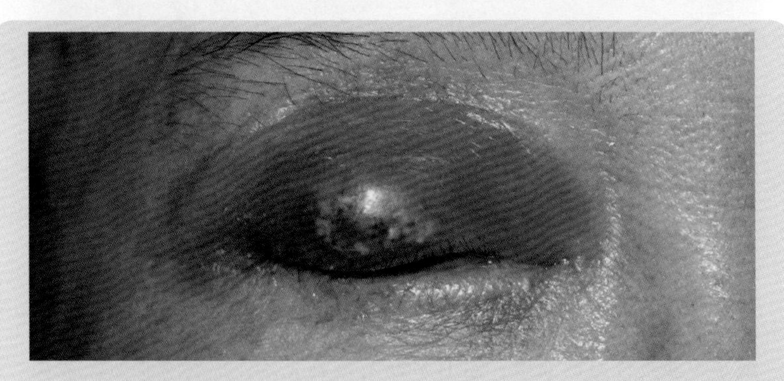

麦粒肿化脓后形成脓肿，部分会经皮肤面排出，也有部分可经结膜面排出。

图 10-2-2　麦粒肿

第三节 眼睑脓肿

眶隔前蜂窝织炎（preseptal cellulitis）及脓肿（abscess）多是由眼周表皮样囊肿、钙化上皮瘤等病变感染后导致或由麦粒肿发展而来，也可继发于外伤、异物等因素，早期多表现为眶隔前蜂窝织炎，感染局限后形成脓肿。该病致病菌多为葡萄球菌。多数病变临床症状典型，比较好诊断，一旦确诊后，应全身使用抗生素进行治疗，有波动感后应尽快切开引流。对于压痛不著，白细胞增高不明显或抗生素治疗无效的患者需要特别注意除外NK/T细胞淋巴瘤等淋巴造血系统疾病，或者坏死性血管炎等自身免疫性疾病，以免贻误治疗。

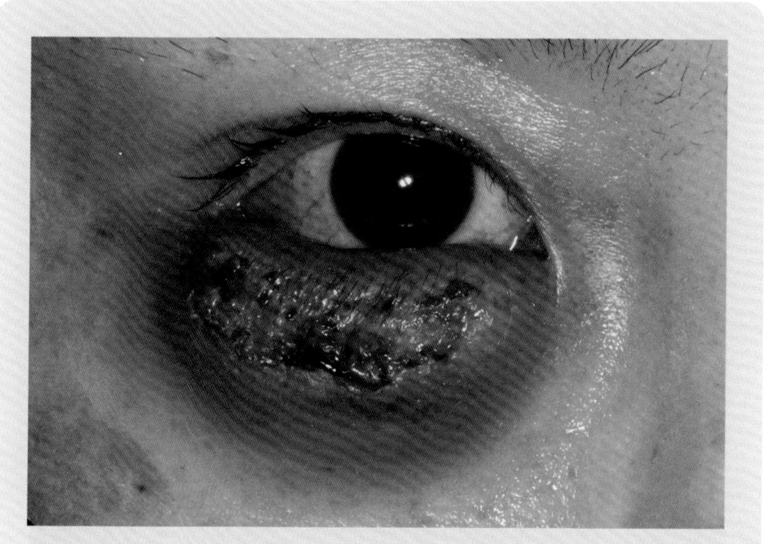

患者女，28岁，右眼红肿痛1周。右眼下睑均匀弥漫充血肿胀，表面皮肤糜烂破溃，有波动感（+）。

图10-3-1 麦粒肿继发的脓肿

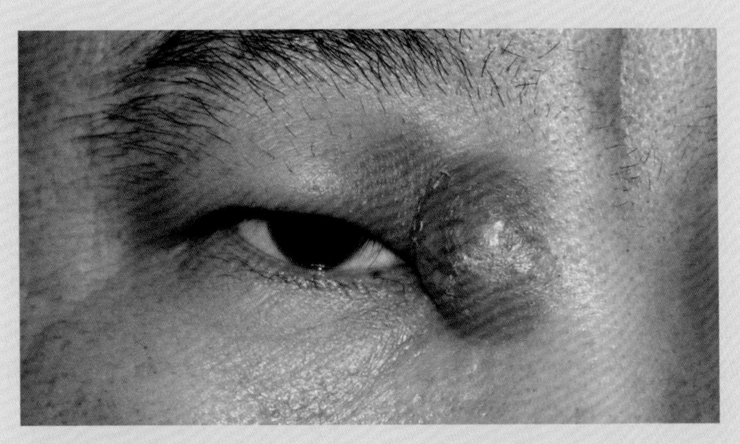

患者男，28 岁，右眼红肿痛 1 周。右眼内眦部可见明显充血肿胀的皮下结节，波动感（+）。

图 10-3-2　内眦部脓肿

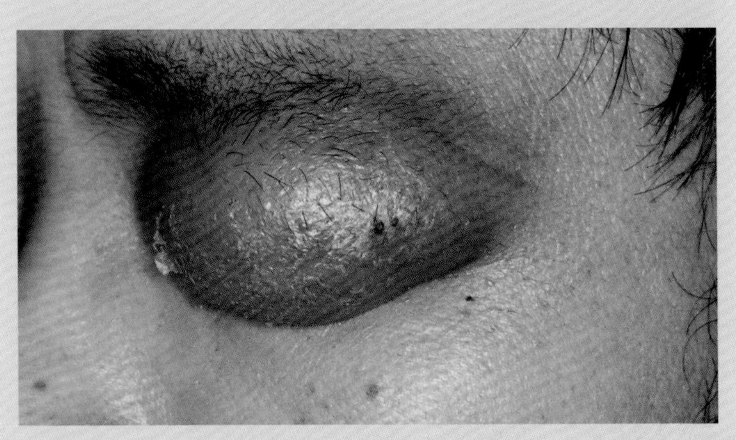

患者男，24 岁，左眼肿物 1 年，1 周前挤压后明显变大伴疼痛。脓肿表面外侧可见黑头，波动感（+）。

图 10-3-3　眉弓脓肿

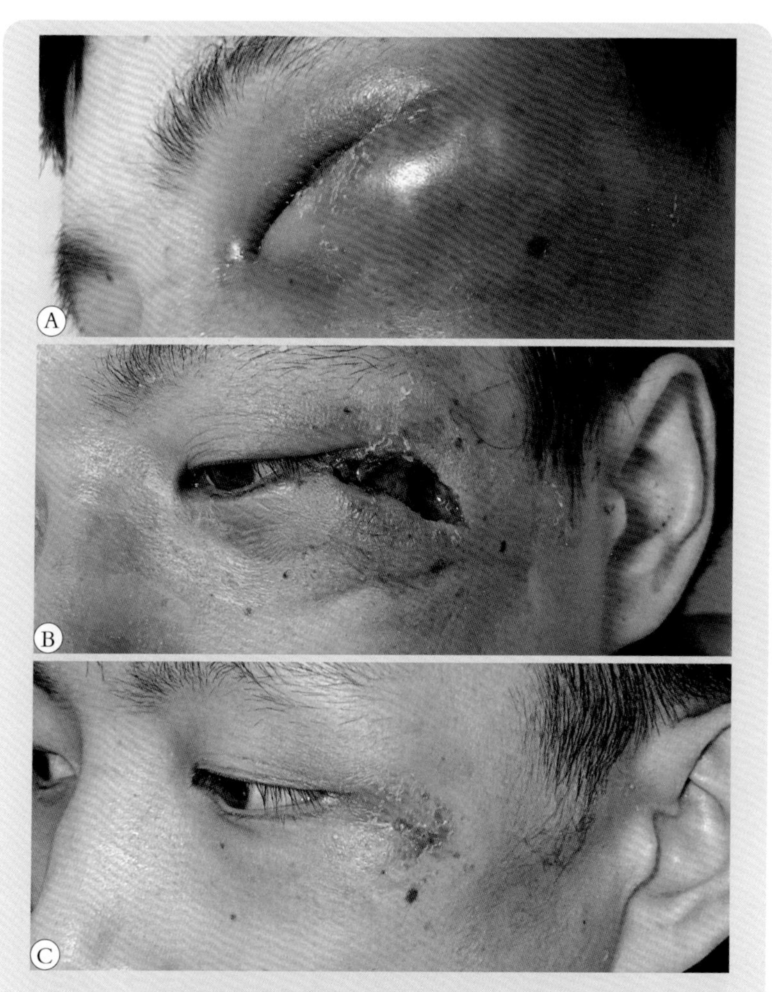

患者男，19 岁，有鼻咽癌放化疗史，上颌窦活检后出现左眼红肿，剧烈疼痛。图 A 左眼下睑外侧及颧部明显充血肿胀，张力较大，波动感不明显，切开后排出大量恶臭的黏稠脓液；图 B 切开后 3 天，每日换药引流；图 C 切开引流后 1 个月，伤口已基本闭合。细菌培养为厌氧菌。眼部厌氧菌感染多为牙源性，可经过上颌窦或皮下累及眼睑或眼眶，症状多较重，脓液黏稠伴恶臭。

图 10-3-4　下睑及颧部脓肿

第四节　霰粒肿

霰粒肿（chalazion）是因睑板腺或蔡氏腺开口阻塞，脂性分泌物堆积而继发的脂性肉芽肿性炎，是最常见的眼睑良性病变。因临床表现典型，绝大部分可通过外观直接确诊；但也有部分睑板内表皮样囊肿、睑板腺癌等疾病因外观不典型而会被误诊为霰粒肿，若按照霰粒肿进行手术极易复发，临床须予以高度重视。

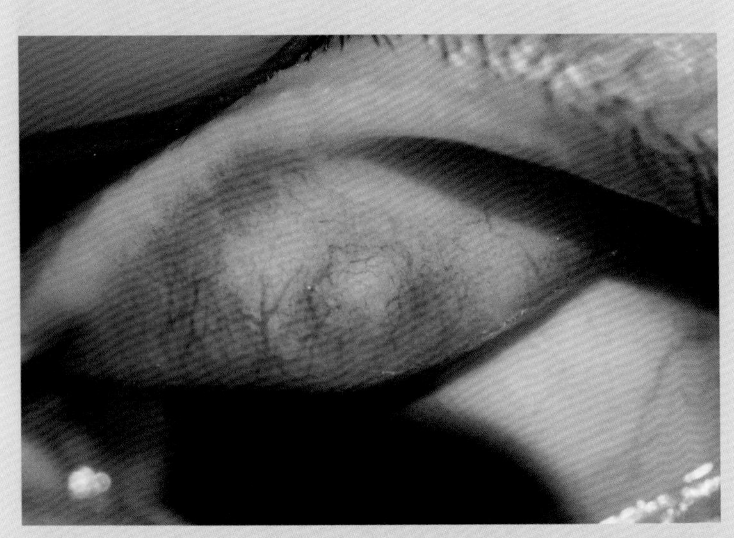

患者女，34岁，左眼上睑病变局限于睑板中部。大部分霰粒肿为睑板腺总导管开口阻塞导致的整个腺体的炎症，但也可能为某个小叶导管开口阻塞而形成局部的肉芽肿。

图 10-4-1　霰粒肿

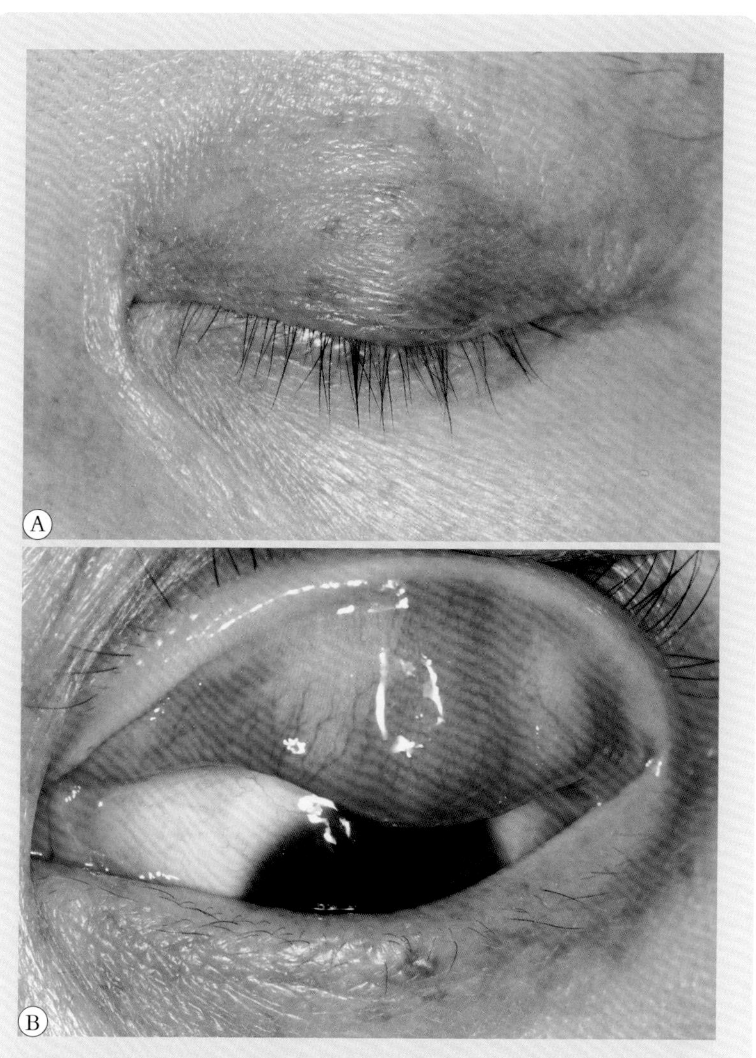

患者女，37 岁。图 A 左眼上睑皮下硬结；图 B 结膜面略呈青紫色隆起，沿受累的睑板腺走行方向分布，表面结膜轻度局限充血。

图 10-4-2　霰粒肿

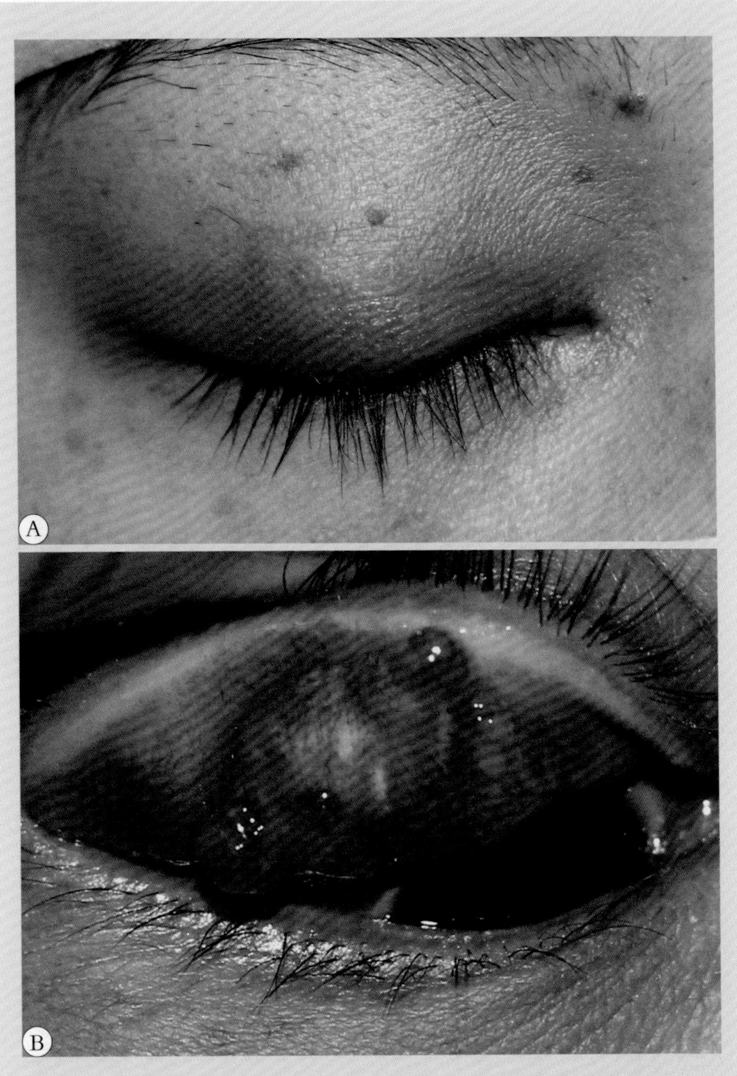

患者女，31 岁。图 A 右眼上睑皮下硬结，皮肤面隆起不明显；图 B 霰粒肿突破结膜面形成数个肉芽肿。

图 10-4-3　霰粒肿

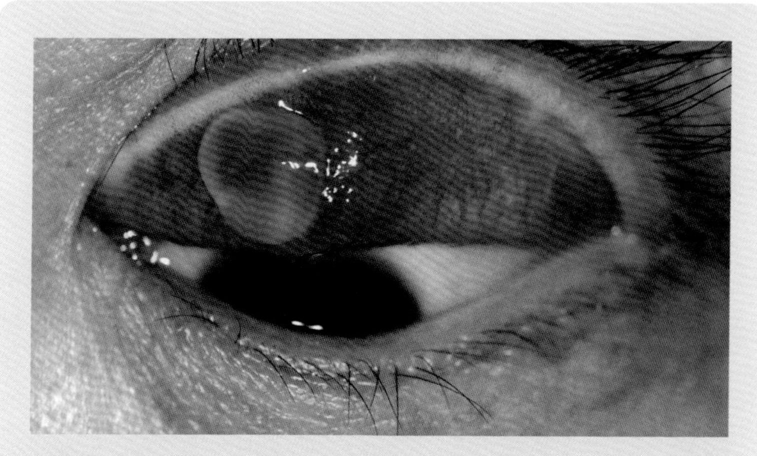

患者男，39 岁，病变破出于睑结膜面后形成肉芽肿，外观与分叶状毛细血管瘤相似。

图 10-4-4　霰粒肿

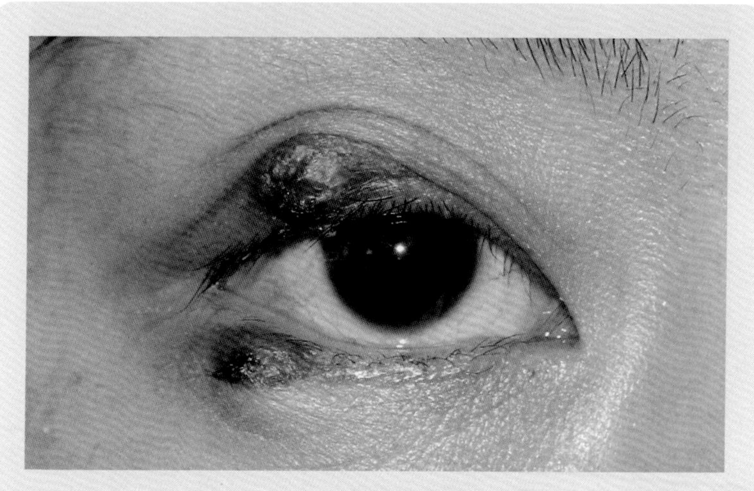

患者女，41 岁，右眼上下睑病变突破皮肤面后形成多个肉芽肿。

图 10-4-5　霰粒肿

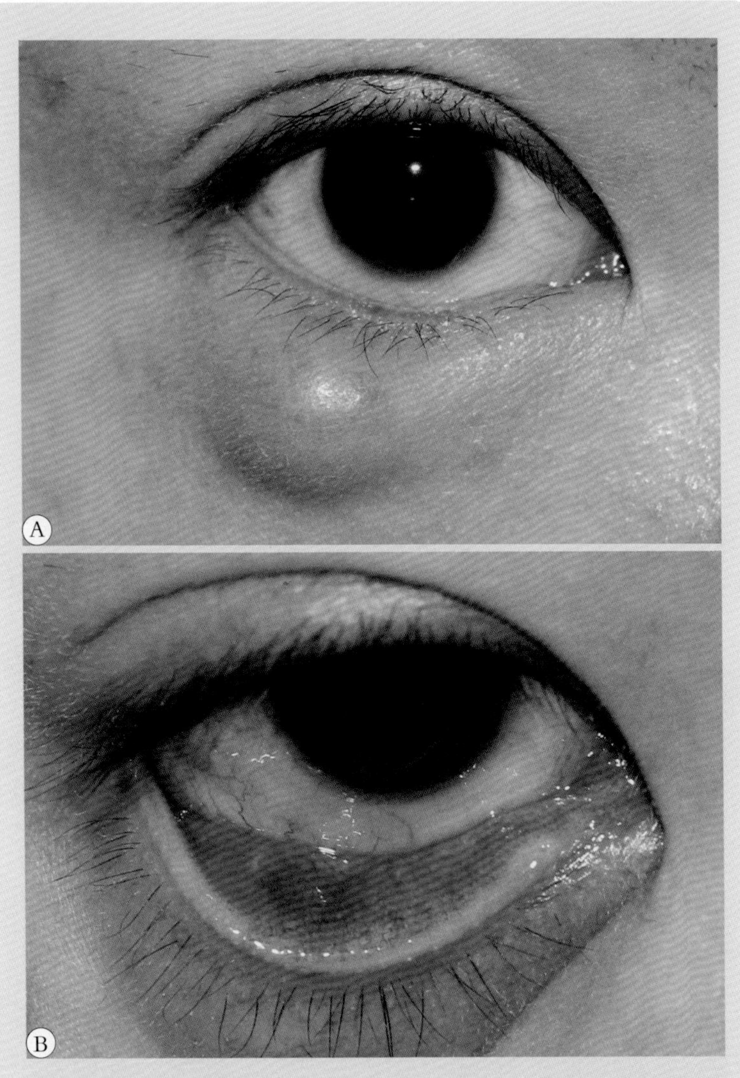

患者女，35岁，病变位于右眼下睑偏下的部位，考虑霰粒肿突破睑板下缘向下生长所致。

图 10-4-6　霰粒肿

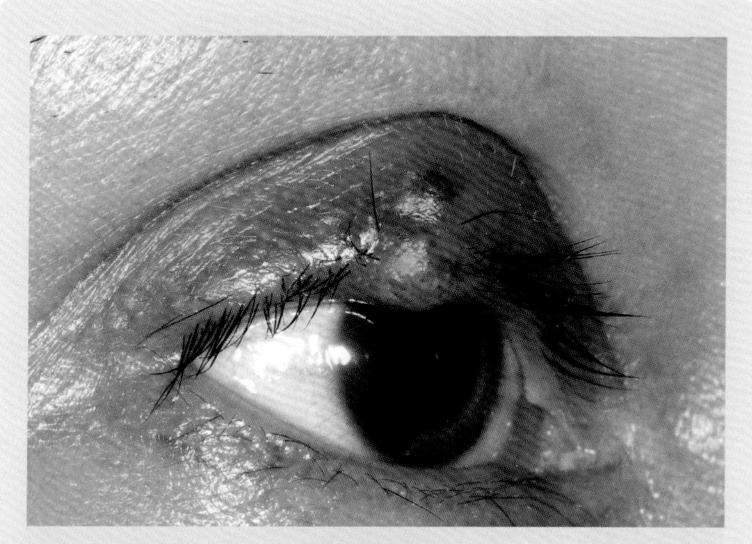

患者女，40 岁，右眼上睑病变向皮下及睑缘黏膜下突破，局部睫毛脱落。需要注意除外皮脂腺腺癌。

图 10-4-7　霰粒肿

第五节　其他眼周肉芽肿

除霰粒肿外，眼睑周围还可以有多种肉芽肿性病变，这些病变多数继发于原有的表皮样囊肿、皮脂腺囊肿或钙化上皮瘤等病变，部分患者可能有外伤或手术病史，但还有一些患者有其他特殊的病因，譬如结节病、Wegener 肉芽肿等。局部注射长效皮质激素可以让肉芽肿明显变小。迁延不愈、使用激素后复发或诊断不明确的患者可以考虑手术切除。

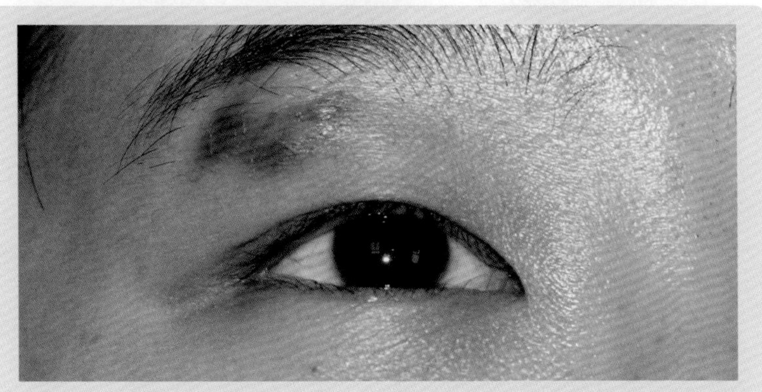

患者女，28 岁，右眼肿物多年，2 个月前破溃。病变位于眉弓下方，黯红色，边界不清晰。考虑为表皮样囊肿或钙化上皮瘤感染后所致。

图 10-5-1　眉弓肉芽肿

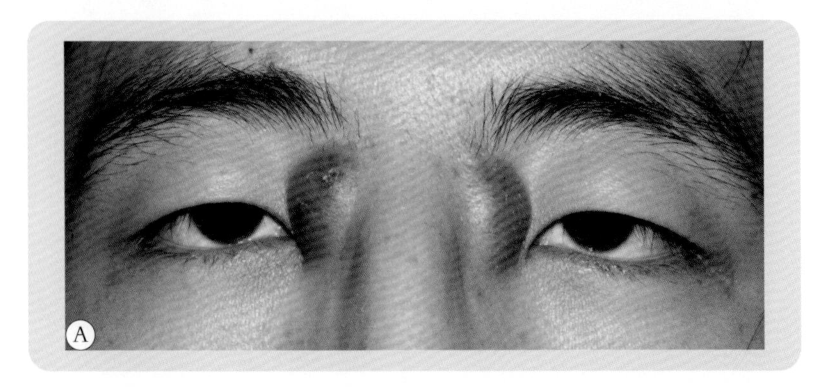

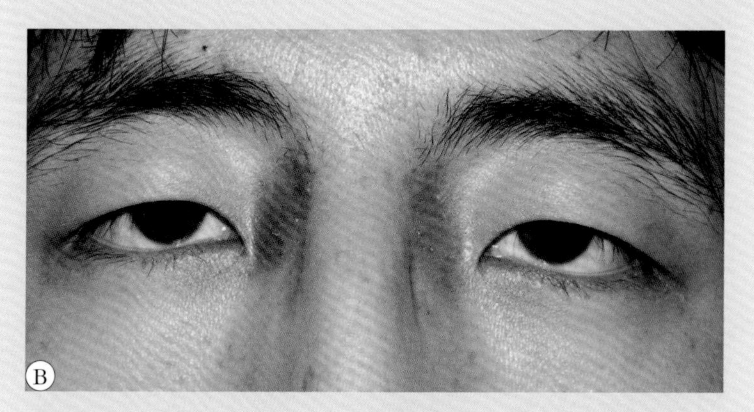

患者男，22岁。图A双眼内眦部皮下囊性病变，轻度充血，压痛（－），波动感（+）；图B局部注射曲安奈德后1周，病变基本消退。1月后再次复发予手术切除。

图10-5-2　内眦部肉芽肿

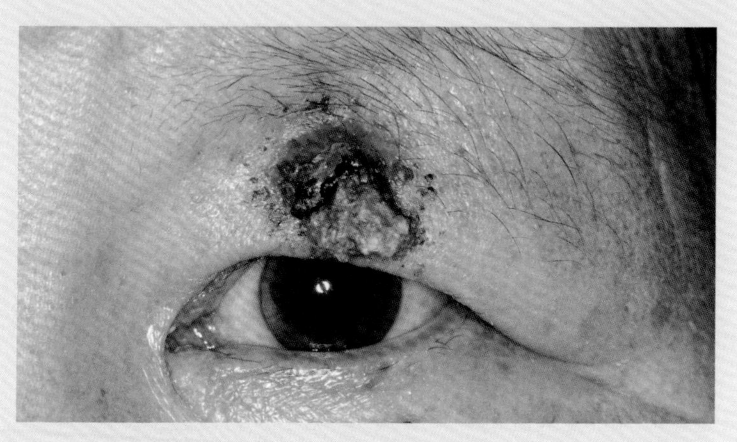

患者女，57岁，因左眼肿物于外院行激光手术，术后1个月。病变位于左眼眉弓下方，轻度充血，表面破溃结痂。

图10-5-3　激光术后肉芽肿

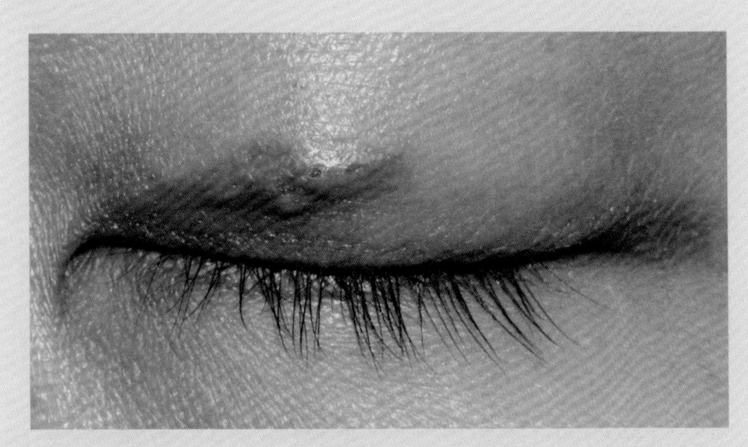

患者女，24岁，左眼上睑重睑术后。上睑中部皮肤肉芽肿，病变中央黑点为皮下缝线。清除肉芽组织并拆除缝线后痊愈。

图 10-5-4　异物肉芽肿

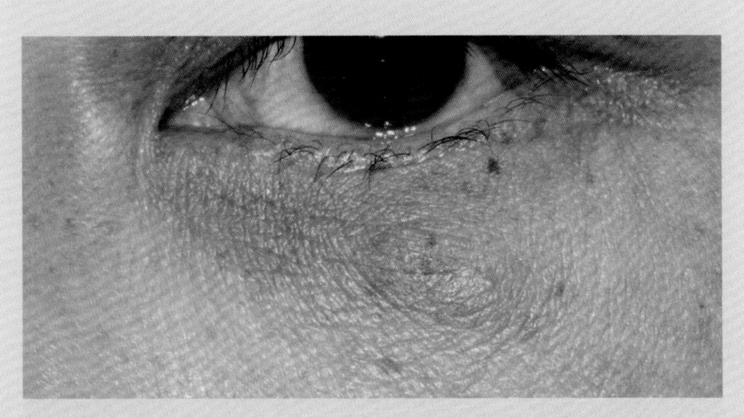

患者女，40岁，双侧面部脂肪注射填充后1个月，发现左眼下睑肿物。病变边界欠清晰，质地中等，局部注射曲安奈德后略缩小，后予手术切除。

图 10-5-5　脂肪注射后肉芽肿

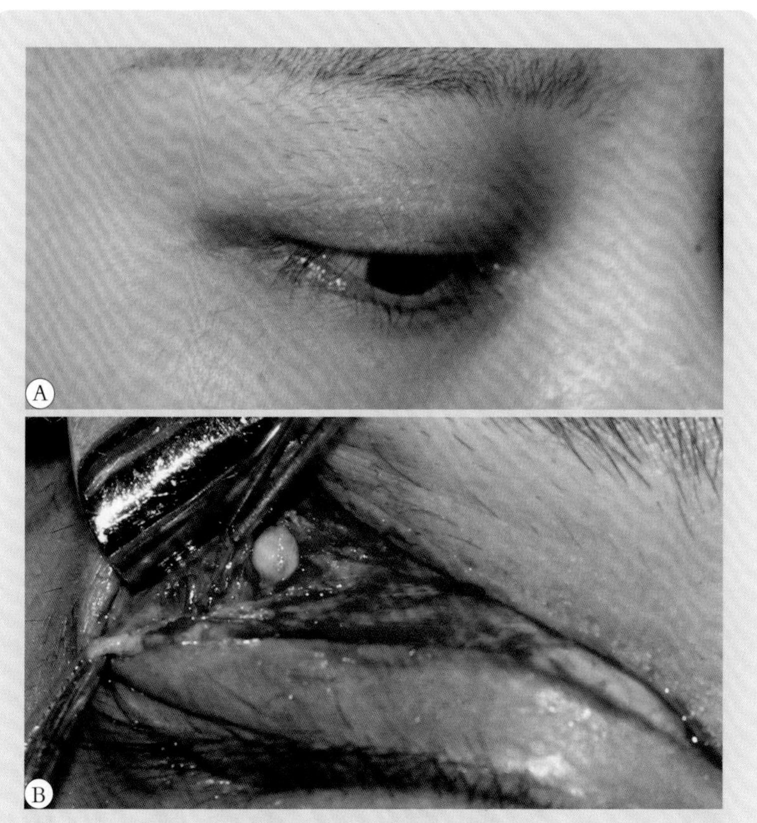

患者女，18 岁，双眼多次整形手术后皮下结节。图 A 外眦部皮下多发小结节；图 B 病变切开后可见皮下缝线包裹形成的肉芽肿及多个黄白色囊性肿物，囊肿切开后内为油性物质。

图 10-5-6　异物肉芽肿伴脂性囊肿

小贴士

近年来，随着整形手术及注射美容的普及，眼周医源性异物肉芽肿患者明显增多。对于年轻女性不典型的皮下结节，要注意追问是否有整形手术史或注射美容史，注射部位不一定局限在眼周。

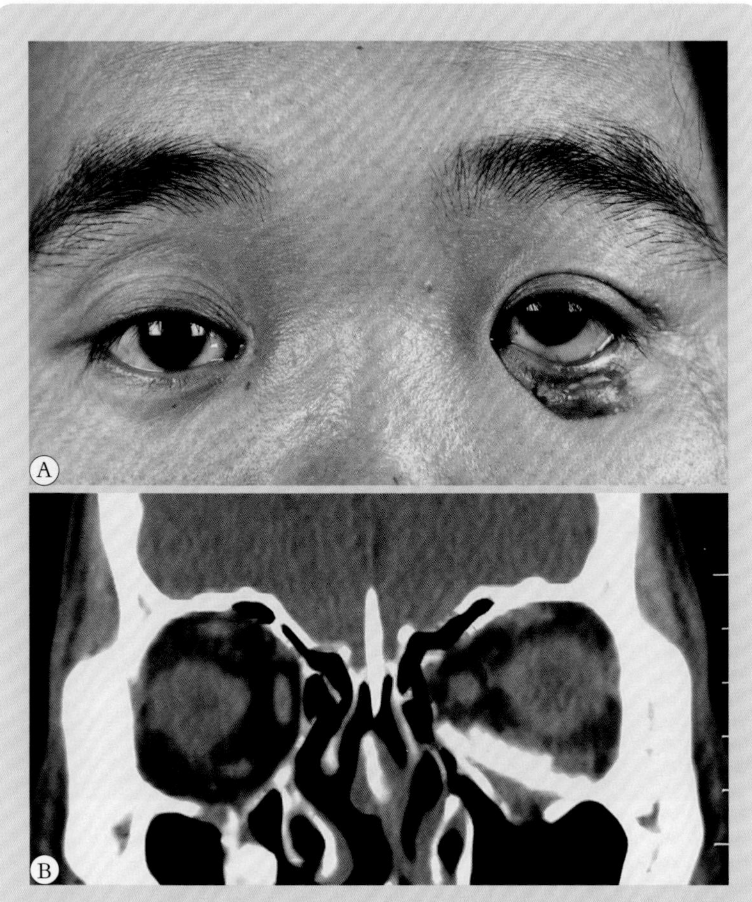

患者男，30 岁，左眼车祸眶壁骨折术后 4 个月，反复破溃流脓。图 A 左眼下睑可见肉芽组织形成，下睑轻度外翻；图 B 眼科 CT 示左眼眶下壁上方双层的羟基磷灰石板。手术取出后痊愈。

图 10-5-7 骨折术后眼睑瘘管及肉芽肿

第十一章

类似肿瘤的其他眼睑病变

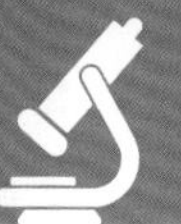

第一节 淀粉样变性

眼部淀粉样变性（amyloidosis）可能是全身原发性、系统性、淀粉样变性的一部分，也可能单独发生，或是继发于多发性骨髓瘤等全身或局部疾病。淀粉样变性在眼部可以累及眼睑皮肤、结膜、角膜、泪腺、眼眶及葡萄膜等多种组织。确诊淀粉样变性，特别是双眼病变后，要进行包括血清学在内的全身检查，以除外系统性病变。

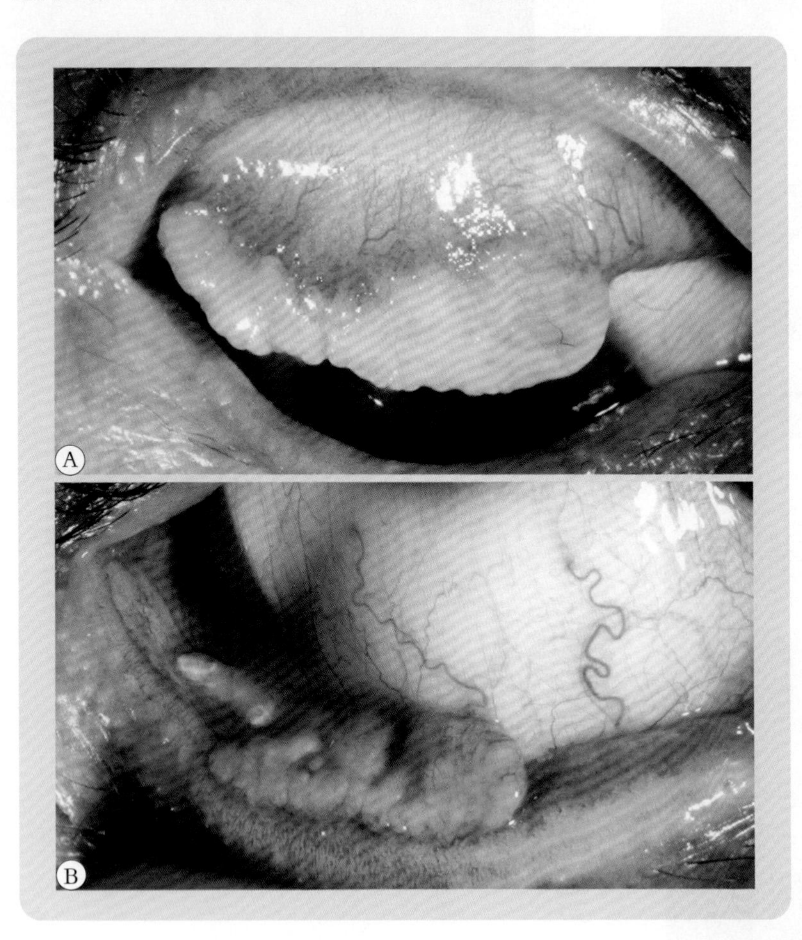

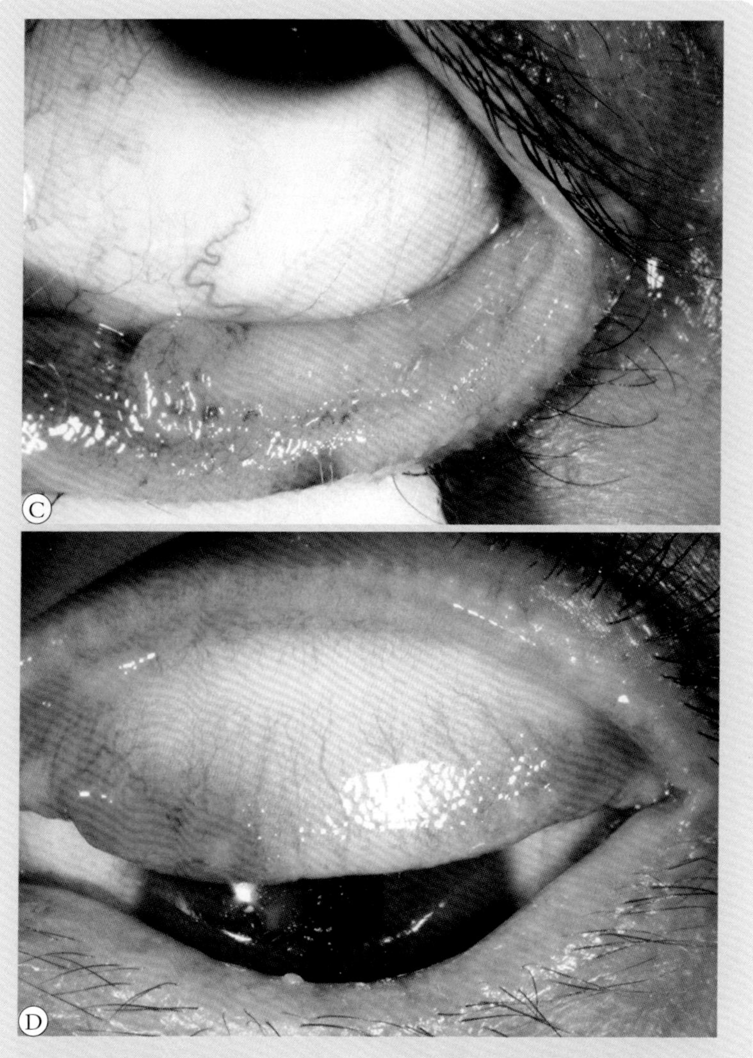

患者女，50岁，双眼肿物5年。图A右上睑，图B右下睑，图C左下睑，图D左上睑，病变位于双眼睑结膜及穹窿结膜，黄色，质硬，边界较清晰，全身检查未见明显异常。

图11-1-1　淀粉样变性

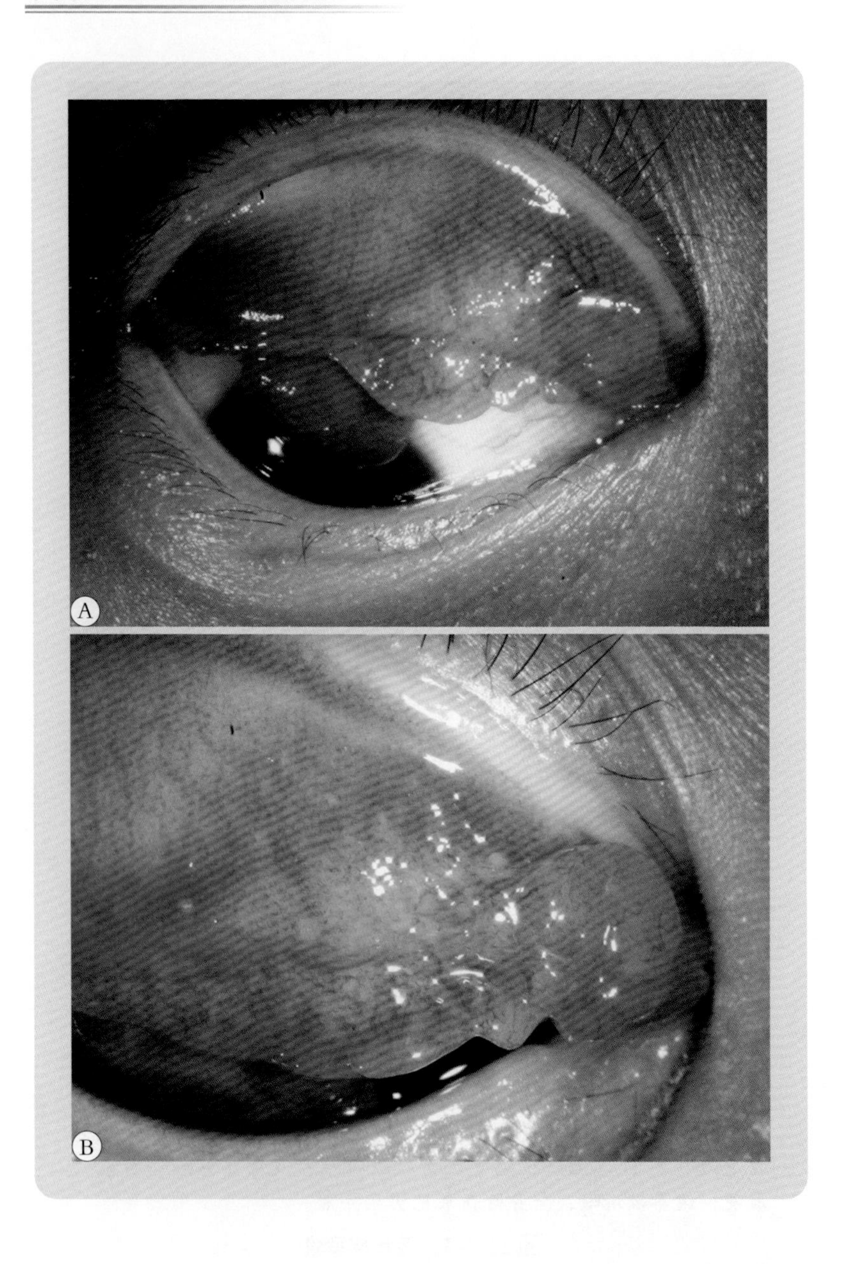
A
B

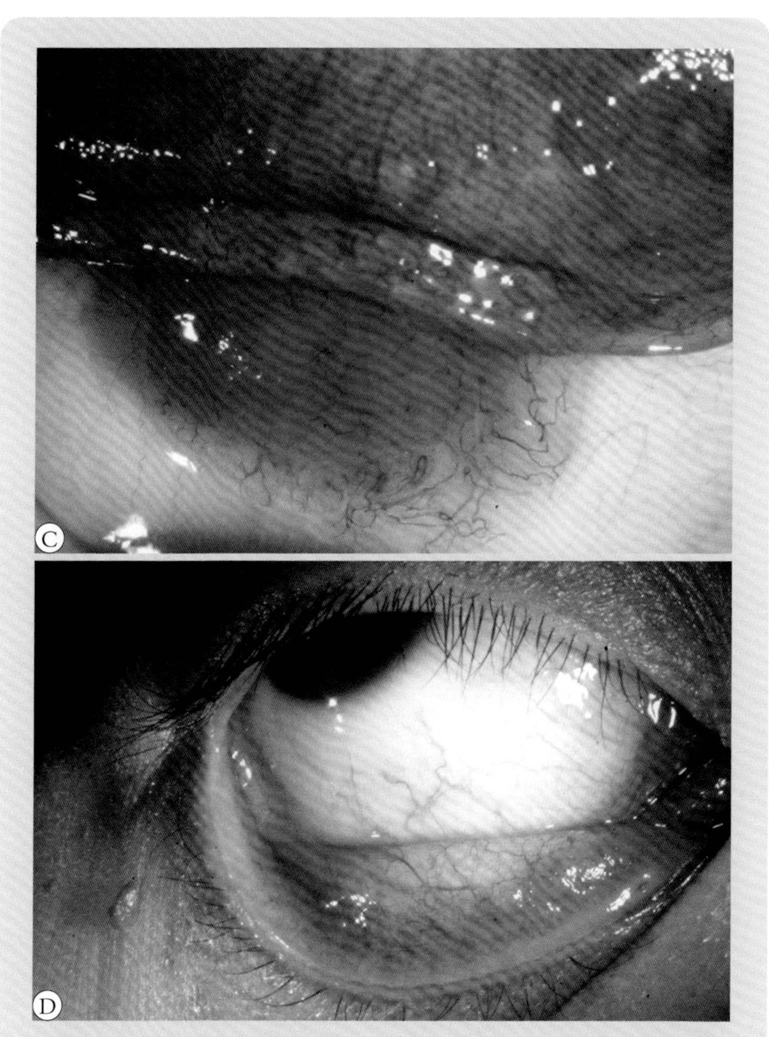

患者女，25 岁，发现右眼肿物 1 年余。图 A ～图 C 上穹窿结膜病变，病变边界欠清晰，呈黄色分叶状，内可见扩张血管，触之易出血；图 D 下睑结膜下病变，病变呈淡黄色，无明显隆起。病理证实均为“淀粉样变性”。

图 11-1-2　淀粉样变性

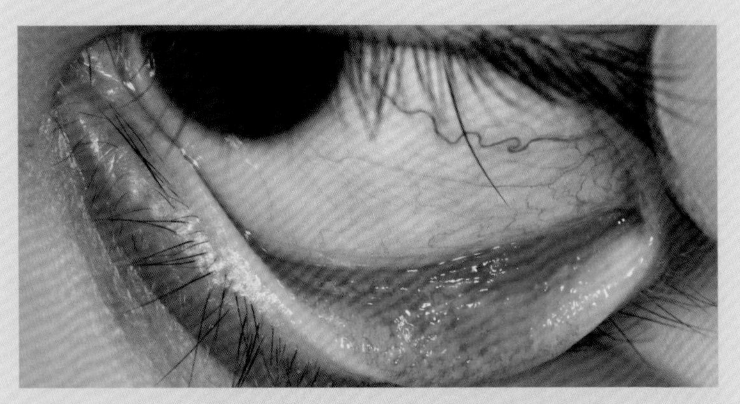

患者女，35 岁，发现左眼肿物 3 个月。病变位于左眼下睑结膜，无明显隆起，边界不清晰，表面略粗糙，需要与睑板腺开口阻塞导致的脂质潴留鉴别。

图 11-1-3　淀粉样变性

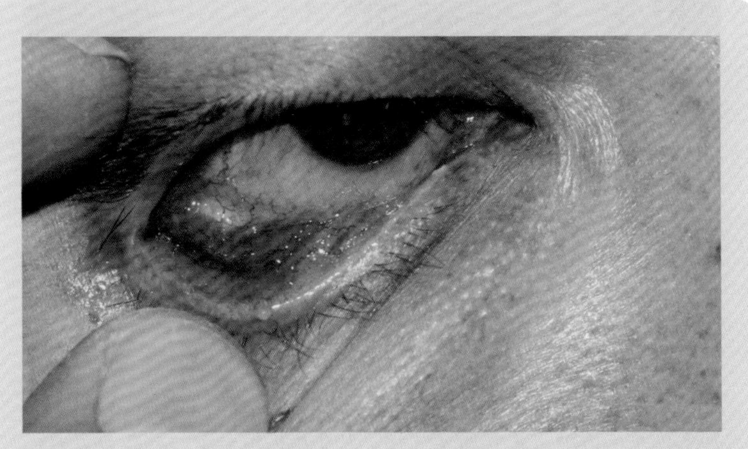

患者男，42 岁，发现右眼肿物半年。病变位于右眼下睑及下穹窿结膜，边界不清晰，穹窿结膜病变呈结节状，睑结膜病变扁平无隆起。

图 11-1-4　淀粉样变性

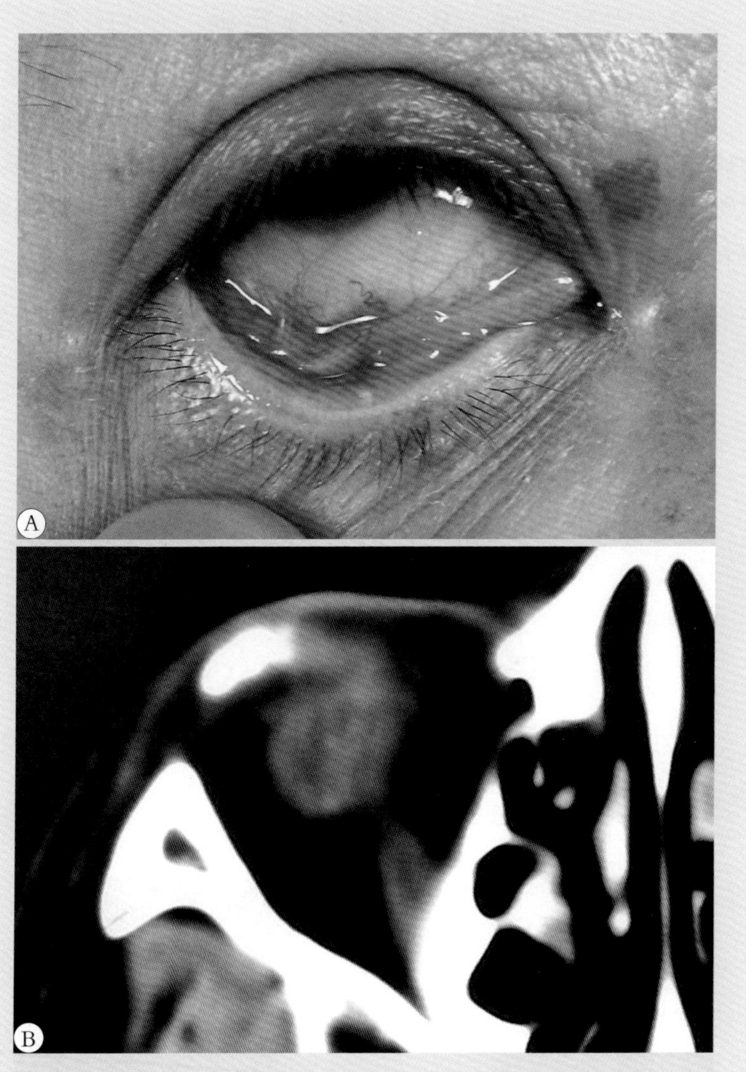

患者女，68 岁，发现右眼肿物 1 月余。图 A 病变位于右眼下穹窿结膜，形状不规则，边界不清晰；图 B CT 示病变为高密度。

图 11-1-5 淀粉样变性

第二节　骨性迷芽瘤

骨性迷芽瘤（osseous choristoma）少见，一般位于颞上方巩膜表面，在球结膜下可以见到一个扁平突起的实性结节，灰白色或淡黄色，质地坚硬，但也有少部分发生于睑结膜或睑缘，病理上大部分为单一的骨组织，也有部分混有迷离的脂肪组织。

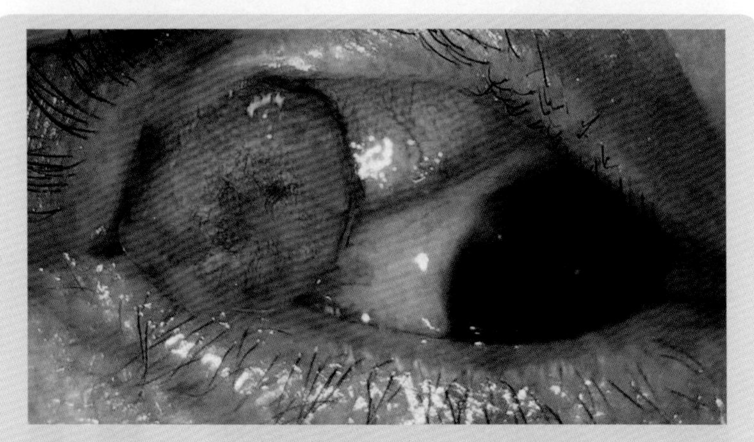

患者个人信息不详。右上睑结膜下近睑缘处黯红色实性结节。（魏树瑾供图）

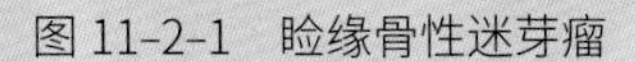

图 11-2-1　睑缘骨性迷芽瘤

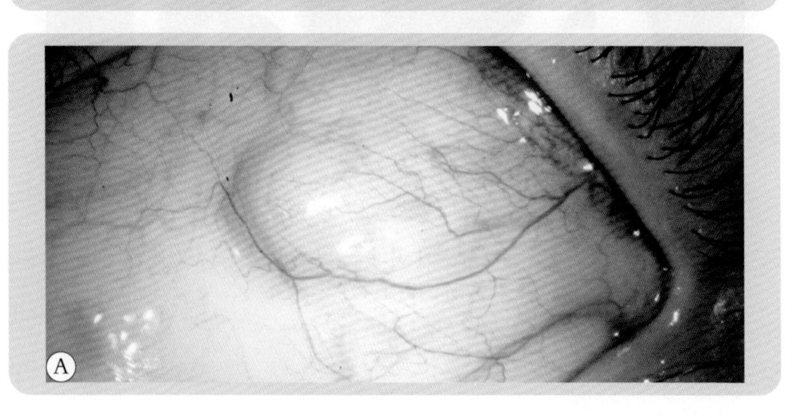

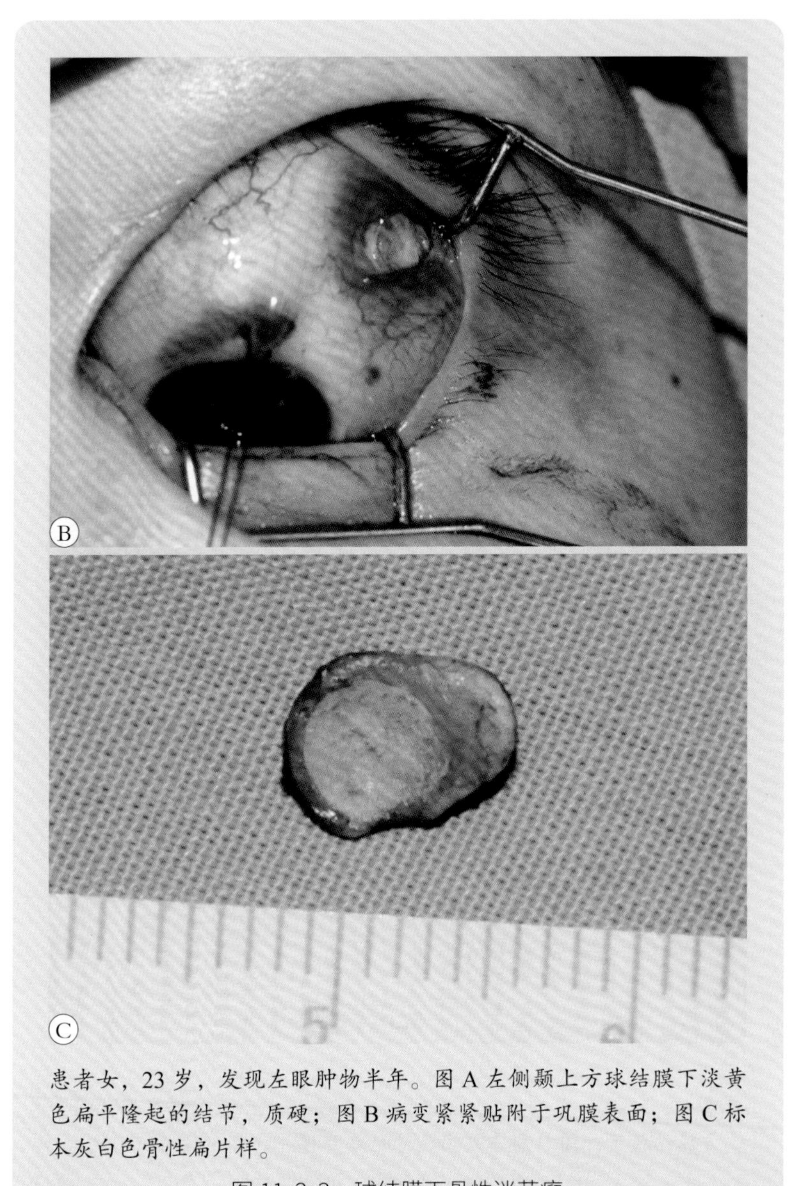

患者女，23岁，发现左眼肿物半年。图A左侧颞上方球结膜下淡黄色扁平隆起的结节，质硬；图B病变紧紧贴附于巩膜表面；图C标本灰白色骨性扁片样。

图11-2-2　球结膜下骨性迷芽瘤

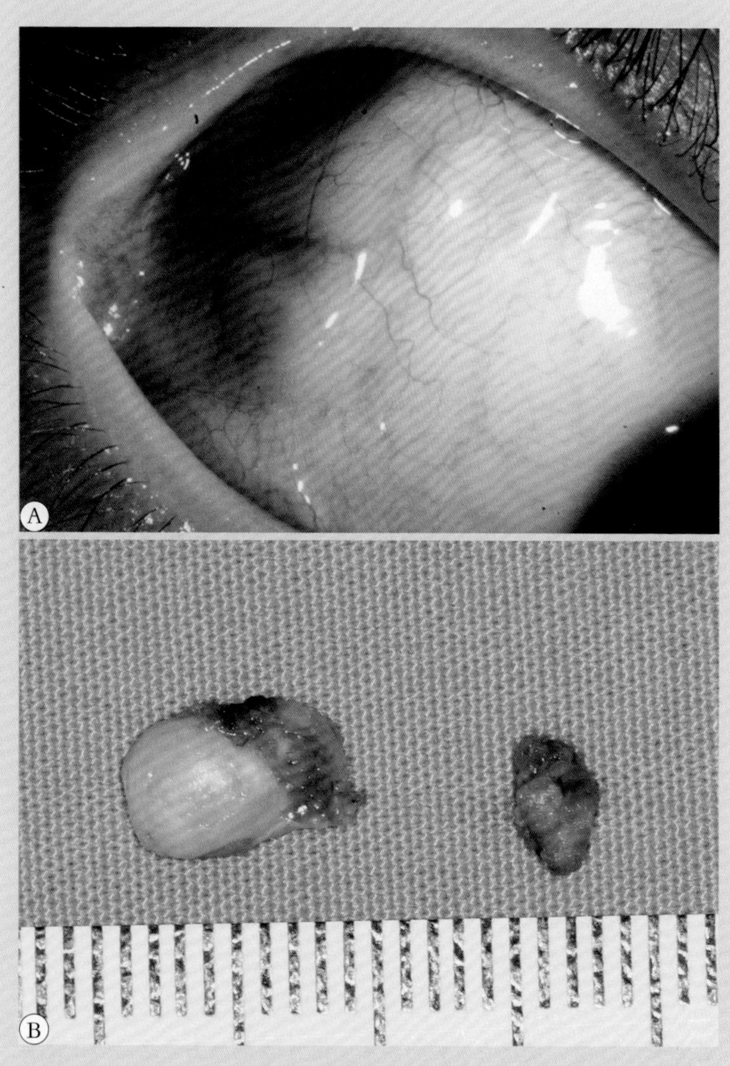

患者女，11岁，自幼发现右眼肿物，渐增大。图A病变位于右眼颞上方球结膜下；图B标本灰白色骨性扁片样并伴有脂肪组织增生。

图 11-2-3　球结膜下骨性迷芽瘤

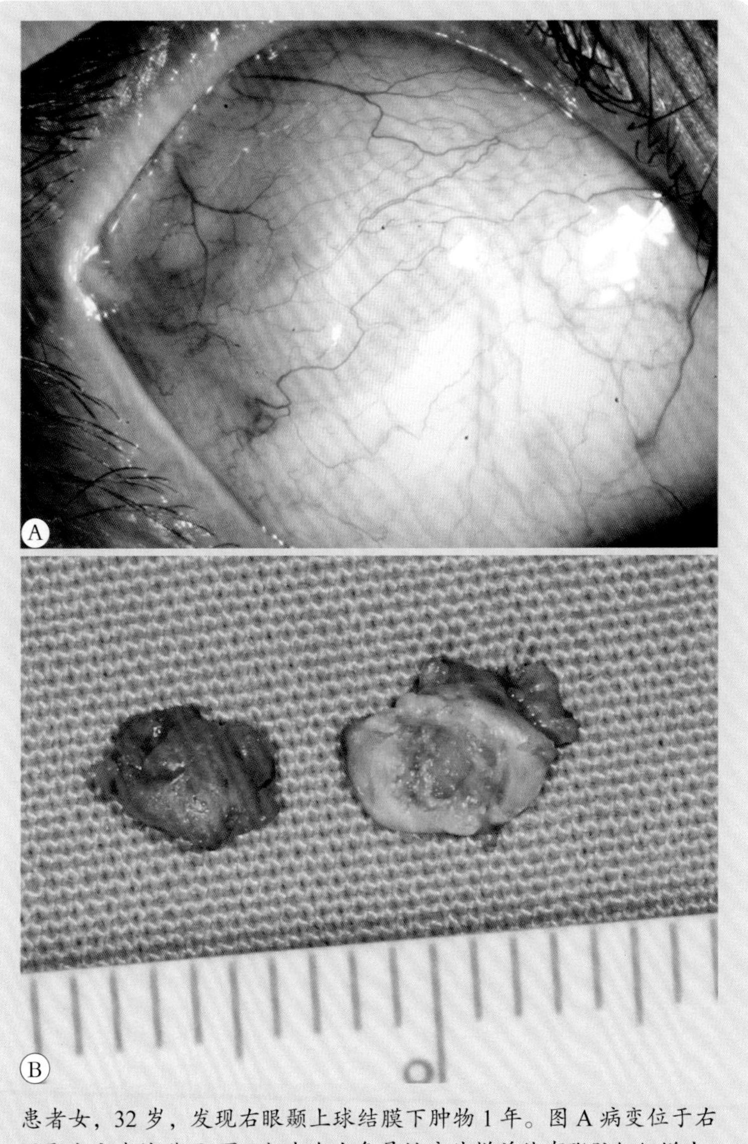

患者女，32 岁，发现右眼颞上球结膜下肿物 1 年。图 A 病变位于右眼颞上方球结膜下；图 B 标本灰白色骨性扁片样并伴有脂肪组织增生。

图 11-2-4　球结膜下骨性迷芽瘤

第十二章

几种常用的睑缘缺损修复方法

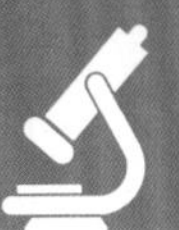

眼睑缺损的修复方法多种多样，根据病变性质的不同、缺损的大小和部位不同、术者对术式的熟悉程度不同，所采用的方法各有不同。本章所介绍的仅是几种作者在临床实践中经常采用且相对简单、易于推广的手术方法。

第一节　小于 1/3 的睑缘缺损

直接缝合

小于 1/3 的眼睑全层缺损一般采用直接缝合的方法，对于眼睑较为松弛的老年患者可以适用于更大一点的缺损，以术中能够直接拉拢创缘为判断标准。如果直接拉拢略欠一点或者张力过大，可以辅以外眦角切开但不用离断外眦韧带。此术法尽管早期可能会出现睁眼困难或者倒睫，但术后 1 个月内基本都可以自行恢复。为防止术后早期出现的倒睫（主要是下睑）刺激角膜，可以暂时为患者佩戴绷带镜，待倒睫消失后取出即可。

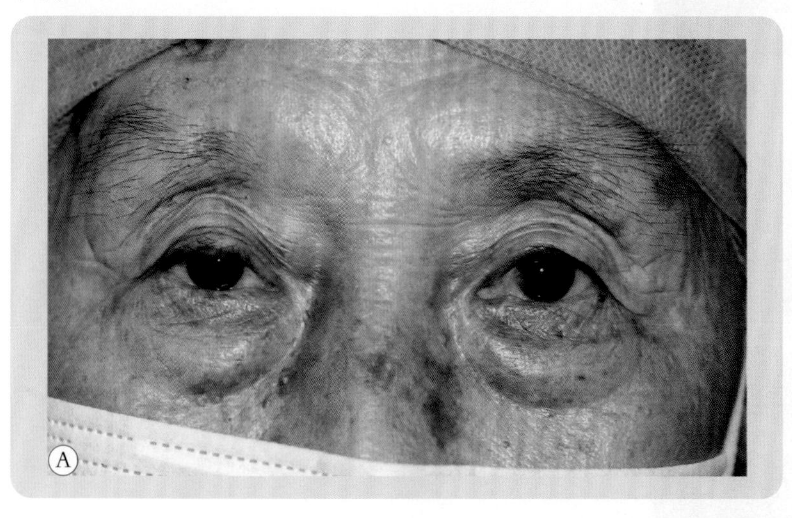

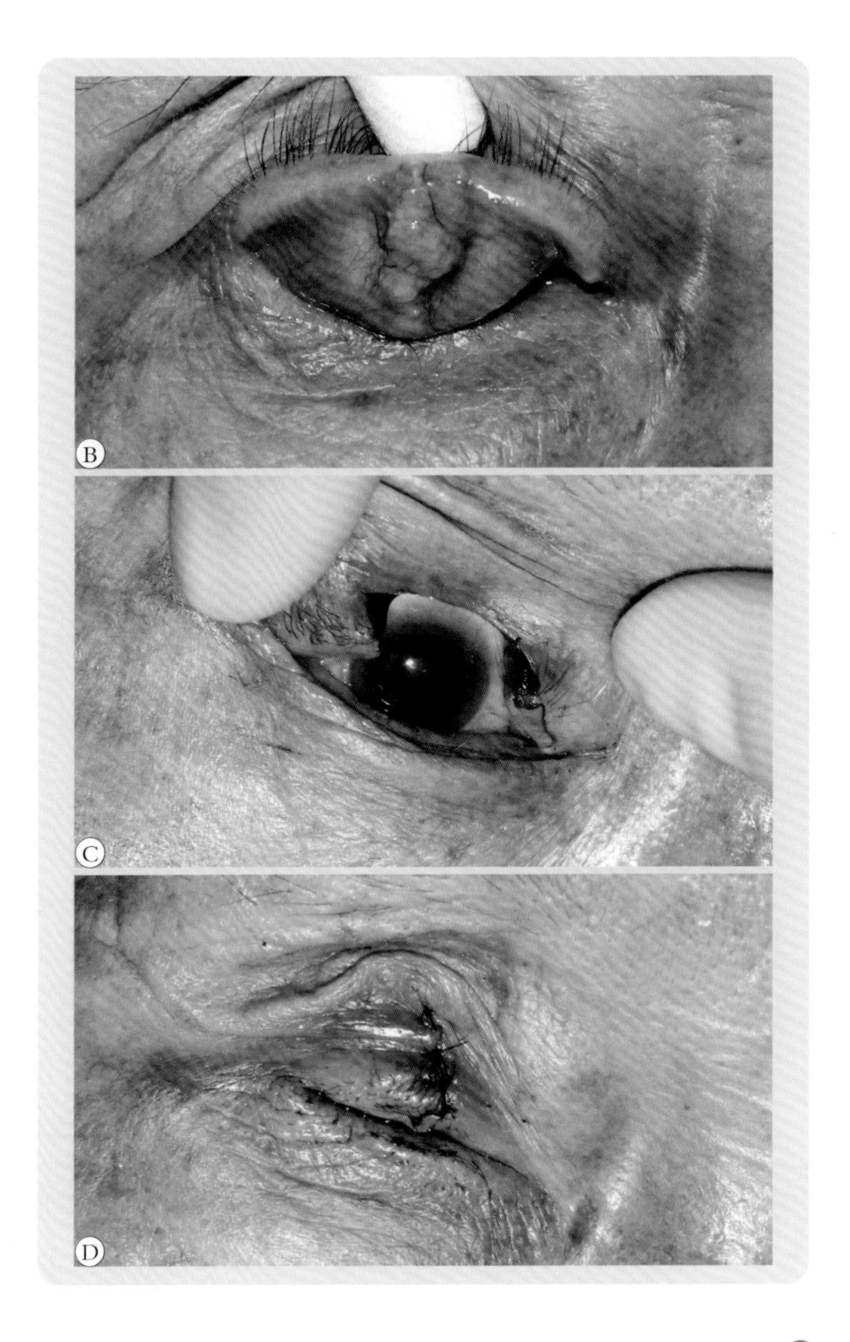
B
C
D

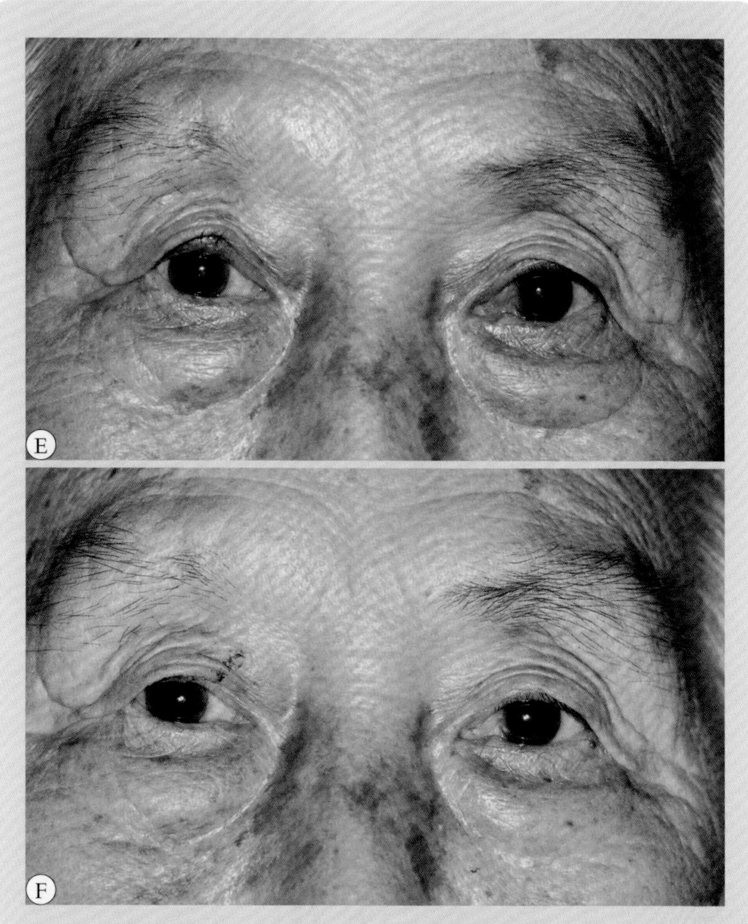

图 A、图 B 右眼上睑皮脂腺癌；图 C 肿物切除后上睑中部约 1/3 全层缺损；图 D 直接拉拢缝合后睁眼困难；图 E 术后 1 个月眼睑睁开基本正常；图 F 术后 1 年复查双眼外观基本对称。

图 12-1-1　上眼睑中部 1/3 全层缺损直接缝合

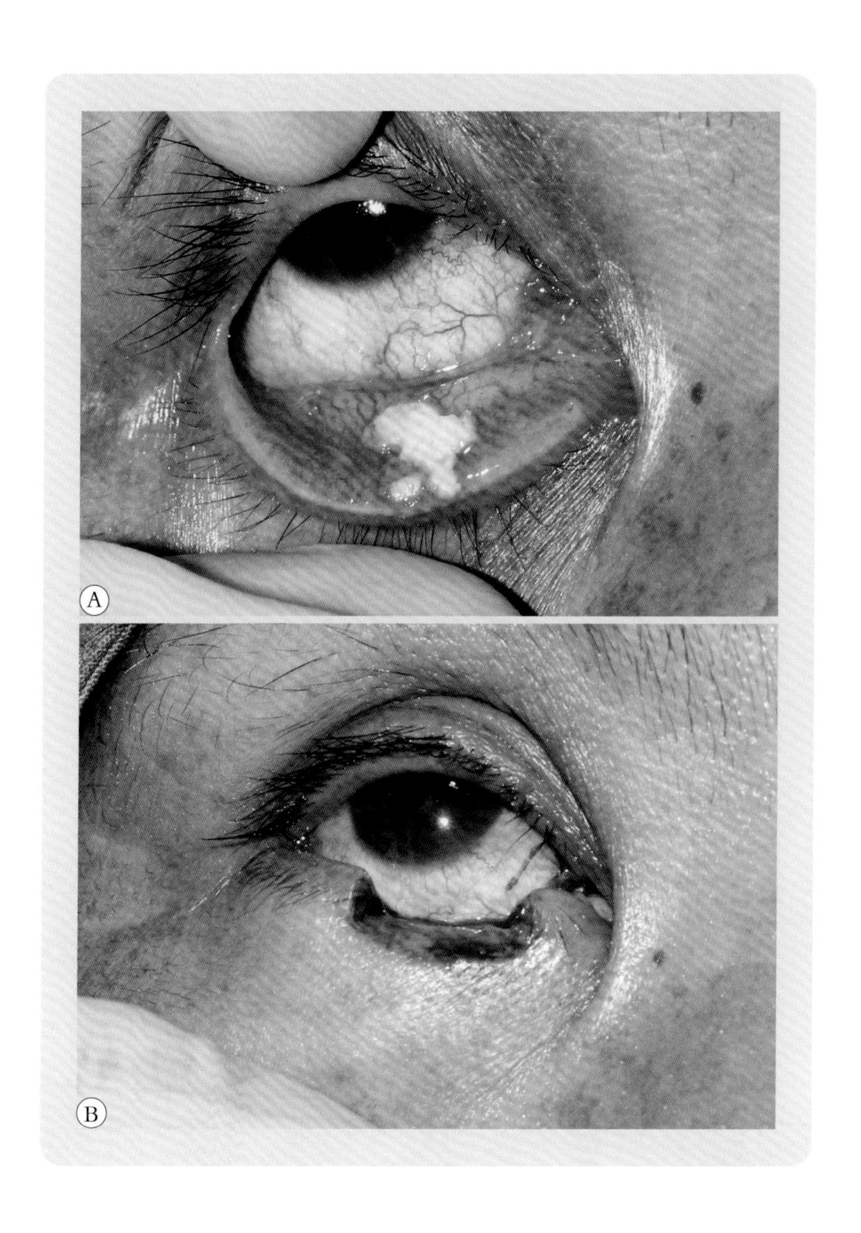
A
B

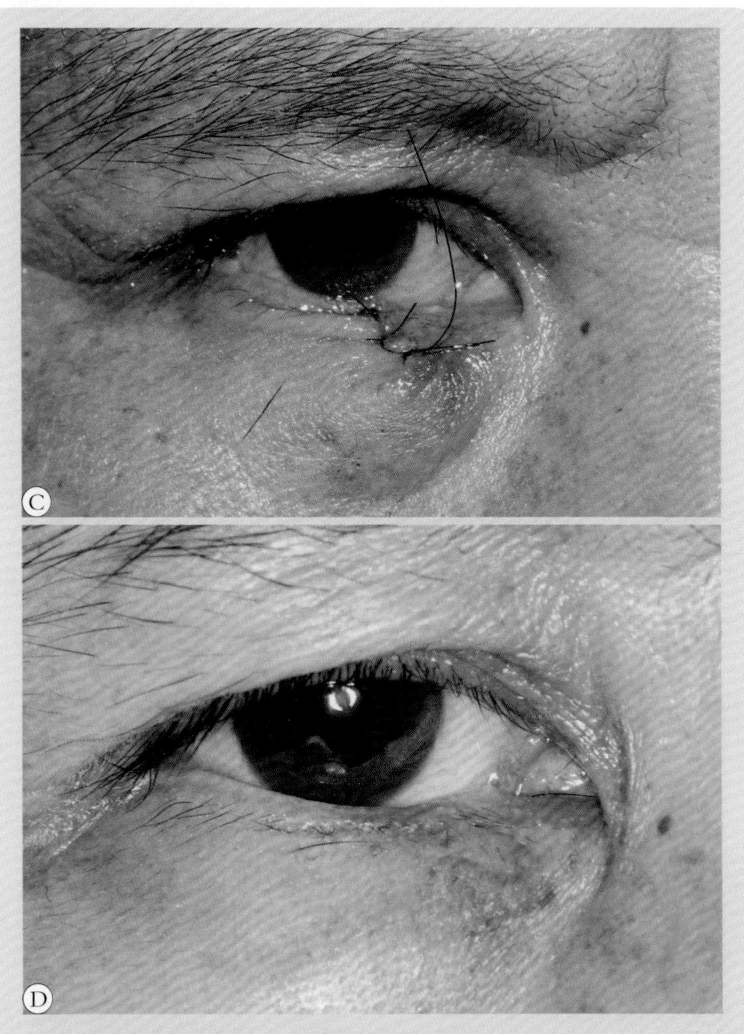

图 A 右眼下睑皮脂腺癌，主要累及眼睑后层；图 B 切除后下睑中部约 1/2 全层缺损，直接拉拢缝合困难，外眦角切开后再对位缝合；图 C 术后 1 天睑缘复位良好；图 D 术后 2 个月，睑缘愈合好，局部有倒睫。

图 12-1-2　下眼睑近 1/2 全层缺损直接缝合联合外眦切开

第二节　1/3 ~ 2/3 的睑缘缺损

以提上睑肌为蒂的睑板结膜瓣修复

上睑内侧或外侧 1/3 ~ 1/2 的后层缺损，可以用残留部分同侧正常眼睑的后层制备以提上睑肌腱膜为蒂的睑板结膜瓣进行修复，下睑因睑板过窄不适用该方法。

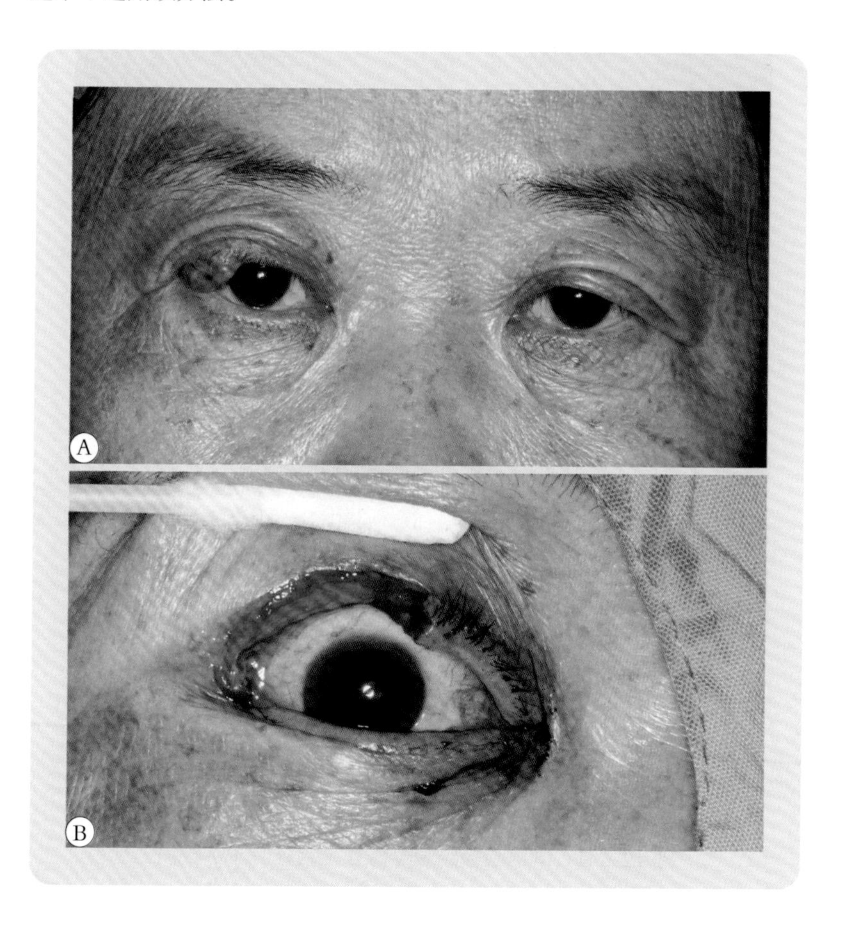

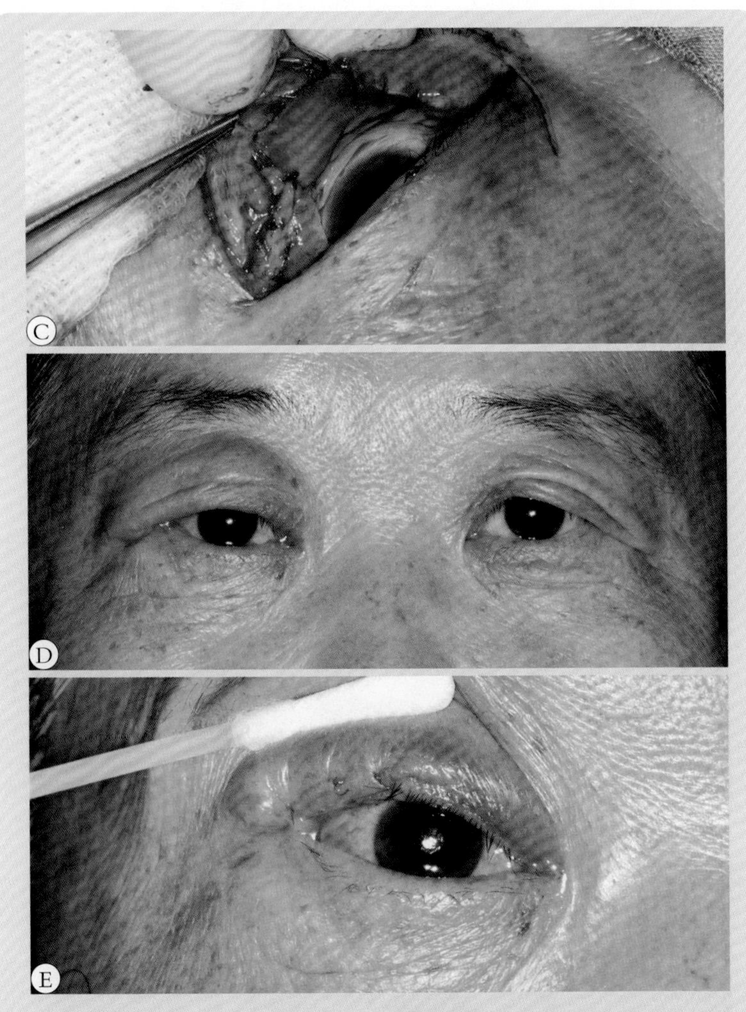

图 A 右眼上睑外侧皮脂腺癌；图 B 切除后上睑外侧 1/2 缺损，以后层为主；图 C 用内侧 1/2 残留的正常眼睑后层制作以提上睑肌腱膜为蒂的睑板结膜瓣修复缺损区后层，局部皮瓣修复前层，戴绷带镜防止缝线及早期倒睫刺激角膜；图 D、图 E 术后 1 天睑缘复位良好，双眼外观基本对称。

图 12-2-1　同侧睑板结膜瓣修复上睑外侧 1/2 缺损

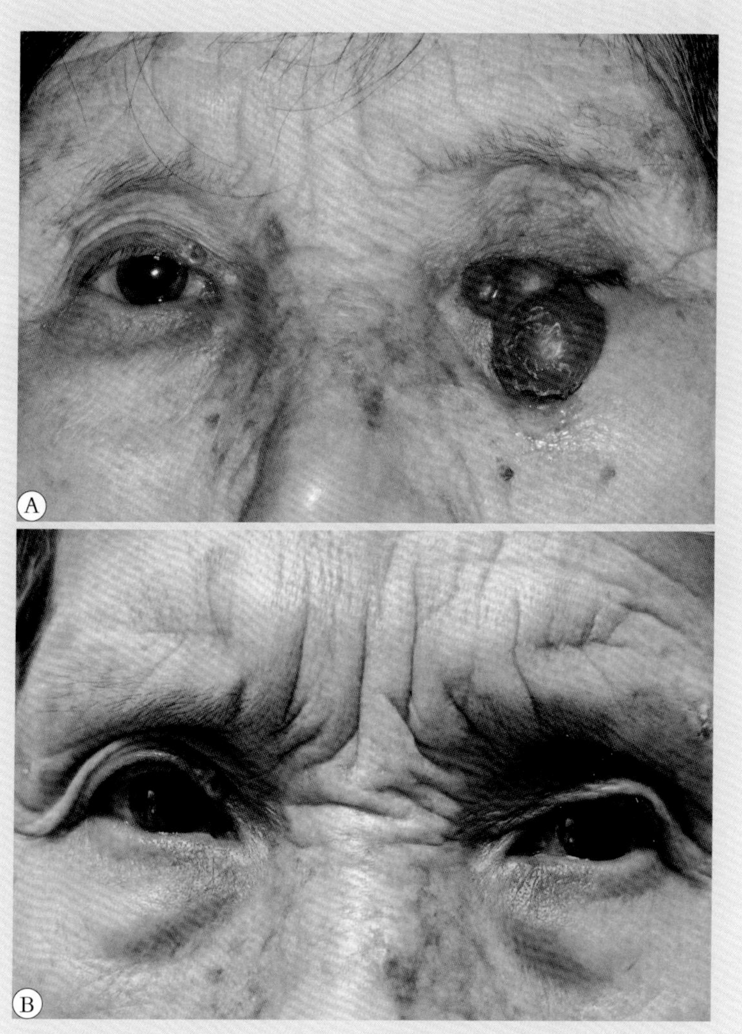

图 A 左眼上睑内侧默克尔细胞癌，切除后用上睑外侧以提上睑肌为蒂的睑板结膜瓣修复内侧后层缺损，局部皮瓣修复前层；图 B 术后 4 个月睑缘位置基本正常，双眼外观基本对称。

图 12-2-2　同侧睑板结膜瓣修复上睑内侧 1/2 缺损

颧颞皮瓣修复

颧颞（Tenzel）皮瓣临床中应用较广，适用于 1/3 ~ 2/3 的上、下睑全层缺损。颧颞皮瓣仅能修复眼睑的前层缺损，不能修复外侧的后层缺损，下睑缺损患者术后容易发生倒睫，宜联合应用异体巩膜、耳软骨或上睑游离睑板结膜瓣同期对外侧后层进行修复。

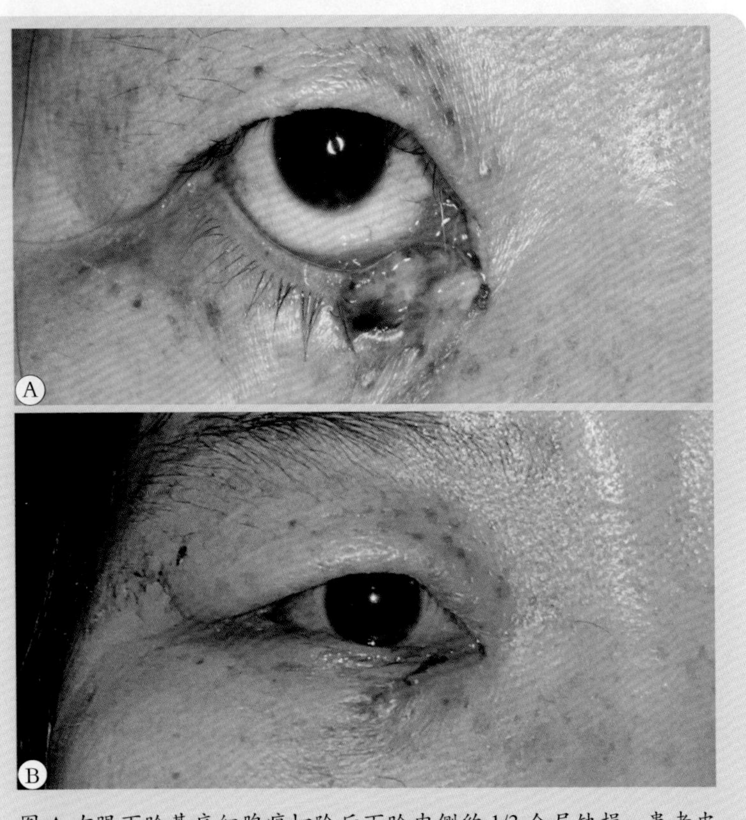

图 A 右眼下睑基底细胞癌切除后下睑内侧约 1/3 全层缺损，患者皮肤较紧，无法直接拉拢缝合，行颧颞皮瓣修复，同时采用上睑游离睑板结膜瓣修复外侧后层缺损；图 B 术后 2 周拆线后，睑缘复位良好，无内外翻倒睫。

图 12-2-3 颧颞皮瓣修复下睑内侧 1/3 缺损

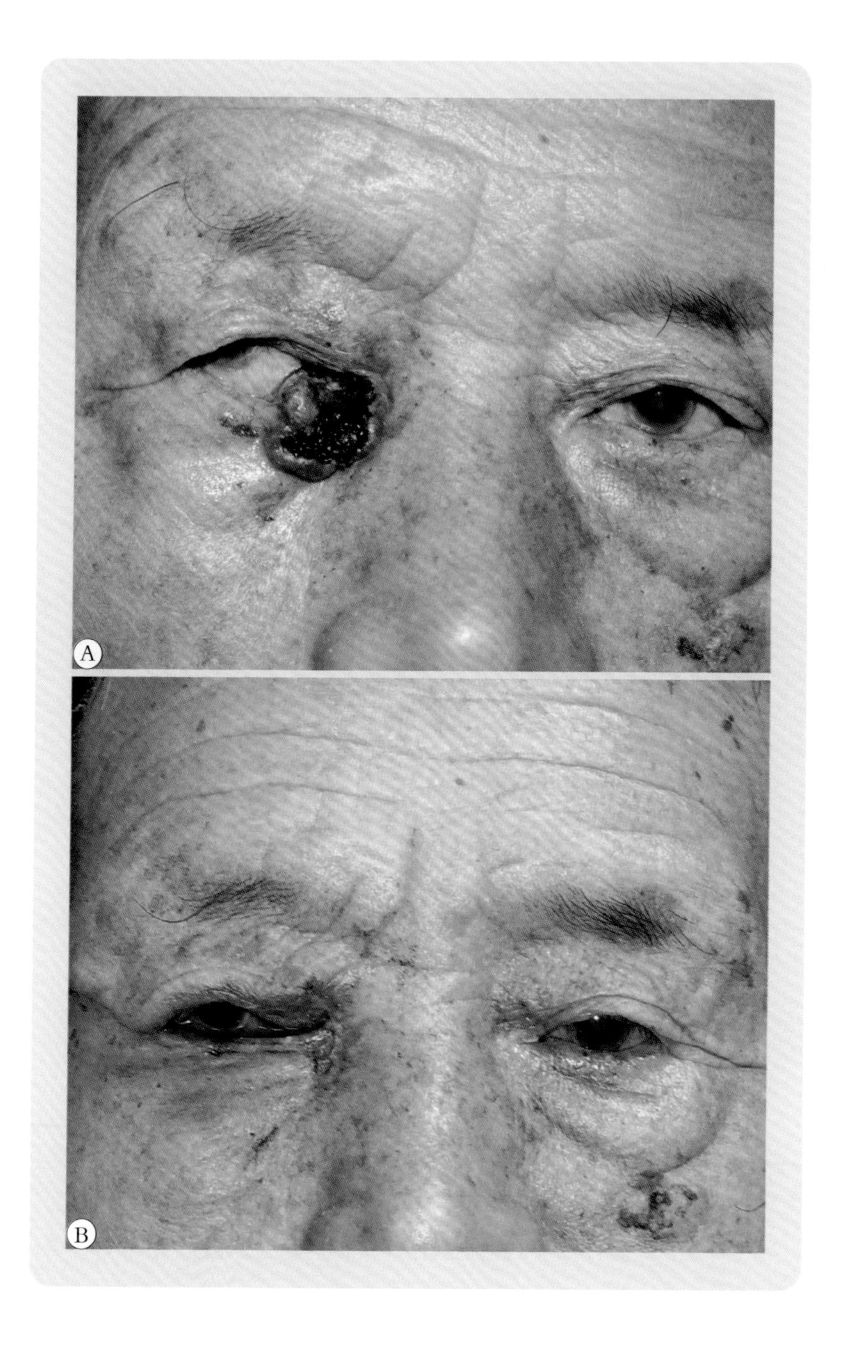
A
B

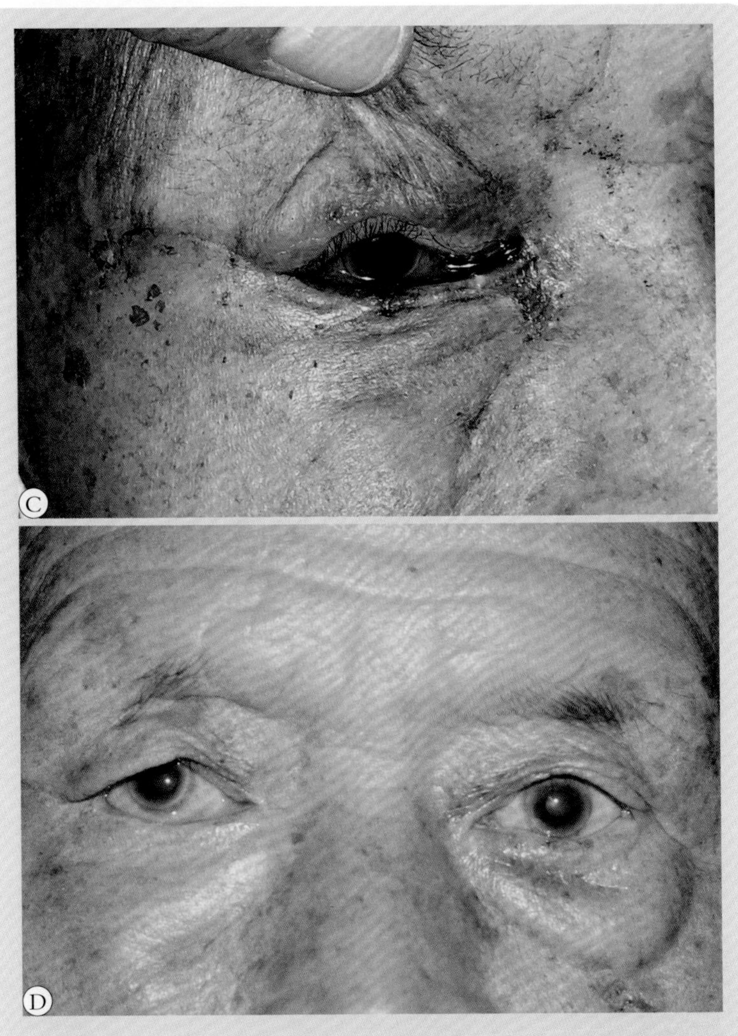

图 A 右眼下睑内侧及内眦部基底细胞癌，病变切除后下睑内侧约 1/2 全层缺损；图 B、图 C 颧颞皮瓣修复，上睑游离睑板结膜瓣修复外侧后层缺损，术后 1 周内侧睑缘内侧贴附欠佳；图 D 术后半年睑缘复位良好，双眼外观基本对称。

图 12-2-4　颧颞皮瓣修复下睑内侧 1/2 缺损

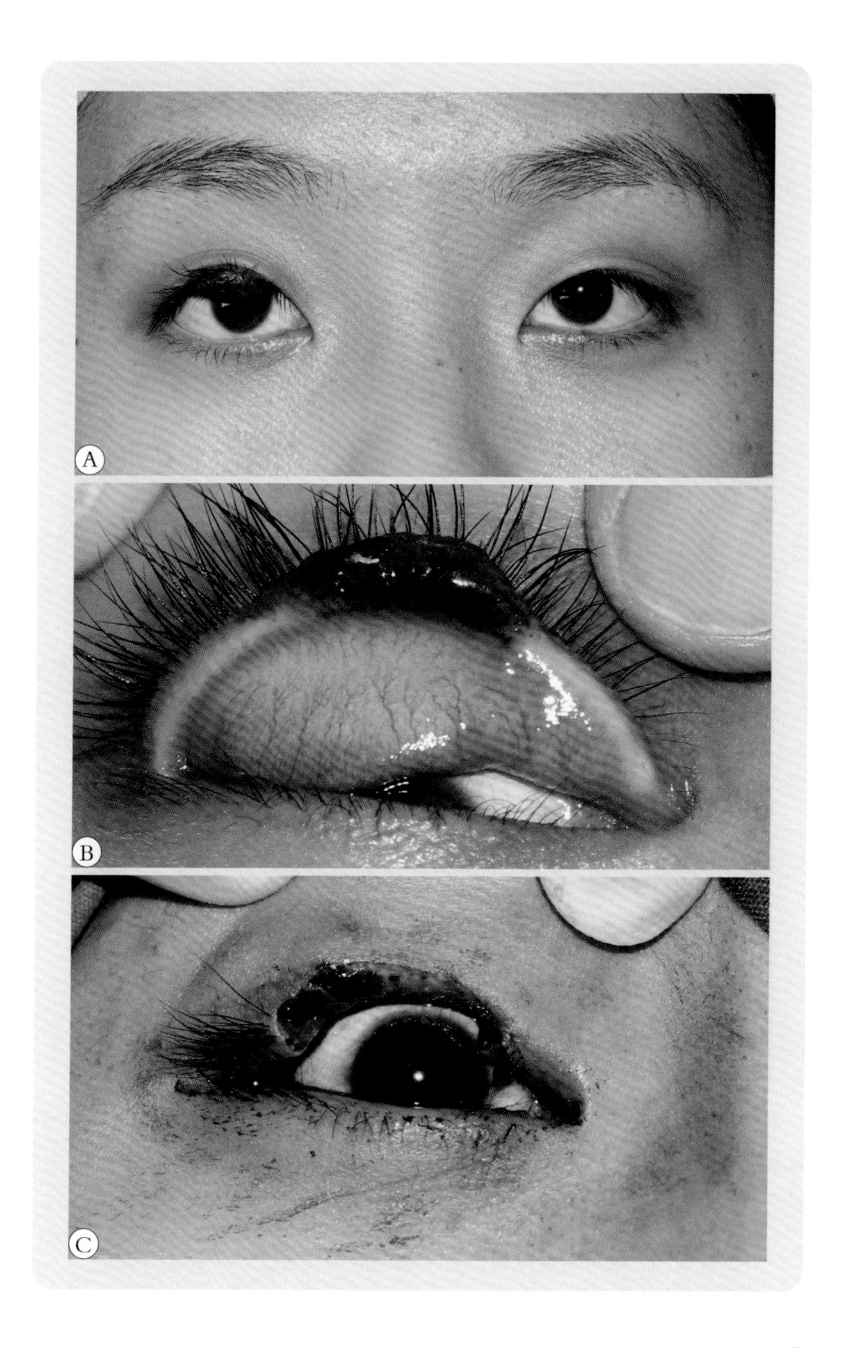
A
B
C

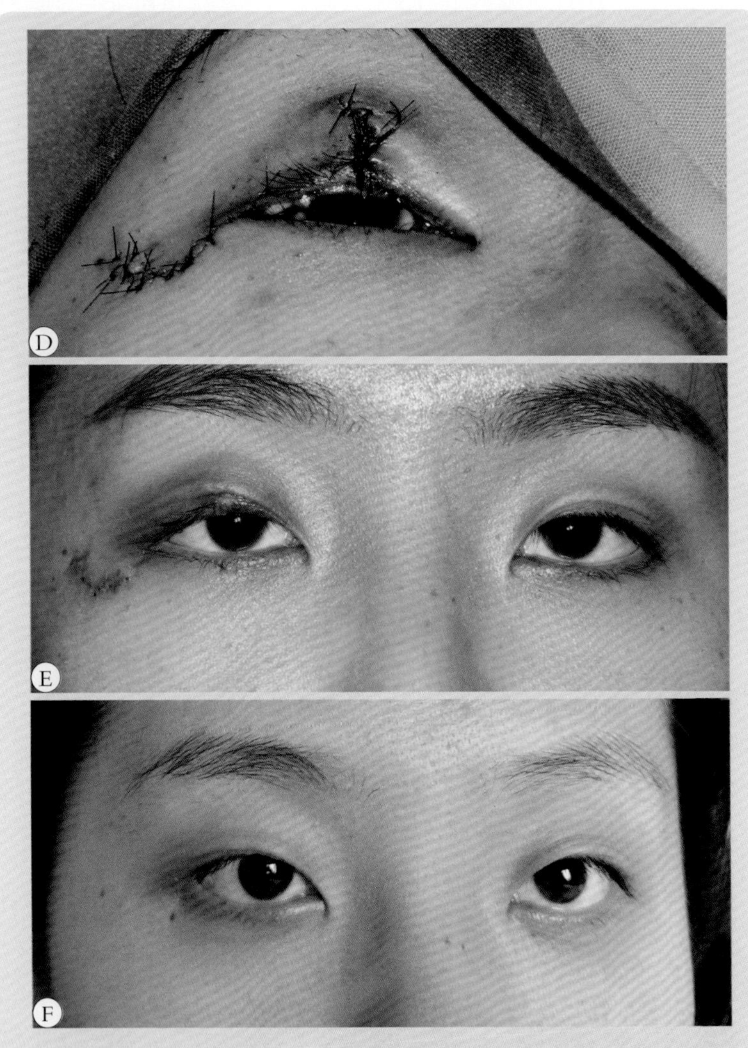

图 A、图 B 右上睑缘全层复合痣；图 C 切除后上睑中部 1/3 全层缺损；图 D 用颧颞皮瓣修复前层缺损，用病变上方正常的睑板结膜瓣修复外侧后层缺损；图 E 术后 2 周拆线后；图 F 术后 2 年，睁眼基本正常，睫毛缺失不明显。

图 12-2-5 颧颞皮瓣联合同侧睑板结膜瓣修复上睑中部 1/3 缺损

第三节 大于 2/3 的下睑后层缺损

同侧上睑游离睑板结膜瓣修复

超过 2/3 的下睑后层及睑缘缺损，可以取同侧上睑游离睑板结膜瓣进行修复。游离睑板结膜瓣较异体巩膜、耳软骨等材料的优势在于可以同时修复睑板及结膜，较 Hughes 法的优势在于术后早期可恢复基本正常的外观、视野不受影响且免于二期手术。

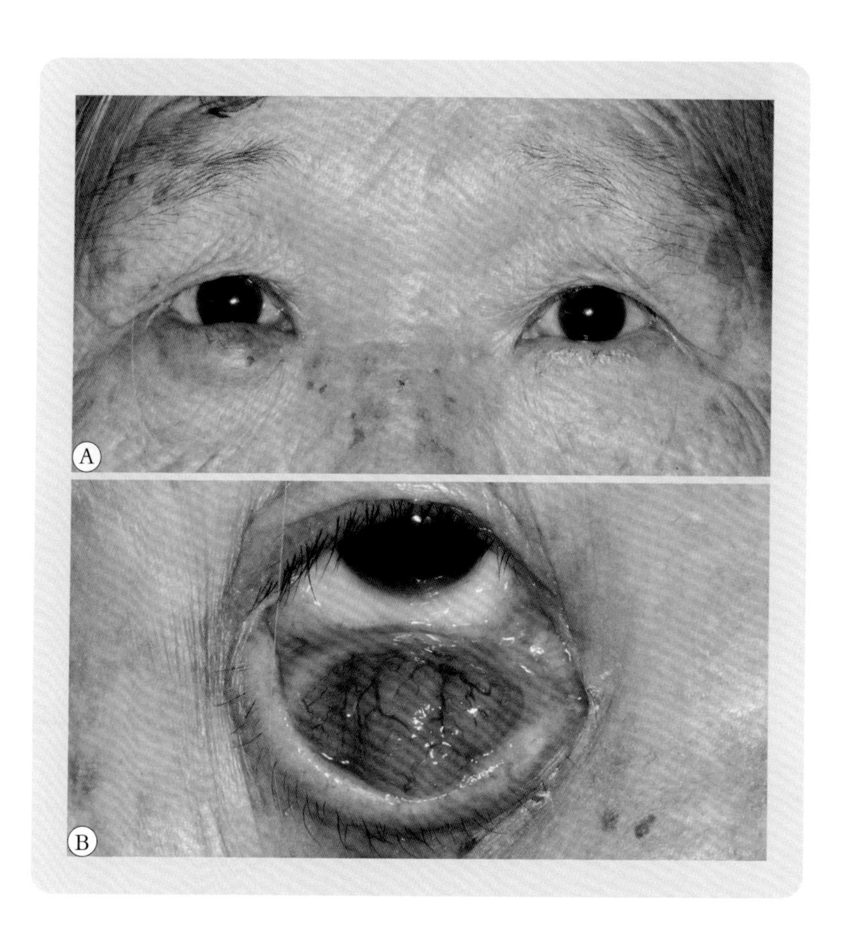

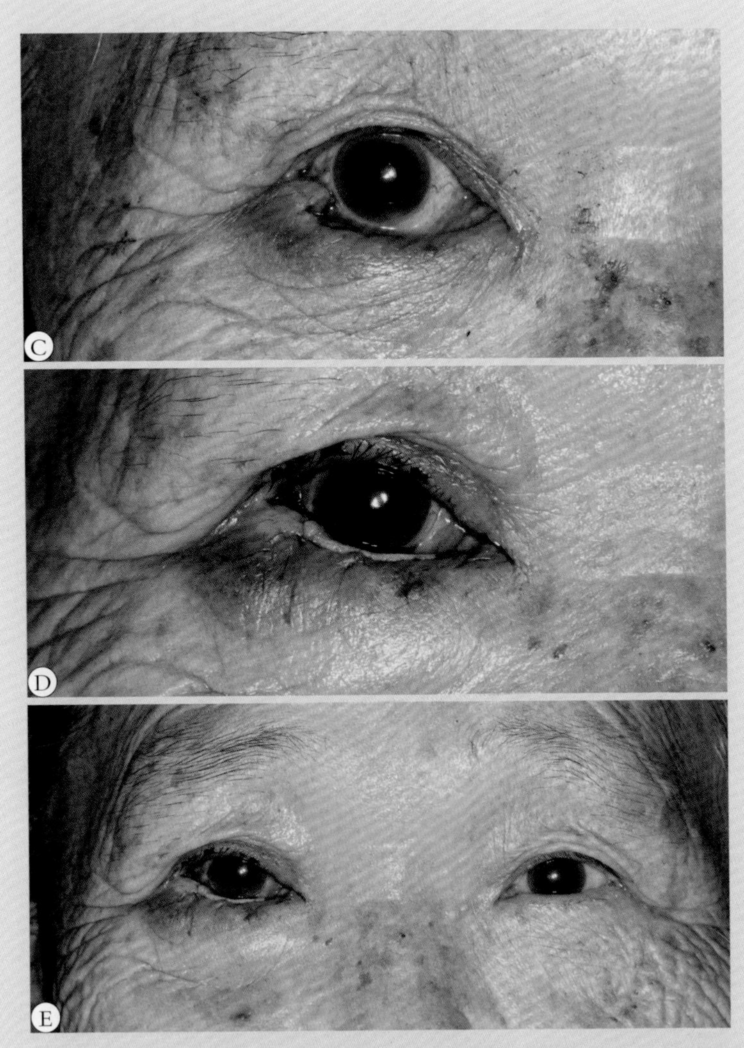

图 A、图 B 右眼下睑淋巴上皮瘤样癌；图 C 切除后下睑内侧 2/3 缺损，以后层为主；图 D 同侧上睑睑板游离移植修补下睑后层缺损，局部皮肤拉拢缝合；图 E 术毕即刻睑缘位置基本正常。

图 12-3-1　上睑游离睑板结膜瓣修复下睑 2/3 以上后层缺损

第四节　大于 2/3 的下睑全层缺损

同侧上睑游离睑板结膜瓣联合旋转皮瓣修复

超过 2/3 的下睑全层缺损，可以采用同侧上睑游离睑板结膜瓣修复后层缺损，用局部（多用上睑）旋转皮瓣修复前层（皮肤）缺损。但若前层（皮肤）缺损面积较大，局部皮肤量相对不足时，该方法不适用，而宜采用 Hughes 法修复后层，以其他部位的游离皮片修复前层。

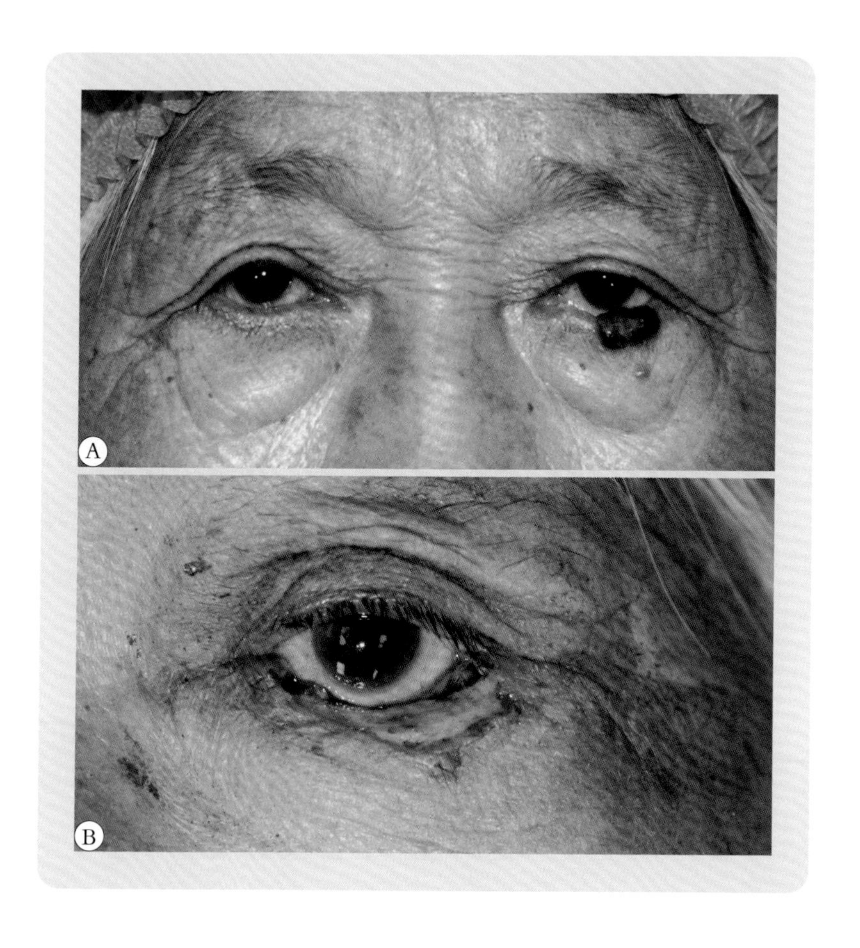

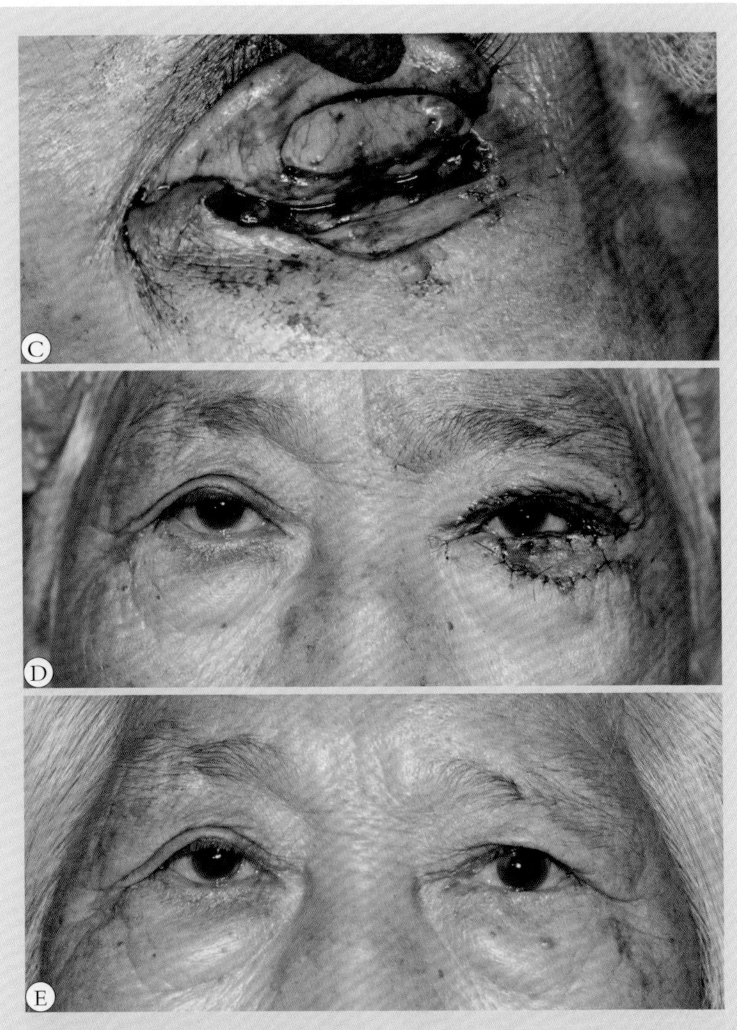

图 A 左眼下睑基底细胞癌；图 B 切除后下睑外侧 2/3 以上全层缺损；图 C 同侧上睑游离睑板结膜瓣修复后层；图 D 上睑旋转皮瓣修复前层，术毕睑缘位置基本正常；图 E 术后半年双眼基本对称，睑缘位置基本正常。

图 12-4-1　上睑游离睑板结膜瓣联合上睑旋转皮瓣修复下睑

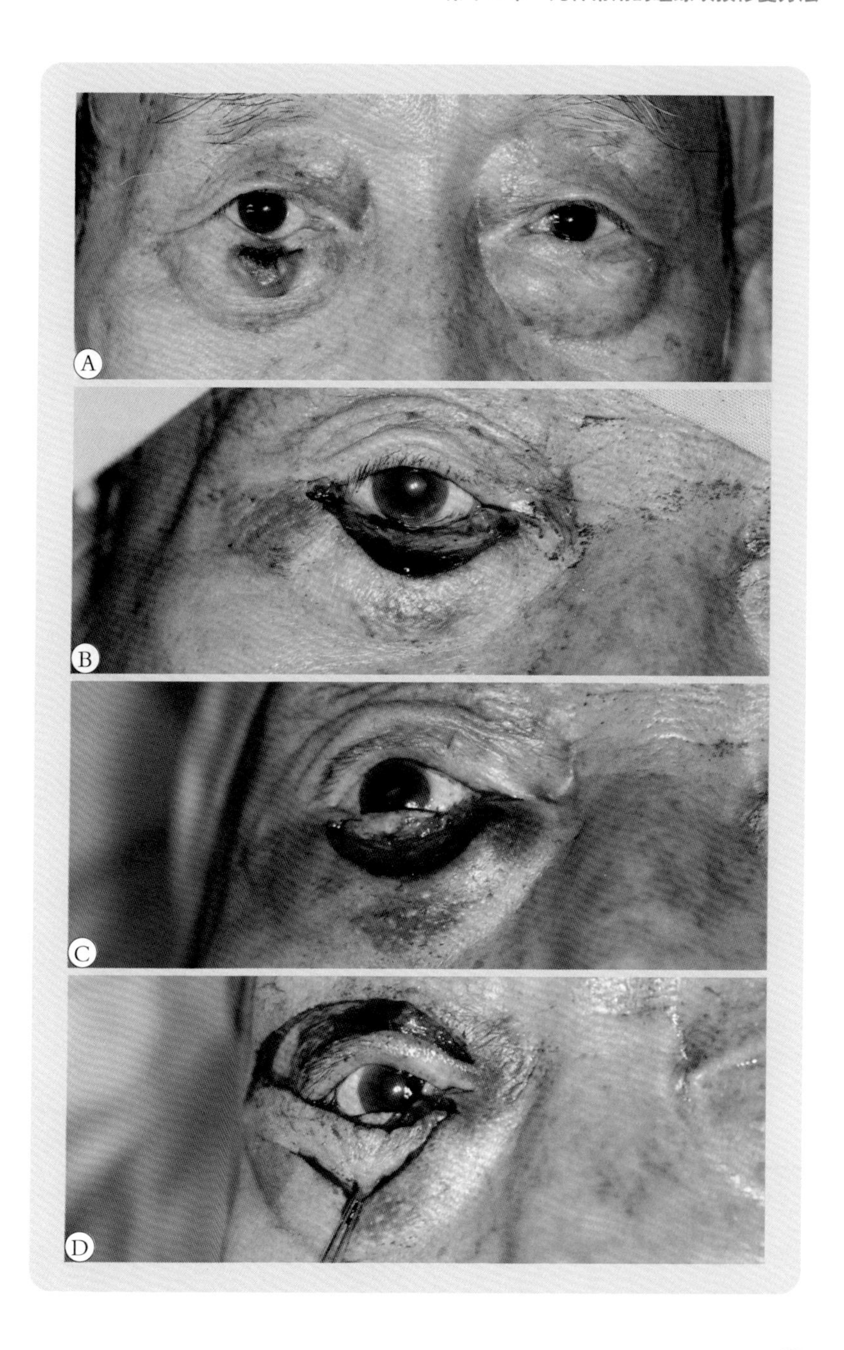
A
B
C
D

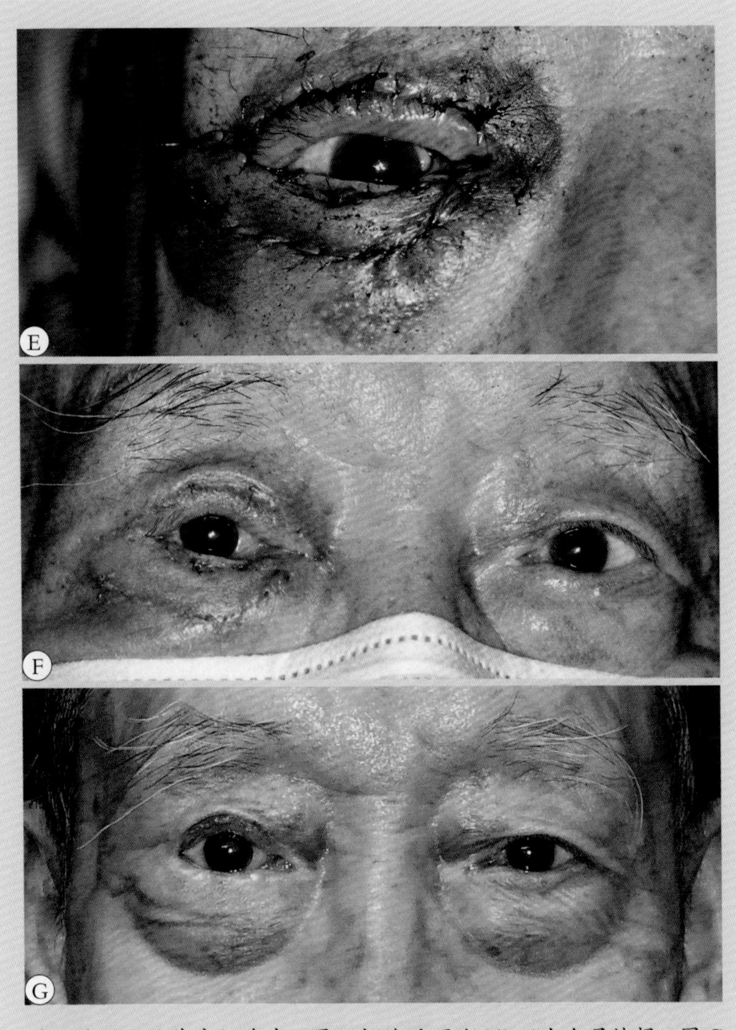

图 A 右眼下睑基底细胞癌；图 B 切除后下睑 2/3 以上全层缺损；图 C 同侧上睑睑板结膜瓣修复后层；图 D 上睑旋转皮瓣修复前层；图 E 术毕睑缘位置基本正常；图 F 术后 1 周拆线后皮瓣愈合良好；图 G 术后半年双眼基本对称。

图 12-4-2　上睑游离睑板结膜瓣联合上睑旋转皮瓣修复下睑

第五节　大于 2/3 的上睑后层缺损

健侧上睑游离睑板结膜瓣修复

超过2/3的上睑后层缺损可以切取健侧上睑游离睑板结膜瓣进行修复。

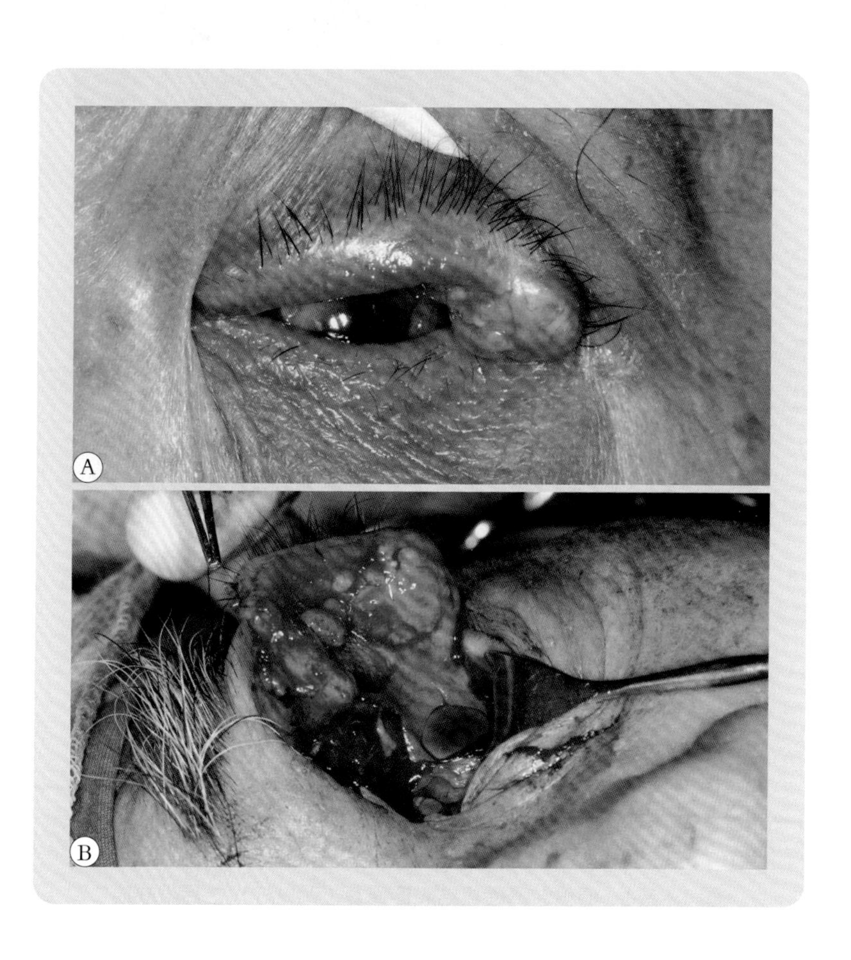

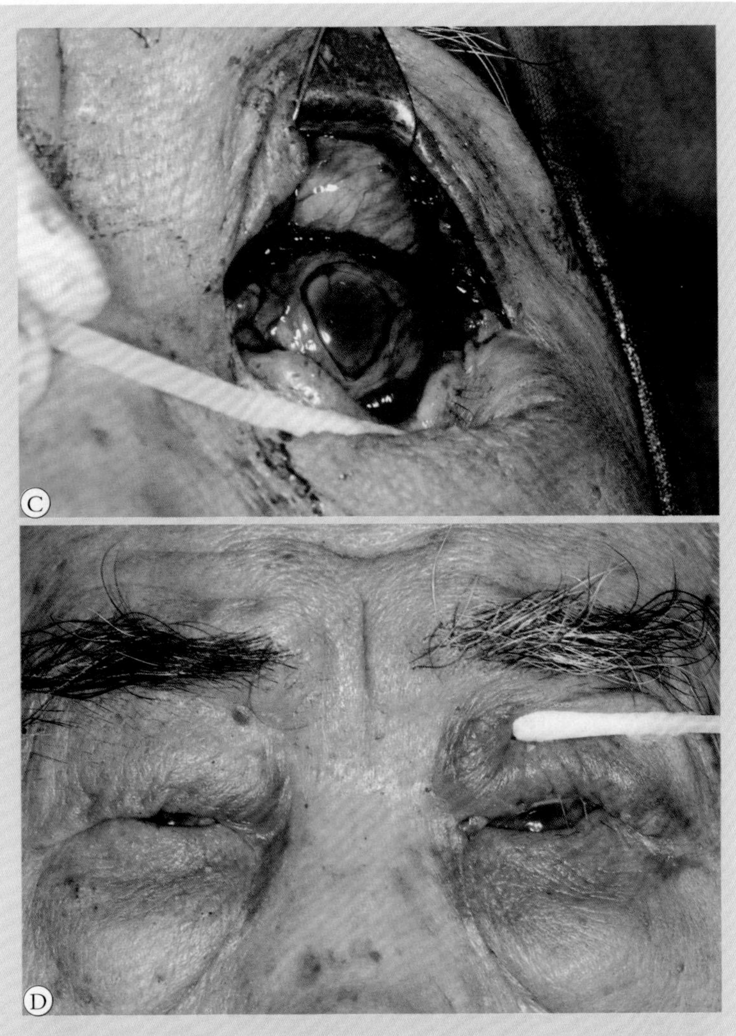

图 A 上睑皮脂腺癌；图 B 肿瘤累及上睑睑板全长；图 C 肿瘤切除后，上睑后层及上方穹窿结膜全部缺损；图 D 取健侧上睑游离睑板结膜瓣修复后层，局部皮瓣修复前层，双眼戴绷带镜防止缝线刺激角膜。术后 1 天睑缘复位良好。

图 12-5-1　健侧游离睑板结膜瓣修复上睑 2/3 以上后层缺损